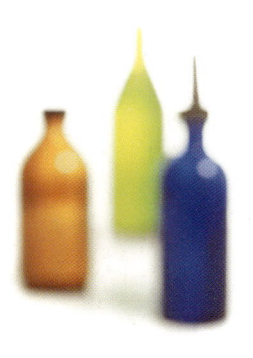

A
Bíblia da Aromaterapia

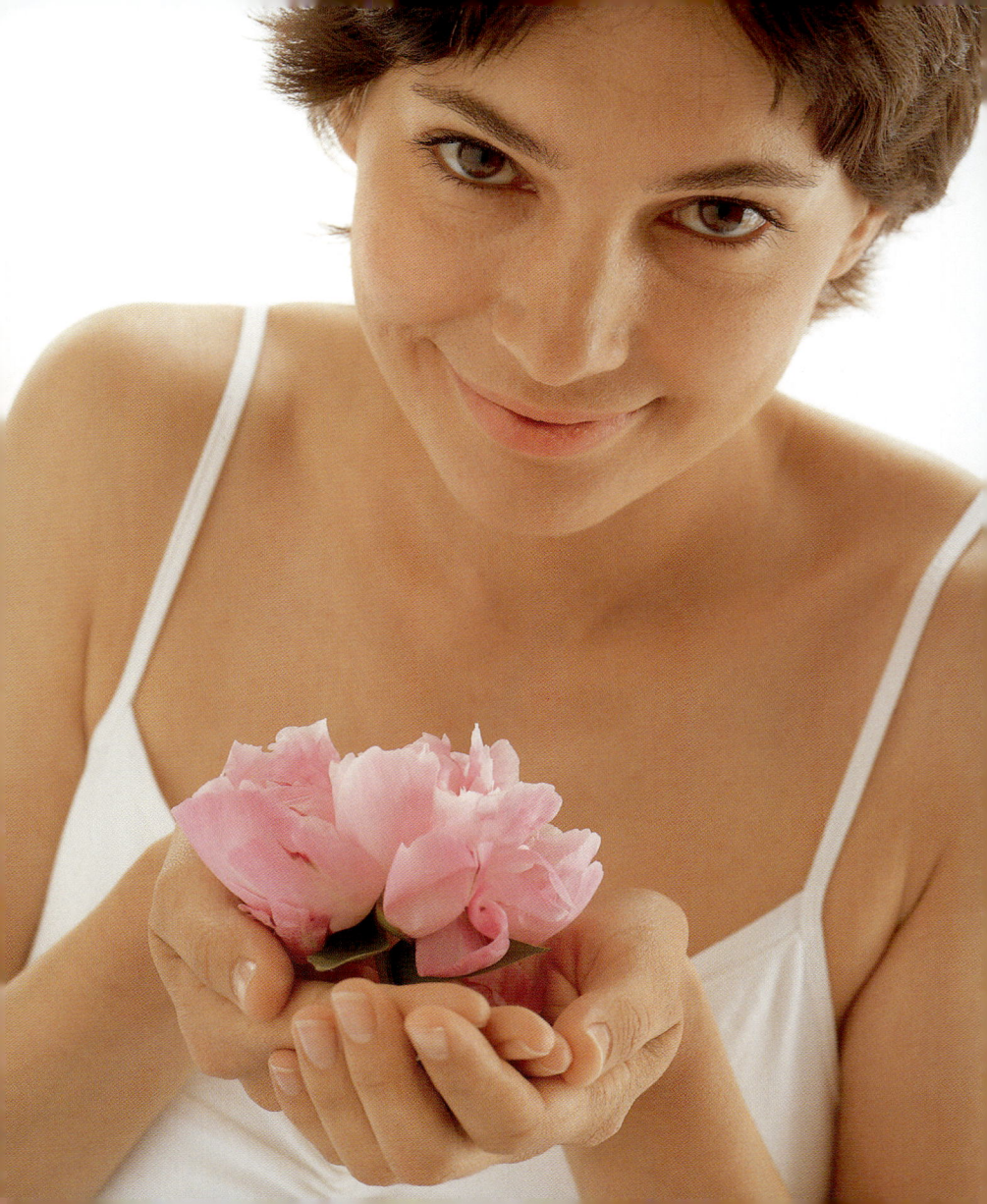

A
Bíblia da Aromaterapia

Gill Farrer-Halls

O Guia Definitivo para o Uso Terapêutico
dos Óleos Essenciais

Tradução
DENISE DE CARVALHO ROCHA

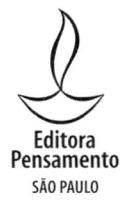

**Editora
Pensamento**
SÃO PAULO

Título original: *The Aromatherapy Bible*.

Copyright © 2005 Octopus Publishing Group Ltd.

Copyright do texto © 2005 Gill Farrer-Halls.

Copyright da edição brasileira © 2016 Editora Pensamento-Cultrix Ltda.

Publicado pela primeira vez na Grã-Bretanha em 2005 por Godsfield, uma divisão da Octopus Publishing Group Ltd., Endeavour House, 189, Shaftesbury Avenue, WC2H 8JY, London.

1ª edição 2016.

6ª reimpressão 2025.

Todos os direitos reservados. Nenhuma parte deste livro pode ser reproduzida ou usada de qualquer forma ou por qualquer meio, eletrônico ou mecânico, inclusive fotocópias, gravações ou sistema de armazenamento em banco de dados, sem permissão por escrito, exceto nos casos de trechos curtos citados em resenhas críticas ou artigos de revistas.

A Editora Pensamento não se responsabiliza por eventuais mudanças ocorridas nos endereços convencionais ou eletrônicos citados neste livro.

Esta obra não tem a intenção de ser uma alternativa a uma consulta médica. O leitor deve consultar um médico quanto aos assuntos relativos à saúde, especialmente sobre qualquer sintoma que possa exigir diagnóstico ou tratamento. Embora os conselhos e informações sejam corretos e verdadeiros à época da publicação, nem a autora nem os editores aceitam qualquer responsabilidade legal por erros ou omissões que possam ter ocorrido.

Impresso na Malásia.

Editor: Adilson Silva Ramachandra
Editora de texto: Denise de Carvalho Rocha
Gerente editorial: Roseli de S. Ferraz
Preparação de originais: Maria Teresa Ornellas
Produção editorial: Indiara Faria Kayo
Assistente de produção: Brenda Narciso
Editoração eletrônica: Join Bureau
Revisores: Maria Aparecida Salmeron

Dados Internacionais de Catalogação na Publicação (CIP)
(Câmara Brasileira do Livro, SP, Brasil)

Farrer-Halls, Gill
 A Bíblia da aromaterapia: o guia definitivo para o uso terapêutico dos óleos essenciais / Gill Farrer-Halls; tradução Denise de Carvalho Rocha. – São Paulo: Pensamento, 2015.

 Título original : The aromatherapy bible.
 ISBN 978-85-315-1923-9

 1. Aromaterapia 2. Medicina alternativa I. Título.

15-07946 CDD-615.321

Índice para catálogo sistemático:
1. Aromaterapia: Terapia alternativa
615.321

Direitos de tradução para o Brasil adquiridos com exclusividade pela
EDITORA PENSAMENTO-CULTRIX LTDA., que se reserva a
propriedade literária desta tradução.
Rua Dr. Mário Vicente, 368 — 04270-000 — São Paulo, SP
Fone: (11) 2066-9000
http://www.editoracultrix.com.br
E-mail: atendimento@editoracultrix.com.br
Foi feito o depósito legal.

Sumário

PARTE 1: INTRODUÇÃO À AROMATERAPIA — 6

PARTE 2: O USO DA AROMATERAPIA — 46
Aromaterapia para a beleza — 50
Aromaterapia para os estados de espírito e as emoções — 90
Massagem aromaterápica para relaxamento — 132
Aromaterapia para a cura — 182
Aromaterapia para a mente e o espírito — 218

PARTE 3: LISTA DE ÓLEOS ESSENCIAIS — 268
Como usar esta lista — 270
Os óleos essenciais de uso comum — 272
    Flores — 272
    Ervas — 291
    Resinas e raízes — 309
    Cítricos — 316
    Árvores e madeiras — 326
    Condimentos — 343
    Gramíneas, sementes e arbustos — 353
Óleos essenciais exóticos — 374
Óleos essenciais perigosos — 385

Glossário de termos terapêuticos — 386
Índice Remissivo — 390
Agradecimentos — 400

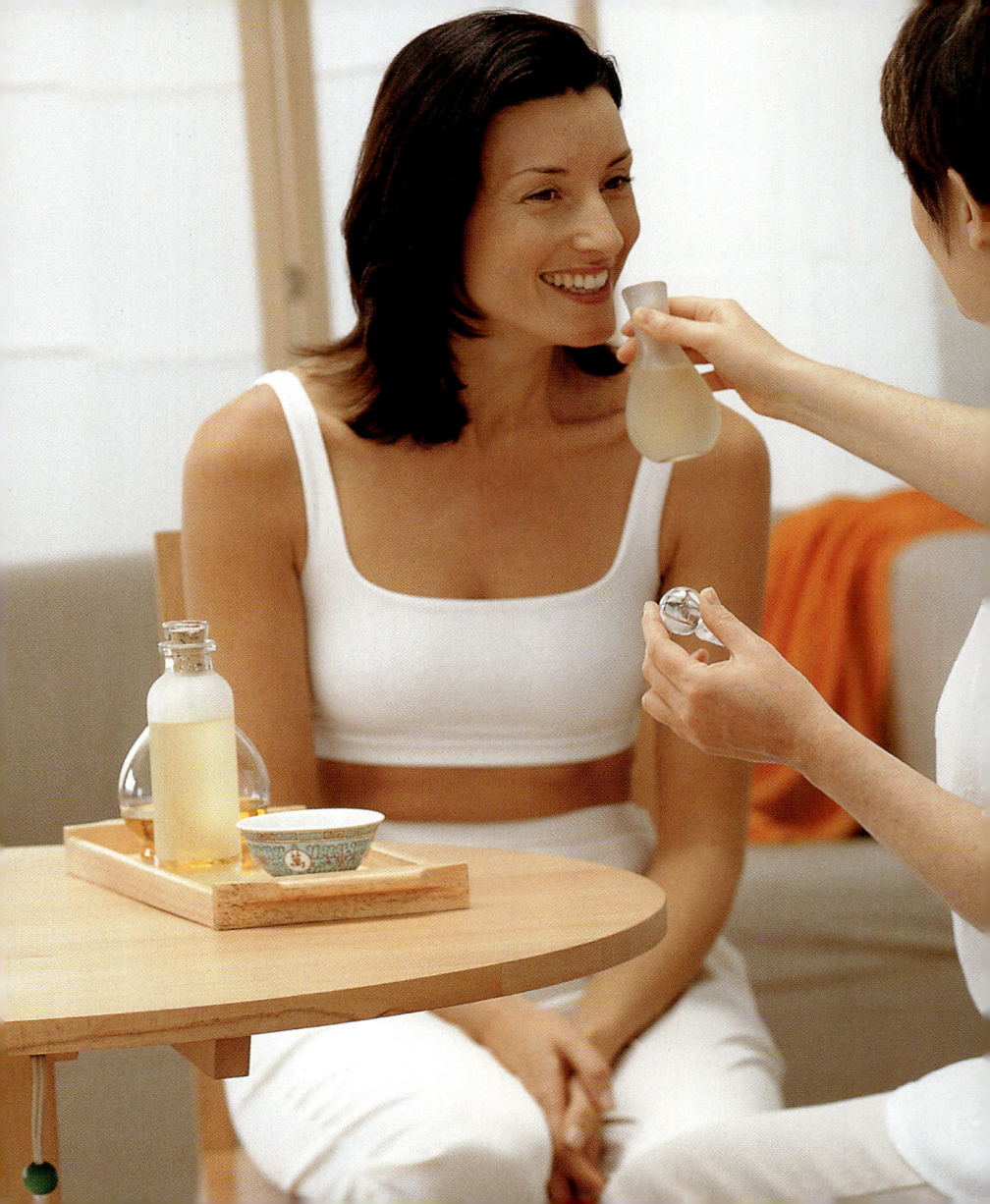

PARTE UM

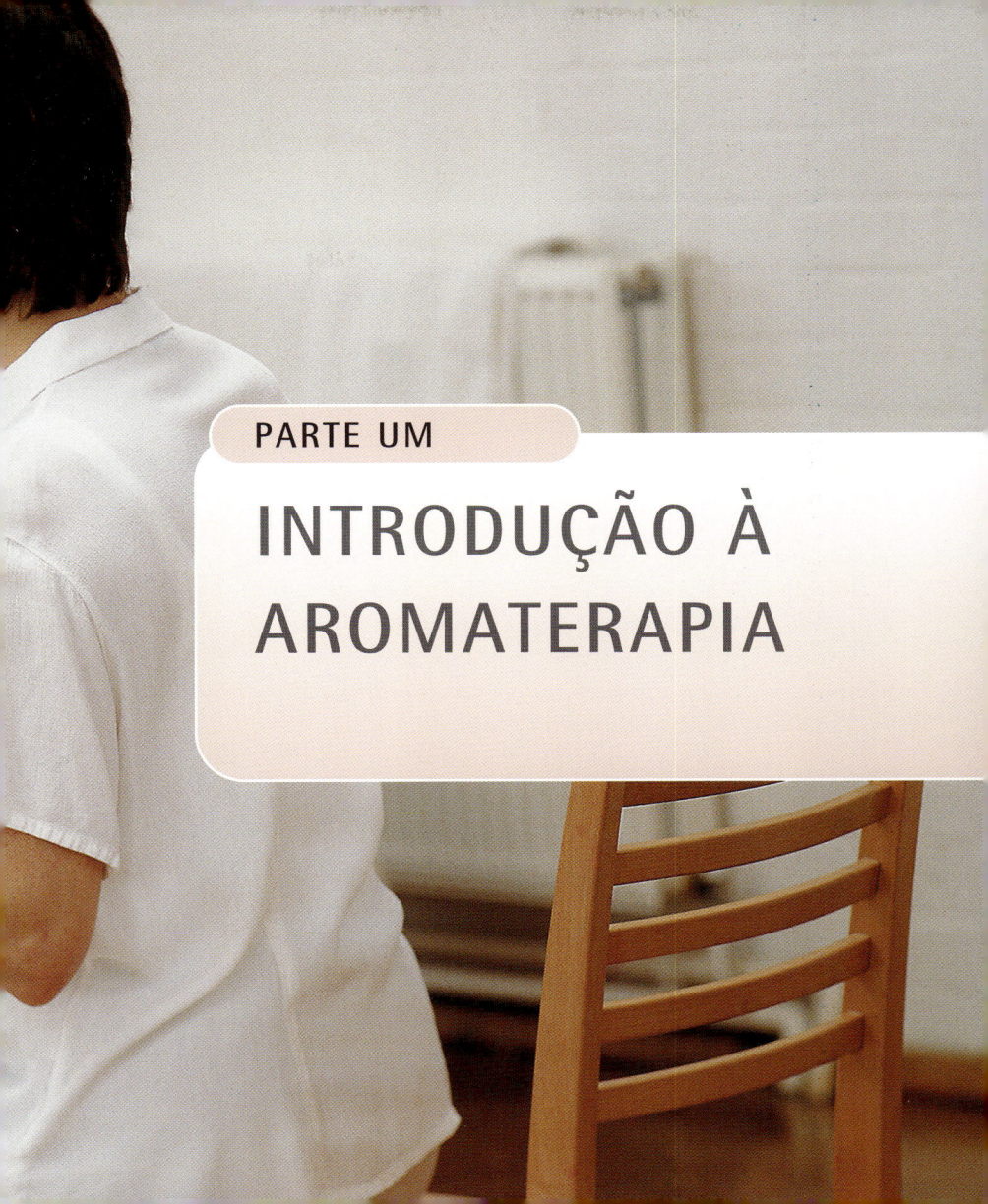

INTRODUÇÃO À AROMATERAPIA

A história da aromaterapia

Embora a prática contemporânea da moderna aromaterapia tenha se originado nos últimos cem anos, o uso de óleos essenciais para curar a mente, o corpo e o espírito pode ser observado em todas as principais civilizações antigas. As plantas aromáticas desempenharam um papel central na arte da cura desde os primórdios da humanidade.

Nossos ancestrais aprenderam – por tentativa e erro e pela observação das plantas que os animais doentes comiam – que ingerir certas raízes, frutos e folhas os ajudava a aliviar os sintomas de diversas doenças; que outras plantas diferentes tinham pouco (ou nenhum) efeito; e, ainda, que certas plantas agravavam os sintomas, causavam vômitos e até mesmo a morte. Essa sabedoria de cura altamente valorizada foi passada adiante por homens ou mulheres que exerciam a medicina, juntamente com novas descobertas e inovações. Tal conhecimento acabou se transformando na medicina herbórea que conhecemos hoje.

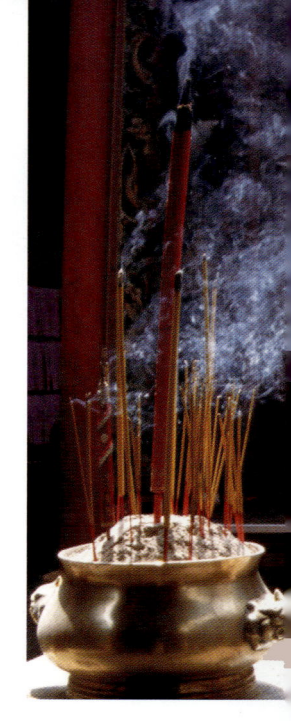

As civilizações antigas também descobriram que a queima de galhos e folhas de certas plantas podia produzir efeitos interessantes. Certos aromas exalados por essas fumaças deixavam as pessoas sonolentas, enquanto outros curavam doenças; alguns estimulavam os sentidos e uns poucos provocavam experiências religiosas e místicas. A preciosa natureza mágica das plantas aromáticas era reverenciada por meio da sua queima e pela oferenda da sua fumaça aos deuses dessas civilizações antigas.

Podemos ver esse princípio em ação hoje nos templos do Oriente, onde o incenso ainda é queimado ritualmente nos altares de divindades hindus e budistas. A moderna Igreja Católica também continua sua tradição de queimar incenso durante os serviços religiosos.

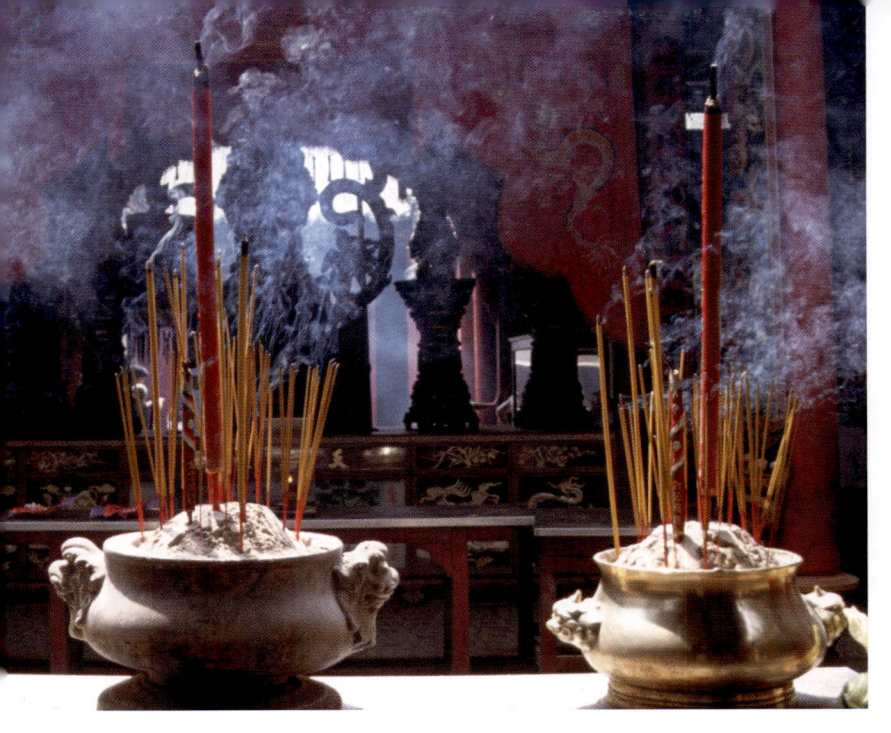

Na era moderna

Hoje em dia, um interesse renovado pela cura natural à base de ervas levou ao desenvolvimento da aromaterapia moderna. Na década de 1920, um químico francês, René Gattefossé, fez experiências com óleos essenciais e percebeu seu grande potencial de cura.

Depois de queimar a mão num acidente de laboratório, ele mergulhou o braço em óleo essencial de lavanda. A eficácia milagrosa da lavanda na cura da queimadura o levou a pesquisar mais a fundo os óleos essenciais e a usar o termo *aromathérapie* pela primeira vez num artigo científico, em 1928. Era a introdução formal da aromaterapia contemporânea como a conhecemos hoje.

Nuvens de fumaça de incenso sobem para os reinos celestiais como uma oferenda aos deuses.

A aromaterapia como arte de cura

A pesquisa de Gattefossé com óleos essenciais foi retomada por outro francês, o dr. Jean Valnet, que os utilizou para curar queimaduras e ferimentos dos soldados durante a Primeira Guerra Mundial. Em seguida ele tratou, com sucesso, pacientes psiquiátricos com os óleos essenciais, demonstrando suas qualidades de cura emocional e psicológica. Marguerite Maury, posteriormente, foi pioneira no seu uso no campo da beleza e da revitalização terapêutica, estabelecendo assim outro aspecto dos poderes de cura dos óleos essenciais.

A combinação dos óleos essenciais com técnicas de massagem intuitiva e sueca na década de 1960 levou à prática contemporânea da aromaterapia como arte de cura. A aromaterapia é uma disciplina holística e complementar de cuidados com a saúde. O principal tratamento é uma massagem corporal completa, utilizando óleos essenciais diluídos numa base de óleo vegetal. Na consulta, o aromaterapeuta qualificado faz uma anamnese detalhada cobrindo seu histórico médico, estilo de vida e bem-estar emocional, antes de selecionar os óleos essenciais apropriados para você.

O poder de cura do toque

Embora existam outros usos importantes dos óleos essenciais, são eles e o toque humano que detêm a essência da arte de cura da aromaterapia. O poder de cura do toque é instintivo na natureza humana: expressamos afeto, sexualidade e outras formas de comunicação não verbal por meio do toque. Naturalmente massageamos o corpo para aliviar a dor quando nos machu-

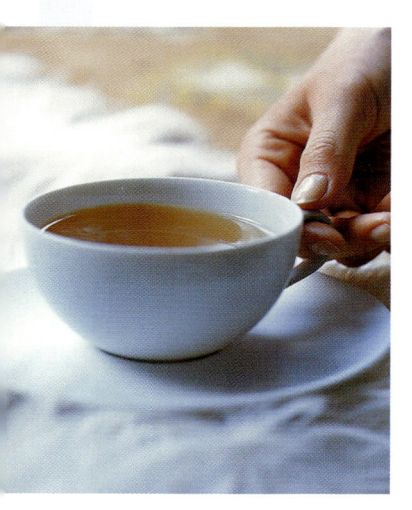

Chás de ervas são muitas vezes recomendados por aromaterapeutas.

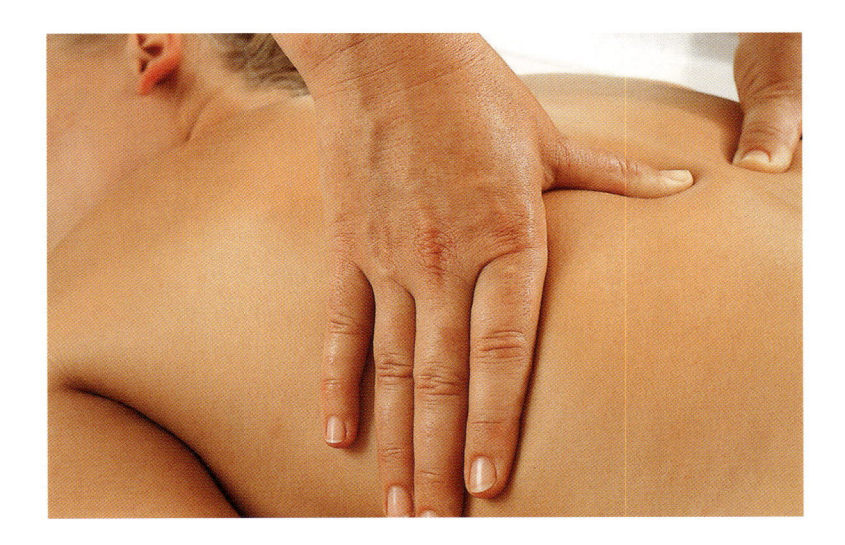

A massagem com óleos essenciais diluídos num óleo carreador é a principal aplicação da aromaterapia.

camos. E quando transformamos esse toque instintivo em massagem, ele se torna um instrumento de cura poderoso.

Um dos aspectos mais importantes da aromaterapia é a aplicação dos óleos essenciais só por meios externos. É ilegal sugerir que um cliente tome óleos essenciais por via oral. Embora na França alguns médicos sejam treinados para prescrever o uso interno desses óleos, esse é um aspecto altamente especializado da aromaterapia.

Já se demonstrou cientificamente que a aplicação externa de óleos essenciais é, na maioria dos casos, mais eficaz e muito mais segura que sua ingestão. Assim, a arte de cura da aromaterapia está nas mãos do terapeuta que trabalha em sincronia com a escolha cuidadosa dos óleos essenciais.

Uma abordagem holística

O princípio por trás da medicina alopática, ou ortodoxa, é que a doença é vista como algo a ser tratado por meio da supressão dos sintomas, muitas vezes usando drogas sintéticas bastante fortes. Essa prática é um completo contraste com a abordagem holística utilizada na aromaterapia, que visa a tratar a pessoa como um todo: corpo, mente e alma (ou espírito). Os sintomas da doença – ou "mal-estar" – são vistos como um desequilíbrio de energias, e o tratamento com óleos essenciais atua em conjunto com o organismo na tentativa de curá-lo.

Essa estrutura holística inclui o aromaterapeuta, que faz muito mais do que simplesmente escolher os óleos essenciais a partir da mera perspectiva de tratar sintomas. Os próprios óleos essenciais são complexos, com muitas qualidades diferentes. Assim, parte da habilidade do terapeuta consiste em selecionar a combinação certa de óleos essenciais para ajudar o paciente a recuperar a saúde e o equilíbrio mental, físico e espiritual.

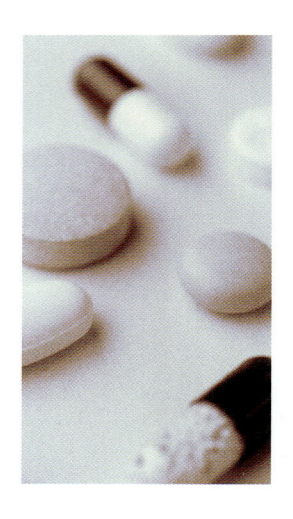

Embora seja necessário, às vezes, que seu médico prescreva medicamentos, você pode usar a aromaterapia para ajudá-lo a se manter saudável.

O que o tratamento inclui

Um tratamento completo de aromaterapia envolve muito mais do que uma mera massagem. O terapeuta também fará sugestões para o cliente ajudar a si mesmo. Conselhos sobre estilo de vida, alimentação, exercícios etc. fazem parte de uma sessão de aromaterapia holística.

Por exemplo, se um paciente apresenta sintomas de insônia, em vez de apenas lhe dar uma panaceia (como a prescrição médica de pílulas para dormir), o terapeuta irá tratar o cliente de maneira holística. O que inclui aconselhar a redução de cafeína, verificar se o quarto do cliente é suficientemente escuro e tranquilo para favorecer o sono e perguntar se há algum problema emocional incomodando-o – tudo antes de escolher os óleos essenciais para o tratamento de aromaterapia.

Assim, a abordagem integral procura as causas do mal-estar e não simplesmente reprimir os sintomas. Ao remover as causas, o efeito desejado com respeito à saúde e ao bem-estar é atingido naturalmente. É claro que há momentos em que a medicina alopática é inestimável e salva vidas. Uma abordagem verdadeiramente holística dos cuidados com a saúde significa usar todos os sistemas médicos e terapias complementares como e quando eles forem apropriados.

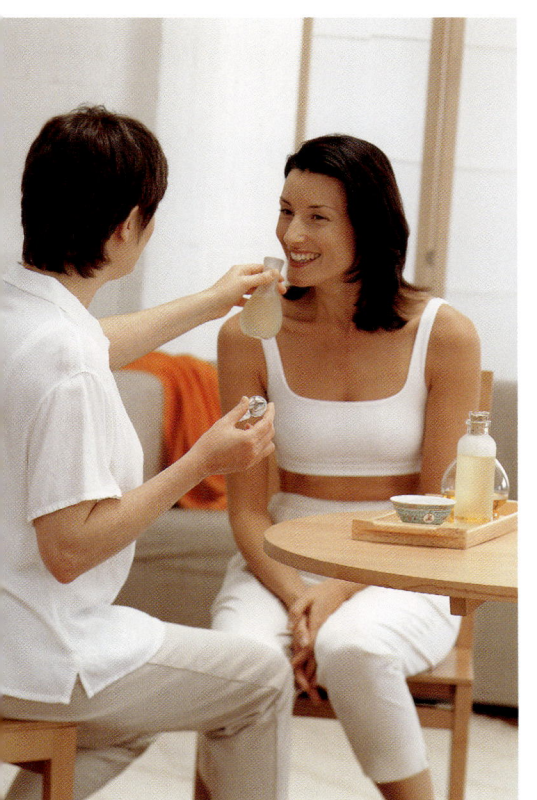

Durante uma consulta de aromaterapia você pode escolher diferentes misturas de óleos essenciais.

Os benefícios da aromaterapia

São vários os benefícios da aromaterapia para a saúde e o bem-estar. Talvez os mais importantes sejam as qualidades completamente naturais dessa prática, a ênfase nas medidas preventivas e o fato de os pacientes assumirem a responsabilidade por cuidar da sua saúde.

Os óleos essenciais são um presente precioso da Natureza, obtidos com uma intervenção humana mínima, como você descobrirá na seção seguinte (ver pág. 18). Os óleos à base de vegetais usados para diluir os óleos essenciais antes da massagem também são naturais. Ambos trabalham em harmonia com o corpo humano, minimizando qualquer risco de reações adversas. No mundo moderno utilizam-se muitas substâncias químicas e sintéticas que causam, a um crescente número de pessoas, reações alérgicas como asma, erupções cutâ-

Campos de lavanda em plena floração no verão são uma visão deslumbrante na região de Grasse, na França.

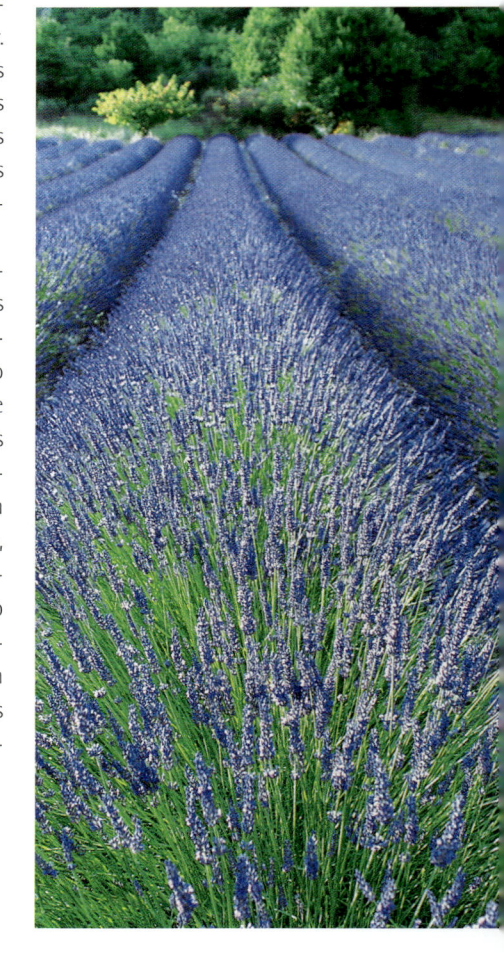

neas, distúrbios digestivos e outras. As qualidades naturais da aromaterapia auxiliam a corrigir os problemas causados pelo uso excessivo dessas substâncias não naturais.

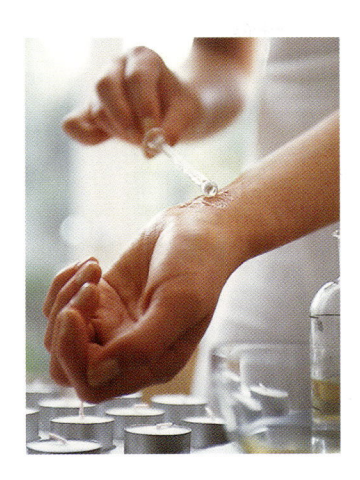

Uma combinação dos seus óleos essenciais preferidos misturada a uma base de óleo vegetal produz um perfume maravilhoso.

Foco na prevenção

A importância da aromaterapia pode ser resumida na máxima "É melhor prevenir do que remediar". Na prática, isso significa que o aromaterapeuta irá considerar o estilo de vida do paciente de modo holístico e sugerir mudanças simples que podem prevenir o surgimento de doenças ou incômodos.

Por exemplo, um dos problemas mais comuns hoje em dia é a dor lombar. A massagem aromaterápica reduz a dor e alivia o estresse e a tensão, que são as causas principais da dor nas costas. O terapeuta irá pesquisar para verificar se causas físicas, como uma cadeira de escritório desconfortável, um colchão afundado ou um assento de automóvel que não dá apoio às costas, podem estar contribuindo para o problema. Corrigir tais causas pode eliminar parte ou até todo o problema. A prevenção conduz naturalmente à questão da responsabilidade de cada um. O aromaterapeuta vai incentivar os pacientes a cuidarem de si mesmos, a se interessarem e se responsabilizarem pela própria saúde. Desse modo, os pacientes podem cuidar da própria saúde e bem-estar, com a assistência do terapeuta.

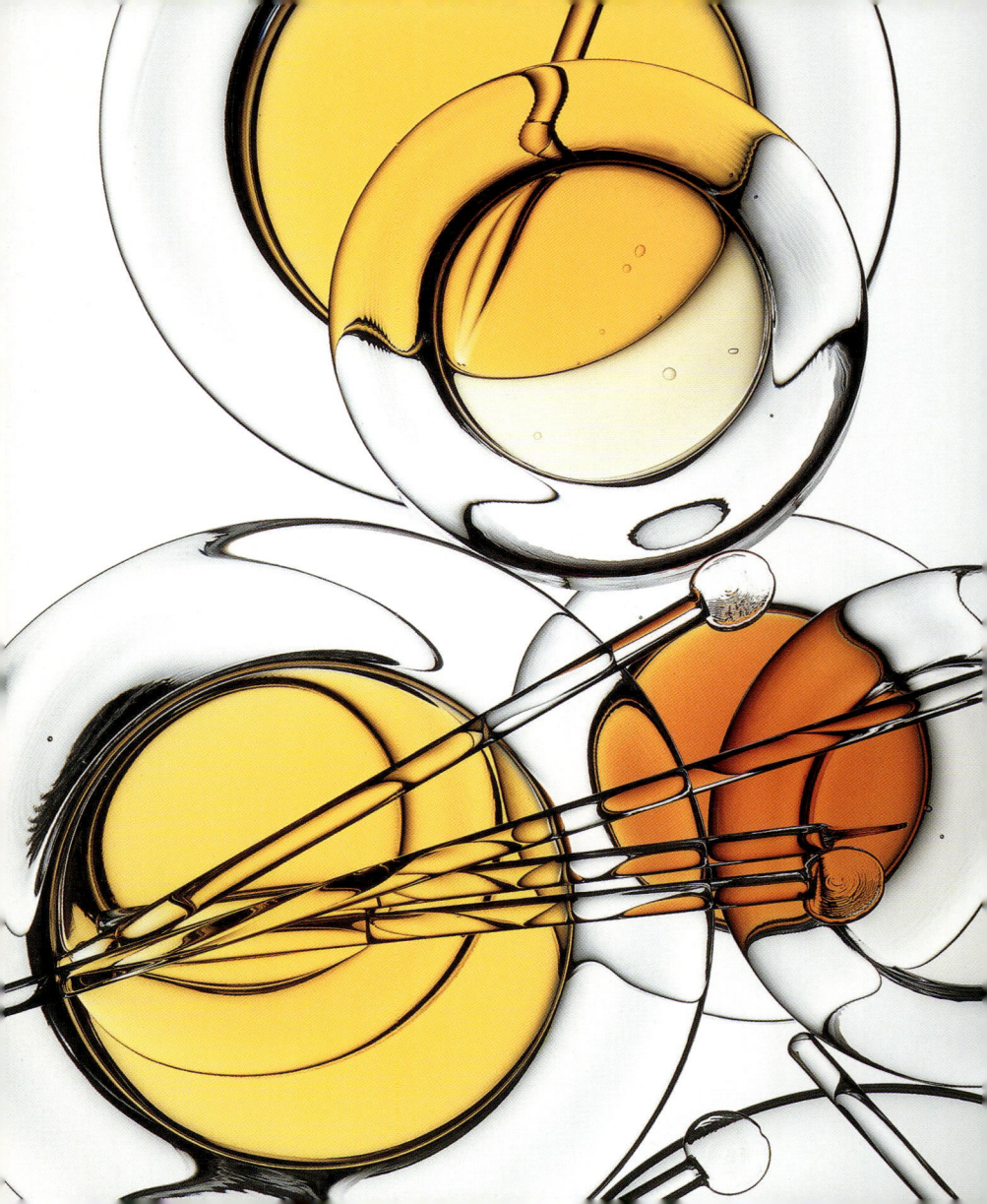

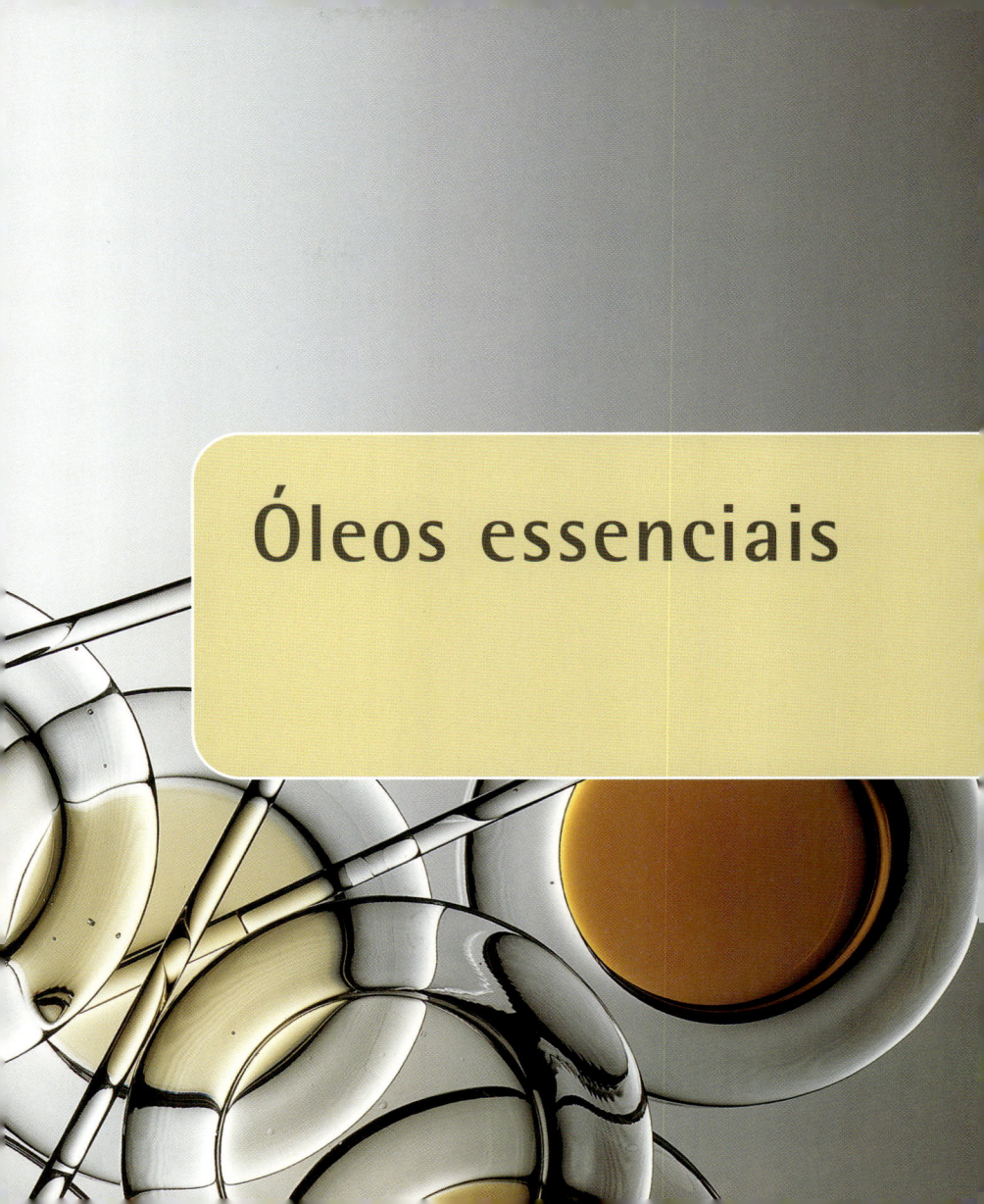

Óleos essenciais

O que são óleos essenciais?

As plantas aromáticas produzem essências perfumadas nas células secretórias, usando nutrientes do solo e da água, e a luz e o calor do sol num processo chamado fotossíntese. Esses perfumes, que são produzidos nas plantas naturalmente, atraem insetos benéficos, como as abelhas, para ajudar a polinização, e afastam insetos menos prestativos, que poderiam comer ou causar danos à planta.

Em muitas plantas aromáticas as células secretórias estão perto da superfície, localizadas nas flores e folhas. Quando você passa por essas plantas e as esfrega, isso libera a fragrância no ar. A beleza e a magia dessas essências são muitas vezes descritas como o cerne aromático, a força vital ou energia, e a alma e o espírito da planta. Quando as plantas aromáticas são destiladas (normalmente por destilação a vapor), as essências passam por mudanças químicas sutis e se transformam em óleos essenciais.

A expressão "óleo essencial" é geralmente aplicada a todos os óleos aromáticos usados na aromaterapia, embora, estritamente falando, ela não seja tecnicamente correta. Os óleos extraídos de frutas cítricas pela prensagem das cascas também são a essência da planta. Alguns óleos florais, como o jasmim, são obtidos por um processo chamado *enfleurage* ou extração com solvente. Isso pro-

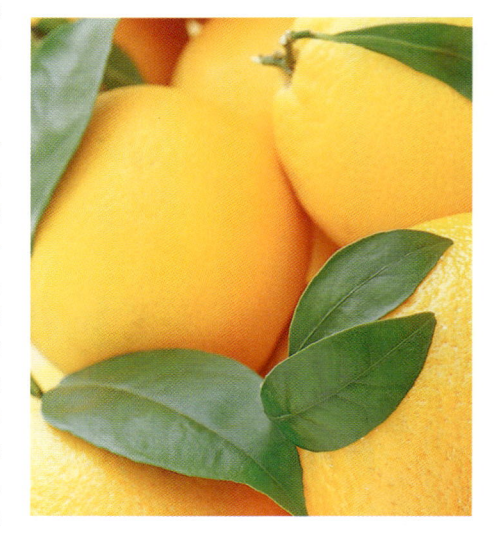

Esses belos limões orgânicos de aroma fresco são frutos adequados à extração de óleos essenciais.

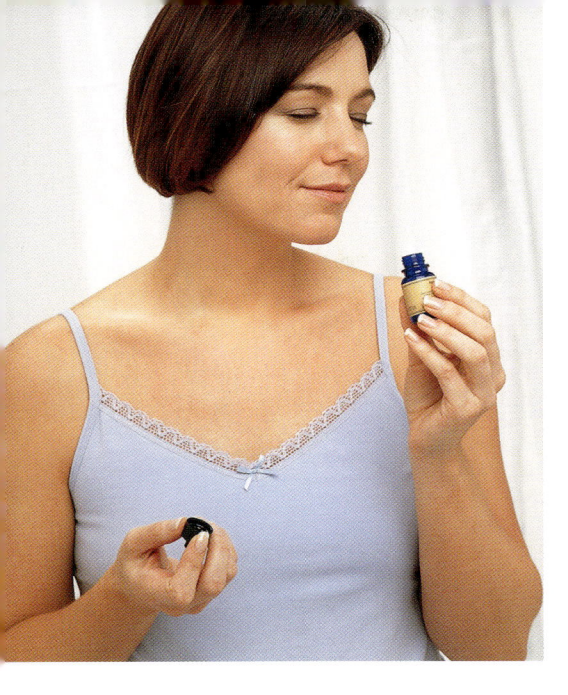

Balançar levemente um frasco de óleo essencial abaixo do nariz é a melhor maneira de apreciar sua fragrância.

duz um "concreto", que então passa por uma posterior extração com solvente para produzir um "absoluto". Contudo, para simplificar, o termo "óleo essencial" é geralmente usado para designar todos os óleos aromaterapêuticos.

Principais características dos óleos essenciais

Muitos óleos essenciais são leves, transparentes e não gordurosos, embora alguns sejam viscosos e outros, coloridos. Todos, no entanto, têm a mesma característica importante: eles se dissolvem em óleos gordurosos, como amêndoa ou girassol, ou em álcool. Eles não se dissolvem em água e isso interfere no modo como são usados.

Os óleos essenciais são bastante concentrados e poderosos, e são bem diluídos antes do seu uso na aromaterapia. Num óleo de massagem, por exemplo, a diluição do óleo essencial no óleo carreador fica em torno de 2 ou possivelmente 3%. Os óleos essenciais raramente são usados sem diluição e só em casos muito específicos. Eles também são altamente voláteis e se evaporam rapidamente quando expostos ao ar; portanto é melhor armazená-los em frascos escuros de vidro, bem fechados.

Como usar os óleos essenciais?

Os óleos essenciais são as principais "ferramentas do ofício" dos aromaterapeutas, e em suas mãos se tornam instrumentos de cura poderosos, embora sutis. O uso mais valioso dos óleos essenciais se baseia no tratamento profissional com massagens aromaterápicas.

Esse tratamento é feito em duas partes. A primeira é a consulta, em que o aromaterapeuta vai estabelecer o melhor tratamento para o paciente e os óleos essenciais mais benéficos. A seguir, ocorre a combinação do óleo, com o qual é feita uma massagem no corpo todo.

Às vezes é recomendado um tratamento breve para as costas, a cabeça ou o pescoço, que pode se encaixar perfeitamente no intervalo do almoço. Alguns terapeutas também oferecem massagens faciais, drenagens linfáticas e outros tratamentos especializados da aromaterapia.

Depois da massagem, o aromaterapeuta pode sugerir que o paciente use óleos essenciais em casa para reforçar o tratamento e manter o efeito benéfico obtido. O terapeuta pode então criar um óleo corporal ou de banho para o cliente, ou sugerir que este os compre e use em casa.

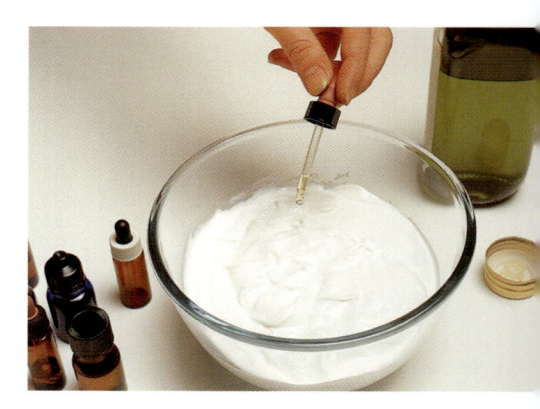

Misturar algumas gotas de óleos essenciais num creme facial carreador é um modo simples de preparar seu próprio hidratante.

O uso dos óleos essenciais em casa

Há várias maneiras de usar os óleos essenciais em casa, com ou sem indicações específicas e apoio do aromaterapeuta. Desde que você se atenha às diretrizes e instruções, como as oferecidas neste livro, usar óleos essenciais em casa pode ser divertido e gratificante.

Talvez o modo mais comum de usá-los em casa seja adicionar algumas gotas à água do banho. No entanto, há muito mais do que simplesmente escolher um frasco de óleo essencial aleatoriamente e acrescentar umas gotas à banheira!

Outros usos caseiros desses óleos são inalações de vapor, compressas quentes e frias, misturá-los aos cremes faciais e loções corporais, usá-los nos cabelos e como fragrâncias de ambiente e perfumes pessoais. Instruções específicas, receitas e sugestões para todos esses métodos são fornecidas mais adiante.

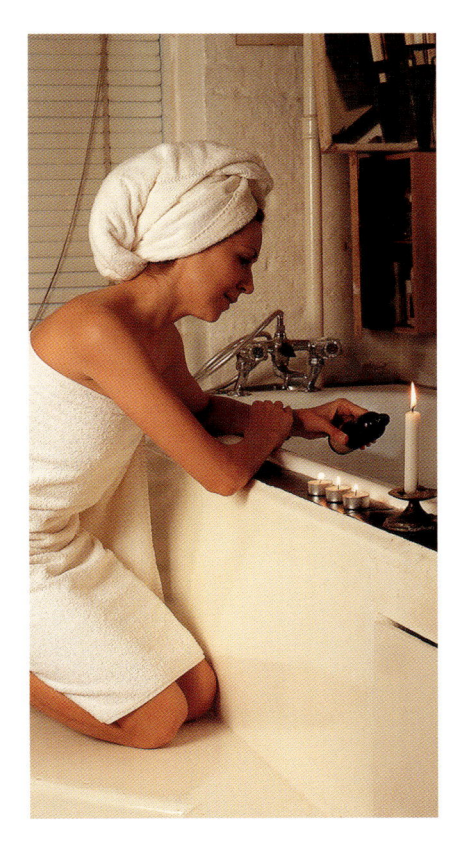

Adicione algumas gotas de óleo essencial à água da banheira antes de entrar, para tomar um banho relaxante.

Como agem os óleos essenciais?

Os óleos essenciais são voláteis, o que significa que evaporam logo que entram em contato com o ar. Assim, qualquer que seja o método de aplicação, parte dos óleos essenciais é sempre inalada. Como a massagem corporal é o principal método de aplicação, isso quer dizer que os pulmões e a pele são de primordial importância no modo como os óleos essenciais penetram no corpo e entram em ação.

Nos pulmões

Quando inalamos o ar durante uma massagem de aromaterapia, num banho ou em outro tratamento, também respiramos partículas de óleo essencial. Essa mistura de ar e óleo essencial desce pela traqueia e brônquios e vai até os pulmões, onde há minúsculos saquinhos em forma de balão, conhecidos como alvéolos, em volta dos quais se localizam vasinhos sanguíneos que fazem a troca gasosa. Ou seja, os resíduos – principalmente dióxido de carbono – são trocados por oxigênio e partículas de óleo essencial.

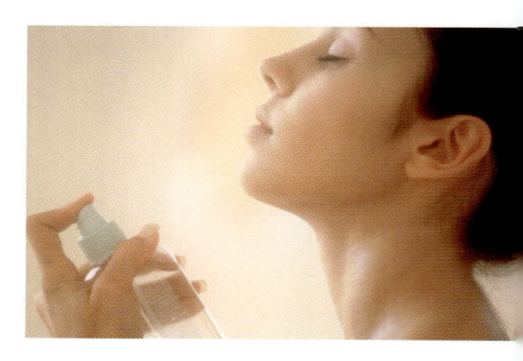

Águas florais borrifadas no rosto são loções refrescantes e suaves.

Na pele

Durante uma massagem corporal, a pele fica coberta por um óleo carreador (como amêndoa doce) contendo uma pequena quantidade de óleo essencial. Como a pele é semipermeável – quer dizer, ela pode absorver e excretar certas substâncias com uma estrutura molecular mínima –, os óleos são absorvidos pelo corpo através da pele.

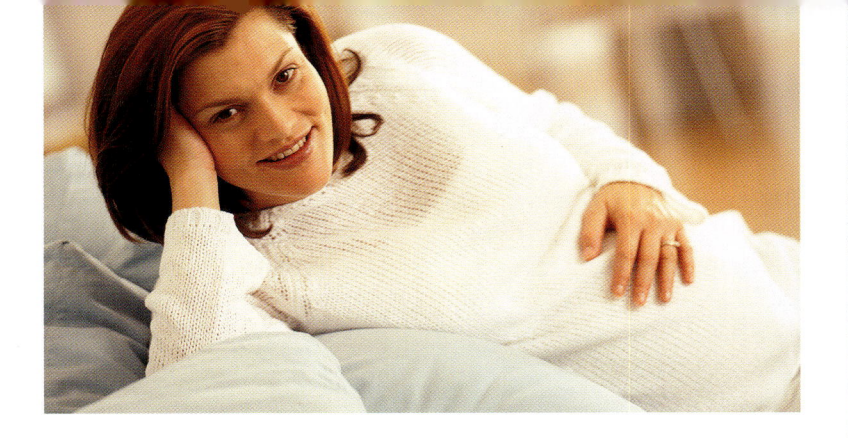

Se você seguir as orientações de segurança deste livro, é seguro usar tratamentos aromaterápicos durante a gravidez.

Dentro do corpo

Uma vez dentro do corpo, as partículas dos óleos essenciais circulam pela corrente sanguínea e chegam a diversos órgãos e sistemas do organismo. A maioria dos óleos essenciais tem uma afinidade terapêutica com certos órgãos ou sistemas do corpo. Por exemplo, o óleo essencial de rosas tem um efeito tônico, purificador e regulador sobre o útero. Uma vez dentro do corpo, as partículas de rosa se deslocam até o útero e têm um efeito benéfico sobre ele.

Na mente

Os óleos essenciais também têm poderosos efeitos mental, emocional e psicológico. Ainda com o exemplo do óleo de rosas, ele também é antidepressivo, tônico para os nervos e afrodisíaco. Portanto um aromaterapeuta provavelmente incluirá óleo de rosas numa combinação de massagem para uma mulher que estiver com problemas para engravidar. A rosa teria um efeito benéfico geral sobre ela: físico, emocional e psicológico.

Famílias de óleos essenciais

Existem vários modos de se classificar os óleos essenciais em grupos ou famílias. A lista de óleos essenciais no final deste livro (ver págs. 268–385) usa um método bem simples de classificação de acordo com o tipo de planta (como uma erva) e a parte da planta da qual deriva o óleo essencial (como as flores).

A classificação de acordo com a família botânica é menos comum nas listas práticas, mas mesmo assim fornece valiosos critérios da qualidade dos óleos essenciais. Eles não são usados exclusivamente na aromaterapia; a indústria de perfumes e a farmacêutica também os utilizam. Contudo, os óleos usados nessas indústrias não requerem o mesmo nível de pureza e autenticidade que os óleos essenciais devem ter.

Uma visão geral da botânica

É importante saber se seus óleos essenciais são botanicamente puros para uso na aromaterapia. A pureza botânica e a autenticidade podem ser determinadas pelo vendedor ao fornecer o nome botânico da planta e não apenas seu nome popular. Por exemplo, o nome comum "camomila" pode significar um de três óleos diferentes: a camomila-romana (*Anthemis nobilis*), a camomila-vulgar (*Matricaria recutia*) ou a marroquina (*Ormenis mixta*). Embora as três pertençam à mesma família botânica – Compositae

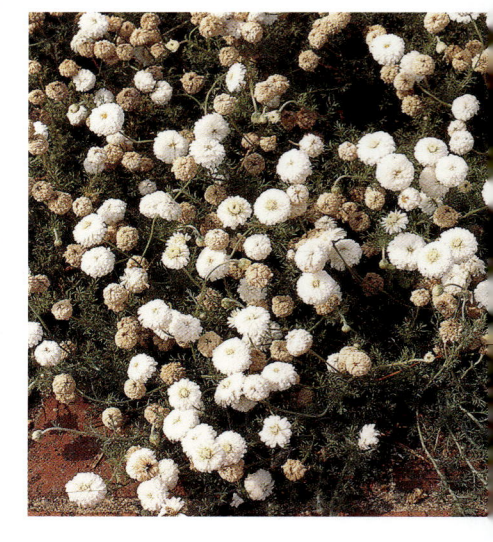

O óleo essencial de camomila pode ser destilado a partir de uma das diferentes espécies de camomila.

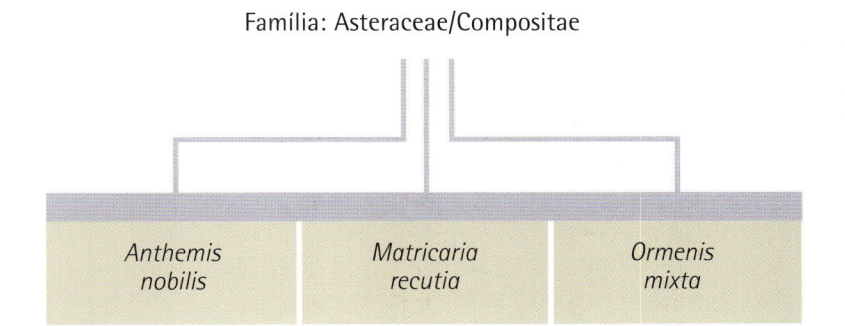

Família: Asteraceae/Compositae

| *Anthemis nobilis* | *Matricaria recutia* | *Ormenis mixta* |

Vê-se claramente nesse diagrama que a família botânica Asteraceae/Compositae produz três óleos essenciais diferentes.

(também chamada de Asteraceae) –, cada uma delas tem propriedades diferentes e não devem ser confundidas.

É igualmente importante saber que parte da planta foi usada. Por exemplo, há dois óleos essenciais diferentes destilados da árvore junípero (*Juniperus communis*). O óleo destilado das bagas é consideravelmente mais fino que o destilado das folhas e galhos, e é ele que deve ser usado na aromaterapia.

Além de saber o verdadeiro nome botânico do óleo essencial e de qual parte da planta ele deriva, é útil conhecer a fonte e o país de origem do óleo, bem como o método de extração usado. Assim você pode ter certeza de que seu óleo essencial é puro e genuíno.

Métodos de extração

Há três métodos principais para extrair óleos essenciais de plantas aromáticas: o processo de prensagem, o de destilação e o de extração com solventes voláteis.

Prensagem

Esse método, também chamado expressão, é usado apenas para frutas cítricas. Os óleos essenciais dessas frutas ficam perto da superfície da casca e são facilmente obtidos pelo ato de espremer e pela escarificação (pequenos furinhos na casca). Os métodos de prensagem incluem o da esponja e o de abrasão por máquina. O primeiro, mais tradicional, produz um óleo essencial bem puro.

Você pode experimentar em casa, espremendo com a mão e produzindo pequenas quantidades dos seus próprios óleos essenciais cítricos. Usando os dedos, esprema a casca sobre uma tigelinha para aparar as gotas do óleo essencial. Coloque-o num frasquinho de vidro escuro que tenha um conta-gotas e use-o como qualquer outro óleo cítrico.

Destilação

Os processos de destilação envolvem aquecer o material para formar um vapor, para então resfriá-lo até que ele se torne líquido. Na destilação com água, a planta é coberta de água e aquecida num recipiente selado sem ar. Esse método é mais vagaroso e às vezes inferior à destilação por vapor, pois certos componentes delicados dos óleos essenciais são danificados pela exposição ao calor. A destilação por vapor mais eficiente usa vapor sob pressão para extrair rapidamente o óleo essencial.

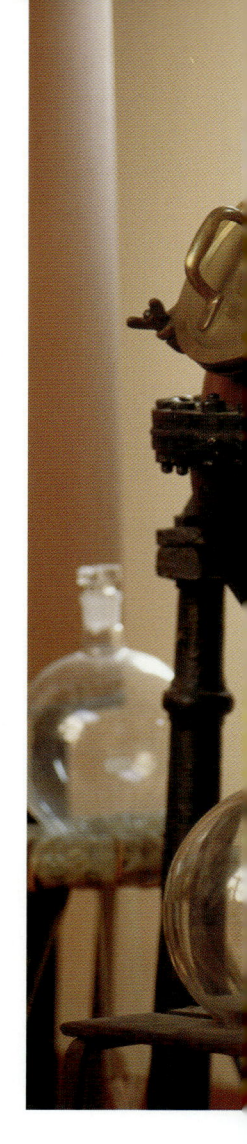

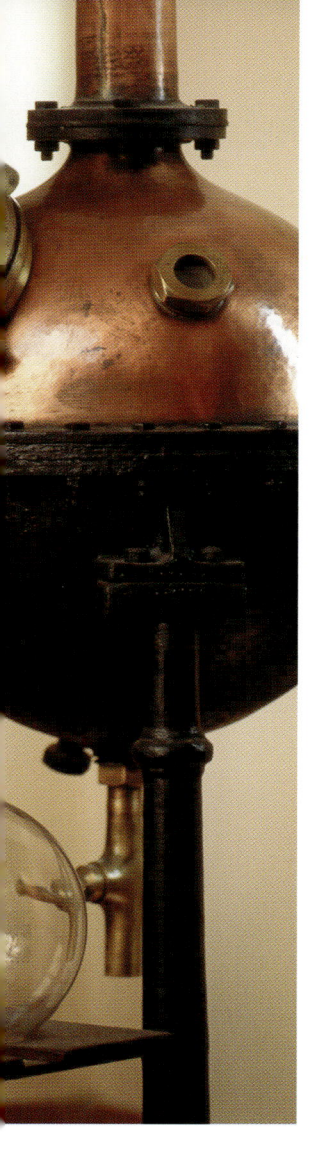

Extração com solvente

Para as plantas mais delicadas, como as flores, e para as que contêm apenas uma pequena parte de óleo essencial, são usados processos de extração com solvente. A principal vantagem é que esse método é delicado, mas os óleos essenciais resultantes incluem ceras e tintas não voláteis, além do próprio óleo essencial.

Esses óleos essenciais, contudo, são considerados, por muitas autoridades, excelentes para o uso em aromaterapia. Os principais solventes usados na moderna produção são os hidrocarbonos voláteis (como o hexano).

Uma inovação recente é um processo chamado dióxido de carbono supercrítico. Esse processo é considerado por alguns especialistas o que produz os óleos essenciais da mais alta qualidade e pureza, embora outros critiquem os óleos produzidos assim. O processo requer equipamentos muito caros, de modo que tais óleos são difíceis de obter e dispendiosos.

Eis um exemplo de alambique profissional e comercial usado para destilar o vapor de óleos essenciais de uma planta específica.

Como usar os óleos essenciais com segurança

Os óleos essenciais são altamente concentrados, como você pode deduzir do fato de que são necessários milhares de pétalas de rosa para produzir uma simples gota de óleo de rosas. Essa potência deve ser respeitada e o modo como você manuseia e usa os óleos essenciais é importante. Seguir as orientações abaixo (e ao longo deste livro) garante que você use os óleos de maneira segura e eficaz.

Como esses óleos são poderosos e altamente concentrados, eles podem ser tóxicos se usados de modo incorreto. Contudo, se você manuseá-los com cuidado e seguir algumas dicas simples de segurança, eles são seguros e benéficos.

Orientações de segurança

- Como já foi mencionado, você jamais deve tomar os óleos essenciais por via oral. Evite qualquer contato entre eles e a delicada área da boca, e jamais os coloque nos olhos ou perto deles.

- Alguns óleos essenciais podem causar irritação se forem aplicados na pele sem diluição, portanto isso só é recomendado ocasionalmente e em circunstâncias específicas com óleos selecionados. Caso contrário, só aplique na pele óleos essenciais corretamente diluídos e siga cuidadosamente as receitas e métodos. Não aumente a quantidade de óleos essenciais usados nas receitas.

- Certos óleos essenciais, como os de condimentos, podem causar irritação cutânea em quem tem pele sensível. De vez em quando pode ocorrer uma leve vermelhidão ou coceira devido ao uso desses ou de outros óleos essenciais. Se isso ocorrer, espalhe um pouco de creme ou óleo carreador, como óleo de amêndoa doce, na área afetada e depois passe uma flanela úmida fria até que a vermelhidão ou coceira desapareça.

- Se você acidentalmente espirrar uma gota de óleo essencial nos olhos, use uma quantidade pequena de óleo carreador para diluir o óleo essencial e o absorva com um pano macio, antes de enxaguar os olhos com água fria. Se houver um acidente sério, procure um médico.

- Alguns poucos óleos essenciais, como os de bergamota e outros cítricos, são fototóxicos. Isso significa que eles podem causar descoloração da pele sob sol forte mesmo quando diluídos. Portanto é melhor evitar o uso de óleo de bergamota e de outros cítricos na pele exposta se o tempo estiver ensolarado.

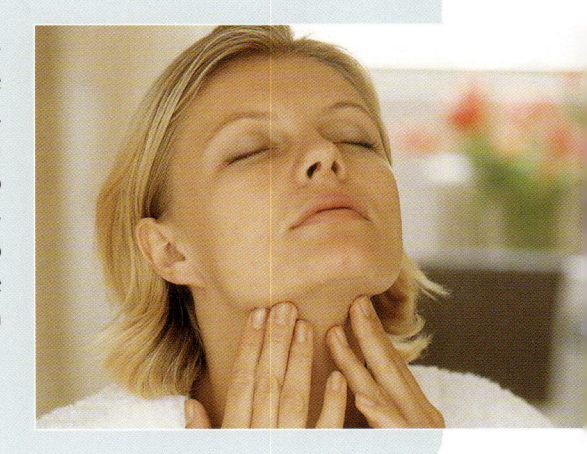

A arte da combinação

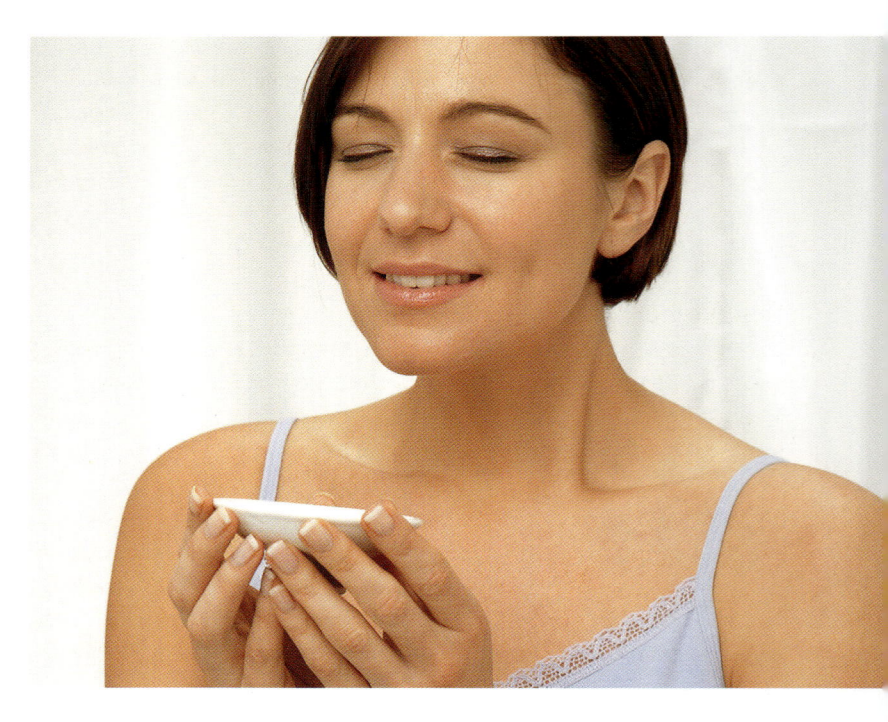

Os óleos essenciais podem agir isoladamente com finalidades terapêuticas e são agradáveis quando usados dessa maneira. No entanto, a verdadeira essência – e a diversão – da aromaterapia reside em criar combinações. A extensa variedade de óleos e as diferentes proporções que você pode usar significam que cada combinação que você faz tem uma qualidade única.

A arte mágica de combinar óleos essenciais em diferentes misturas é criativa, gratificante e divertida.

Uma combinação é mais que apenas um conjunto de óleos essenciais misturados. Combinar é uma arte e, como outras formas de arte, é um processo intuitivo e criativo. Ao misturar óleos essenciais numa combinação, você cria mais que a soma de suas partes. É um conceito chamado "sinergia", que reflete o modo como os óleos interagem uns com os outros, como eles mudam sutilmente com o passar do tempo e como a pessoa que combina reage à combinação.

Em outras palavras, a combinação de óleos essenciais é como magia ou alquimia e a própria combinação evolui e muda sutilmente à medida que o tempo passa. Podemos dizer que uma combinação de óleos essenciais é um processo vivo e orgânico em vez de um objeto ou substância estática e inerte.

Descobrindo suas preferências

Os óleos essenciais são combinados por suas qualidades terapêuticas e médicas e para criar fragrâncias. No entanto, esses dois objetivos não se excluem; não adianta fazer uma combinação de óleos para dor de cabeça se você não gosta do aroma. As pessoas tendem a gostar dos óleos essenciais que lhe são benéficos e os gostos e aversões pessoais muitas vezes mudam com o tempo.

Como descobrir quais óleos essenciais vão ser uma boa combinação e quais não devem ser misturados? Algumas orientações básicas serão dadas nas páginas a seguir, mas isso tem muito a ver com o gosto e as preferências individuais. Não há regras inflexíveis – só alguns princípios gerais. Por exemplo, muitas mulheres gostam de perfumes doces e florais, enquanto a maioria dos homens prefere fragrâncias fortes, amadeiradas ou de ervas.

Cada óleo essencial tem sua característica. Conforme for se familiarizando com os diversos óleos, você intuitivamente irá descobrir e entender que óleos combinam bem entre si. Experimentar é o segredo da arte da combinação.

Notas de frente, intermediárias e de fundo

A combinação de óleos essenciais em perfumes é uma arte antiga que tem em comum com a música o conceito de "escalas". Isso significa que, assim como as notas musicais numa escala começam num tom baixo, passam pelo médio e chegam ao alto, também uma boa combinação de óleos essenciais tem notas de frente, intermediárias e de fundo. Uma boa combinação, portanto, é harmoniosa, equilibrada e bastante agradável.

A escala de notas

• As notas de frente são as mais voláteis e são as primeiras cujo aroma sentimos. São leves e frescas e tendem a se dissipar rapidamente.

• Então aparecem as notas intermediárias, representando o cerne e o volume da fragrância, e algumas delas permanecem por um certo tempo.

• As notas de fundo são ricas e pesadas, e duram muito tempo. Em perfumaria, as notas de fundo são chamadas "fixadoras" – elas literalmente "fixam" um perfume e o mantêm coeso, ajudando a impedir que as notas de frente se dispersem rápido demais.

Como você aprenderá com as descrições dos óleos essenciais individuais, cada um é composto por diferentes notas. Eles evaporam em ritmos diferentes, de acordo com sua volatilidade. Quando diversos óleos são misturados, cria-se uma fragrância complexa que muda sutilmente conforme cada partícula aromática, no seu próprio tempo, libera seu aroma na atmosfera.

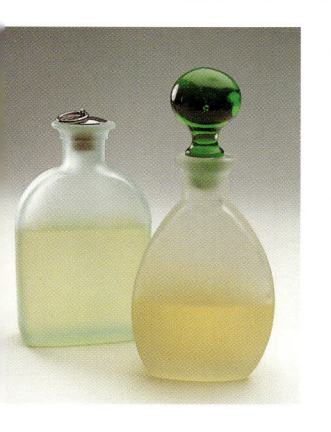

Frascos bonitos se tornam recipientes atraentes para seus perfumes de óleos essenciais feitos em casa.

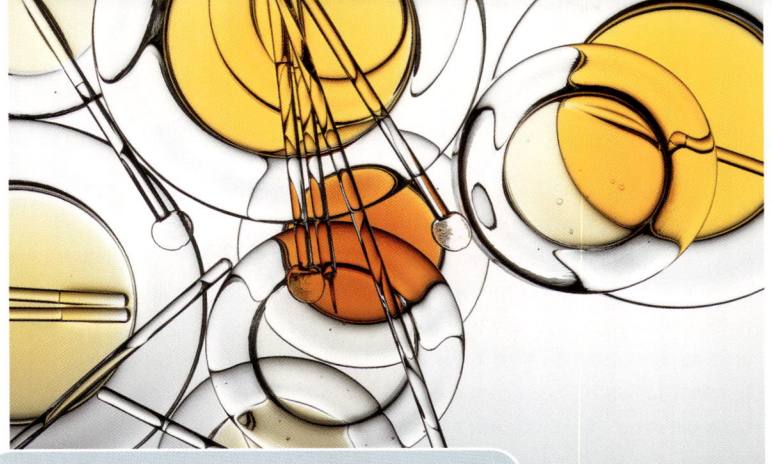

Combinações clássicas

Como combinar é uma arte e não uma ciência exata, não surpreende que haja diferenças de opinião quanto à qual nota na escala pertence cada óleo essencial. Alguns são mais fáceis de classificar; por exemplo, os óleos cítricos são quase sempre designados como notas de frente, enquanto o patchuli, o benjoim e a mirra são geralmente designados como notas de fundo. Segue abaixo uma listinha, usando notas de frente, intermediárias e de fundo, de alguns óleos essenciais usados com mais frequência, para que você tenha alguns exemplos de combinações simples, clássicas e harmoniosas.

De frente	Intermediárias	De fundo
Limão	Gerânio	Cipreste
Bergamota	Néroli	Olíbano
Laranja-doce	Lavanda	Patchuli
Eucalipto	Alecrim	Sândalo
Manjericão	Pau-rosa	Mirra

Índices de evaporação e intensidade de odores

A arte da combinação usando notas de frente, intermediárias e de fundo nos leva naturalmente a examinar os índices de evaporação e a intensidade dos odores. Eles são semelhantes à escala de notas, mas oferecem informações extras bastante úteis.

Este perfumista profissional tem uma imensa variedade de material aromático à sua disposição.

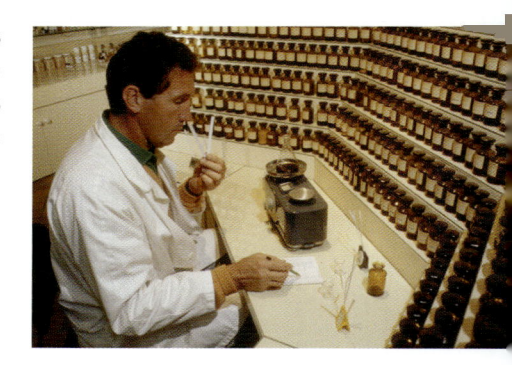

Índices de evaporação

Os índices de evaporação, numa escala de 1 a 100, determinam quanto tempo um odor vai durar, e esse dado pode ajudar a estabelecer se um óleo essencial é uma nota de frente, intermediária ou de fundo. Contudo, você vai notar, a partir dos exemplos a seguir, que nem sempre esse é o caso; por exemplo, o manjericão é geralmente classificado como nota de frente, mas tem um índice de evaporação de um óleo de nota intermediária.

Eucalipto	5	Bergamota	55	Ilangue-ilangue	91
Melissa	17	Olíbano	75	Cedro	97
Manjerona	40	Manjericão	78	Rosa	99
Camomila	47	Lavanda	85	Patchuli	100

Intensidade dos odores

A intensidade do odor dos óleos essenciais, numa escala de 1 a 10, revela mais surpresas, pois nem todos os óleos essenciais com notas de fundo têm um odor intenso, enquanto alguns com notas de frente têm. Embora pareçam confusas, essas anomalias simplesmente demonstram a natureza complexa dos óleos essenciais e seus aromas.

Bergamota	4	Esclareia	5	Gerânio	6	Manjericão	7
Cipreste	4	Junípero	5	Alecrim	6	Jasmim	7
Benjoim	4	Néroli	5	Ilangue-ilangue	6	Olíbano	7
Lavanda	4	Sândalo	5	Erva-doce	6	Hortelã-pimenta	7

Saber que nota, índice de evaporação e intensidade de odor tem um óleo essencial é uma informação útil ao se criar uma combinação. No devido tempo, sua intuição e seu olfato irão ajudá-lo, mas essas tabelas são valiosas quando você está começando, para auxiliar a criar combinações de óleos essenciais harmoniosas, agradáveis e esteticamente gratificantes.

Depois de aprender os fatos básicos sobre índices de evaporação e intensidade de odores, você pode combinar seus próprios perfumes.

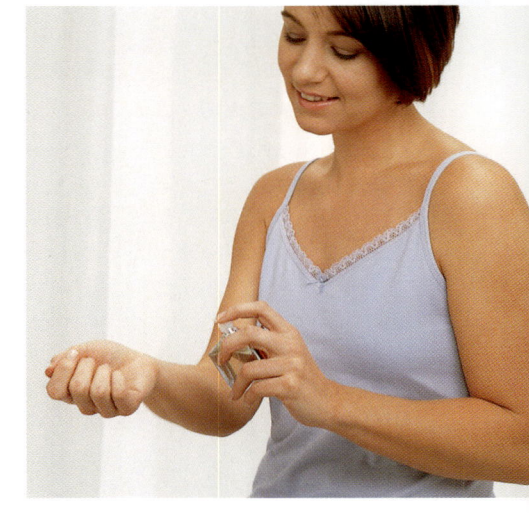

Famílias de perfumes

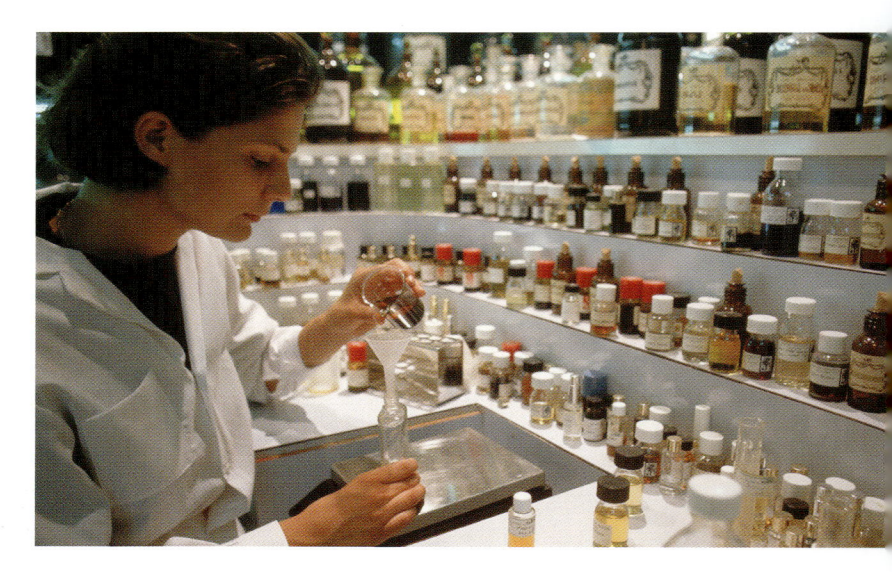

Esta perfumista profissional está criando um novo perfume comercial.

A indústria de perfumes tem um imenso conhecimento especializado na criação de fragrâncias comerciais e podemos aprender algumas dicas sobre como combinar óleos essenciais de algumas das famílias clássicas de perfumes. Embora a indústria de perfumes também use animais aromáticos, como gato-de-algália, almíscar e âmbar gris (que pelo preço obviamente os aromaterapeutas nunca usam), os óleos essenciais realmente desempenham o papel principal nos perfumes.

O coração da indústria de perfumes está em Grasse, no sul da França, uma área em que há gigantescos campos de lavanda e de outras flores e plantas. Os óleos essenciais são destilados no local para uso na fabricação de perfumes. Na página oposta há algumas descrições das famílias de perfumes, que incluem informações úteis para a combinação de óleos essenciais.

Características das famílias

Cada família de perfume tem seu próprio caráter específico e seu aroma.

• A maior das famílias é a floral e a melhor descrição de seu perfume é: feminino, delicado e romântico. Os óleos essenciais florais, como lavanda, ilangue-ilangue, gerânio e rosas, formam a base desses perfumes, mas outros óleos também são usados (por exemplo, os óleos cítricos são incluídos nas combinações florais/de frutas).

• As fragrâncias verdes evocam prados no verão e grama recém-cortada. Um perfume verde típico compreende óleos essenciais de ervas, como manjericão e alecrim, e musgos, e poderia incluir ainda florais, amadeirados e cítricos.

• As fragrâncias de sândalo são elegantes, formais e sofisticadas, e normalmente compreendem esclareia, musgo de carvalho e patchuli, combinados com florais profundos e cítricos refrescantes.

• A família dos cítricos tem como base os óleos cítricos e os perfumes são frescos, puros, leves e joviais. Outros óleos essenciais nos perfumes cítricos são o capim-limão, a verbena e a palma-rosa.

• As fragrâncias condimentadas são pronunciadas, puras e intensas, não convencionais e expansivas. Os óleos essenciais condimentados, como cravo-da-índia, pimenta-do-reino, cardamomo, canela e noz-moscada, formam a base dos perfumes condimentados. Esses óleos individuais surpreendentemente são usados muitas vezes em outros perfumes.

• Os perfumes âmbar-orientais são intensos, fortes, misteriosos, sedutores e exóticos; eles tendem a ser cálidos e duradouros. Normalmente esses perfumes incluem sândalo, cedro, olíbano, mirra, patchuli, baunilha e semente de abelmosco. Os perfumes âmbar-orientais tendem a agradar tanto homens quanto mulheres.

Essas "lágrimas" de resina endurecida extraída de arbustos de mirra são destiladas a vapor para produzir óleo essencial.

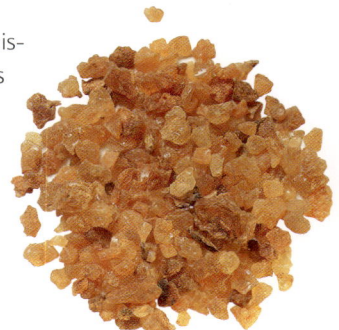

Técnicas de combinações

Ao criar uma combinação de óleos essenciais para si mesma ou para outra pessoa, você precisa levar em conta qualquer doença ou transtorno, a causa subjacente dos sintomas, os fatores psicológicos e emocionais e, sobretudo, fazer uma consideração estética. Mesmo que esteja apenas misturando um perfume, a ação terapêutica dos óleos essenciais que escolheu ainda assim vai estar presente, de modo que você precisa ter isso em mente.

Existe uma poderosa associação entre perfume e memória, e certos óleos essenciais podem evocar lembranças fugidias ou recordações bem específicas. Evite qualquer óleo essencial que evoque memórias desagradáveis – ou que a desagrade à primeira vez que você o cheira –, pois os aromas que você achar desagradáveis não vão ter efeitos benéficos e podem até causar uma reação emocional adversa.

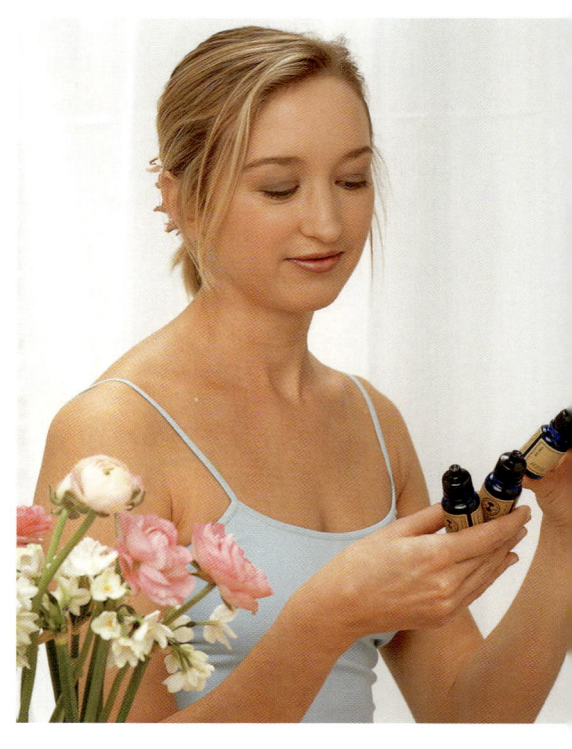

Para criar uma combinação agradável de óleos essenciais, você precisa sentir o aroma de vários deles para decidir qual usar.

Dicas de combinações

• Ao começar a criar suas próprias combinações, use no máximo quatro óleos essenciais numa mistura. Mesmo se usar só três óleos, você pode criar combinações com uma nota de frente, uma intermediária e uma de fundo (ver págs. 32-33). Se cometer um erro e criar uma mistura que lhe seja desagradável, é fácil descobrir o que deu errado se houver poucos óleos na combinação.

• Uma dica útil é escolher os óleos essenciais que você deseja usar em sua combinação e, antes de misturá-los numa base de óleo de amêndoa doce, loção para o corpo ou outra base, colocar uma ou duas gotas de cada óleo essencial em cotonetes separados. Segurando-os perto do nariz e balançando-os, você poderá sentir bem o aroma que a combinação terá.

• Retirando um dos cotonetes ou acrescentando outro com um óleo diferente, você pode ajustar sua combinação antes de misturá-la num produto aromaterapêutico. Isso evita o desperdício e é uma maneira útil de aprender sobre a complexidade das combinações. O processo de fazer combinações tem sido descrito como "aprender a ouvir com o nariz", metáfora que oferece uma compreensão interessante da arte da combinação.

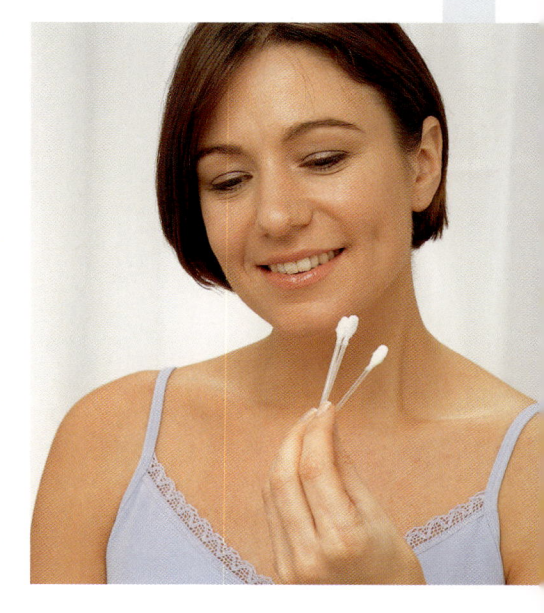

Para avaliar uma combinação em potencial, cheire ao mesmo tempo os diferentes óleos essenciais em cotonetes.

O uso dos óleos essenciais

Existem diversas maneiras de usar os óleos essenciais, descritas nas páginas a seguir.

Banhos

Depois da massagem, os banhos aromáticos com óleos essenciais são o tratamento mais eficaz e agradável da aromaterapia. Os efeitos terapêuticos da água e do banho são bem conhecidos, mas adicionar óleos aromáticos torna a experiência especial. Os banhos aromáticos oferecem simplicidade e versatilidade. Um banho com óleos essenciais pode ser relaxante, estimulante, refrescante ou afrodisíaco. Você pode tratar problemas cutâneos e aliviar músculos doloridos. No entanto, os banhos aromáticos são mais comumente usados para relaxamento e alívio do estresse.

Adicione óleos essenciais ao seu banho

- Encha a banheira, pingue na água de 4 a 8 gotas de óleo essencial e – uma vez que os óleos essenciais não se dissolvem em água – agite a água do banho para misturá-los. Não adicione os óleos antes, pois a maioria deles, altamente volátil, se dispersará.

- Você pode fazer um óleo hidratante usando uma base de óleo de banho ou um óleo carreador como o de amêndoa doce. Para 5 ml de óleo carreador, adicione de 4 a 8 gotas do óleo essencial de sua preferência; então acrescente essa mistura ao banho como descrito anteriormente. Um banho relaxante clássico: 2 gotas de lavanda, 2 de gerânio e 2 de camomila.

Vaporizadores e aromatizadores

Um modo delicioso e natural de perfumar um ambiente é disseminar óleos essenciais na atmosfera. Os aromatizadores com vela são um meio conveniente de vaporizar os óleos essenciais. Eles são normalmente construídos de cerâmica ou de pedra e têm um pequeno compartimento inferior para uma velinha redonda e uma tigelinha superior para água e óleos essenciais.

Também existem difusores aromáticos elétricos e anéis difusores para se colocar nas lâmpadas, que atuam de maneira semelhante à dos aromatizadores com vela. Até mesmo colocar uma vasilhinha de água quente sobre o aquecedor é um meio simples de vaporizar óleos.

Como usar um aromatizador com vela

- Acenda a vela e despeje um pouco de água morna na tigelinha superior, enchendo-a pela metade. Então pingue de 8 a 10 gotas do óleo essencial. À medida que aquece, o óleo torna-se vapor e perfuma o ar.

- A citronela afasta os insetos, enquanto o gerânio e a bergamota desodorizam e neutralizam o cheiro de fumaça e cigarro e os odores de animais. Para evitar que uma infecção se propague, use melaleuca, alecrim ou eucalipto; e para criar uma atmosfera relaxante, experimente olíbano e sândalo

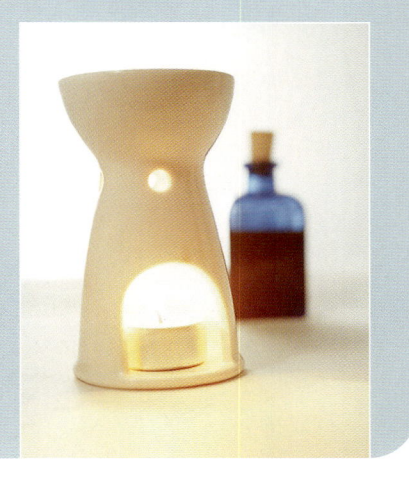

Sprays de ambiente

Se não for conveniente ou não quiser usar um aromatizador com vela ou um difusor elétrico, então você pode optar por sprays de ambientes, usando água e óleos essenciais. O efeito é menos poderoso do que a vaporização de óleos essenciais, mas certas pessoas preferem um aroma menos intenso. Os sprays também têm um efeito instantâneo.

Não use frascos de plástico, pois os óleos essenciais podem reagir quimicamente ao plástico. É importante lembrar-se de que os óleos não se dissolvem em água, de modo que você deve agitar bem o frasco toda vez que for borrifar.

Como fazer um spray de ambientes

- Providencie um frasco de vidro com um spray acoplado e encha-o quase até a boca com água fria. Para cada 5 ml de água use 3 gotas de óleos essenciais. Por exemplo, um frasco de 100 ml vai precisar de 60 gotas de óleos essenciais.

- Para refrescar ambientes use lavanda, pau-rosa, bergamota e laranja-doce. Para um banheiro ou lavabo, uma combinação perfeita pode ser cedro, junípero, pinho e limão. Para criar uma noite sensual você pode tentar rosa, patchuli, mandarina e sândalo.

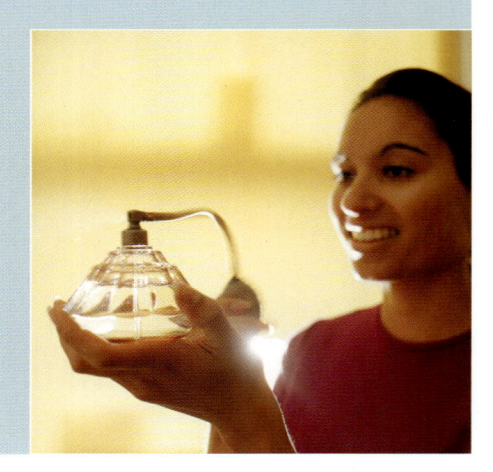

Ao cozinhar

Embora não se recomende ingerir óleos essenciais, quando adicionados aos alimentos ou bebidas em doses diminutas, eles ficam muito diluídos e é improvável que causem uma reação adversa. A indústria de condimentos usa óleos essenciais para dar sabores a alimentos, bebidas e artigos de toalete, como cremes dentais, de modo que já ingerimos quantidades mínimas desses óleos.

Óleos essenciais como temperos

- Faça xaropes de fruta fervendo 100 g de açúcar com 600 ml de água durante cinco minutos. Deixe esfriar e adicione uma gota de óleo essencial de limão, laranja, grapefruit ou lima. Mexa bem. Acrescente uma ou duas colheres de sopa de suco de fruta antes de colocar o xarope em sorvetes, frutas ou bolos.

- Faça um ponche quente usando 1 litro de vinho tinto misturado com um bule de chá forte feito com quatro saquinhos. Adicione uma colher de sopa de açúcar mascavo, fatias de laranja e limão e um cálice de conhaque. Cinco minutos antes de servir acrescente uma gota de óleo essencial de canela, cravo-da-índia, cardamomo ou gengibre e mexa bem.

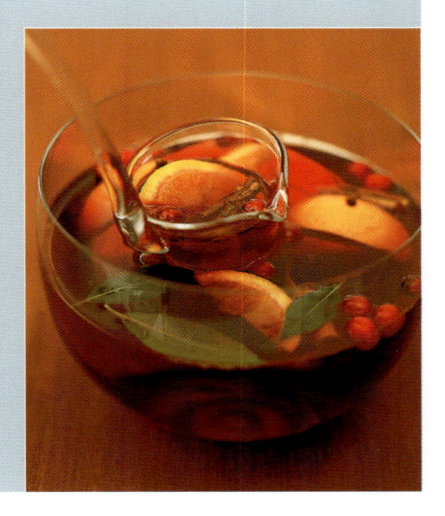

Perfume para papel e roupas brancas

É muito romântico receber uma carta perfumada de uma pessoa amada. Papéis de carta perfumados costumavam ser muito populares antes que os e-mails reduzissem drasticamente o número de cartas que escrevemos. Fazer seu próprio papel perfumado talvez a inspire a escrever mais cartas. Além disso, experimente perfumar suas roupas de cama e até mesmo suas roupas de baixo!

Perfumando coisas

- Pegue meia dúzia de papéis de seda e coloque uma gota de óleo essencial nos cantos e no centro. Intercale o papel de seda entre as folhas de uma caixa de papéis de carta de boa qualidade. Depois de dois dias o papel de carta estará delicadamente perfumado, mas não manchado com o óleo essencial. A fragrância mais romântica é a de rosas, ao passo que lavanda é adequada para sua mãe, avó ou tia.

- Coloque papéis de seda perfumados com óleos essenciais no armário de roupas de casa entre os lençóis, para perfumar suavemente sua roupa de cama. Experimente uma mistura de lavanda, ilangue-ilangue ou bergamota.

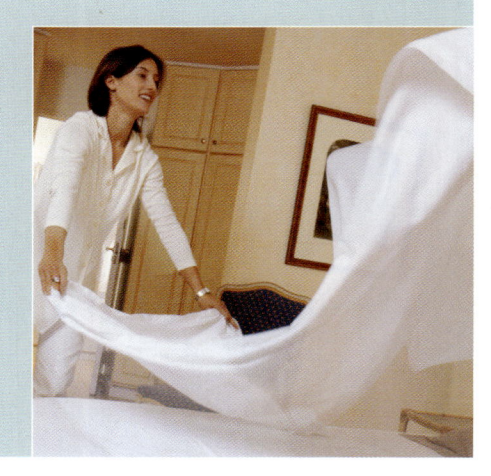

Perfumes para produtos de limpeza

A maioria dos produtos de limpeza que você compra tem fragrâncias sintéticas. Contudo, você encontra no mercado alguns produtos de limpeza biodegradáveis sem perfume, e adicionar óleos essenciais a eles os perfuma de modo agradável e natural. Sabões líquidos para roupas, amaciantes, limpadores de pisos e de banheiro sem perfume são todos adequados.

Faxina perfumada

- Guarde uma garrafa vazia de líquido de limpeza e encha-a até o meio com o conteúdo de uma nova garrafa do mesmo produto. Depois de adicionar os óleos essenciais, agite bem para que os óleos se misturem completamente. Uma diluição de ½ por cento é obtida ao se acrescentar uma gota de óleo essencial a cada 10 ml de líquido de limpeza. Assim, um frasco de 500 ml desse líquido vai requerer 50 gotas de óleo essencial. Lavanda, limão e pinho são aromas tradicionais para líquidos de limpeza.

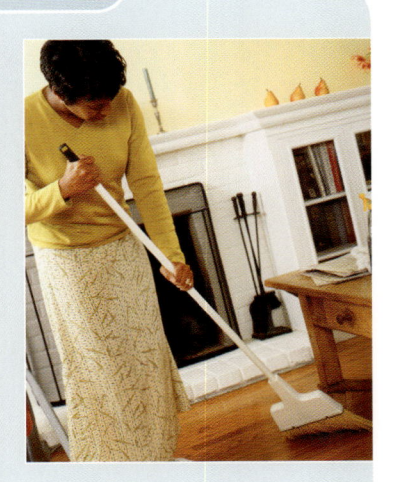

- Ao passar aspirador em tapetes, pingue de 4 a 6 gotas de óleo essencial num chumaço de algodão e coloque-o no saco de pó. Isso refresca e perfuma o ambiente enquanto você o limpa.

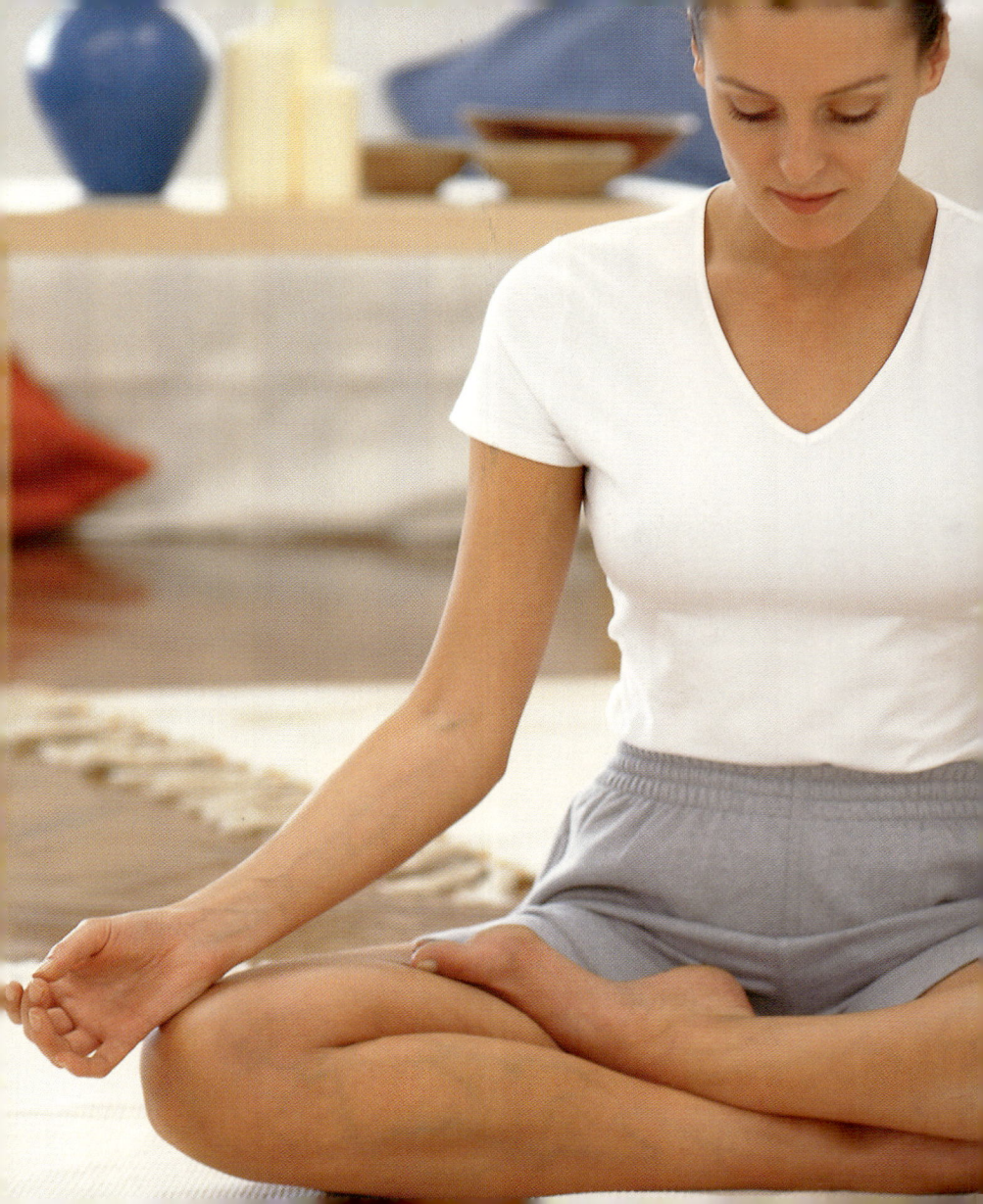

/ PARTE DOIS

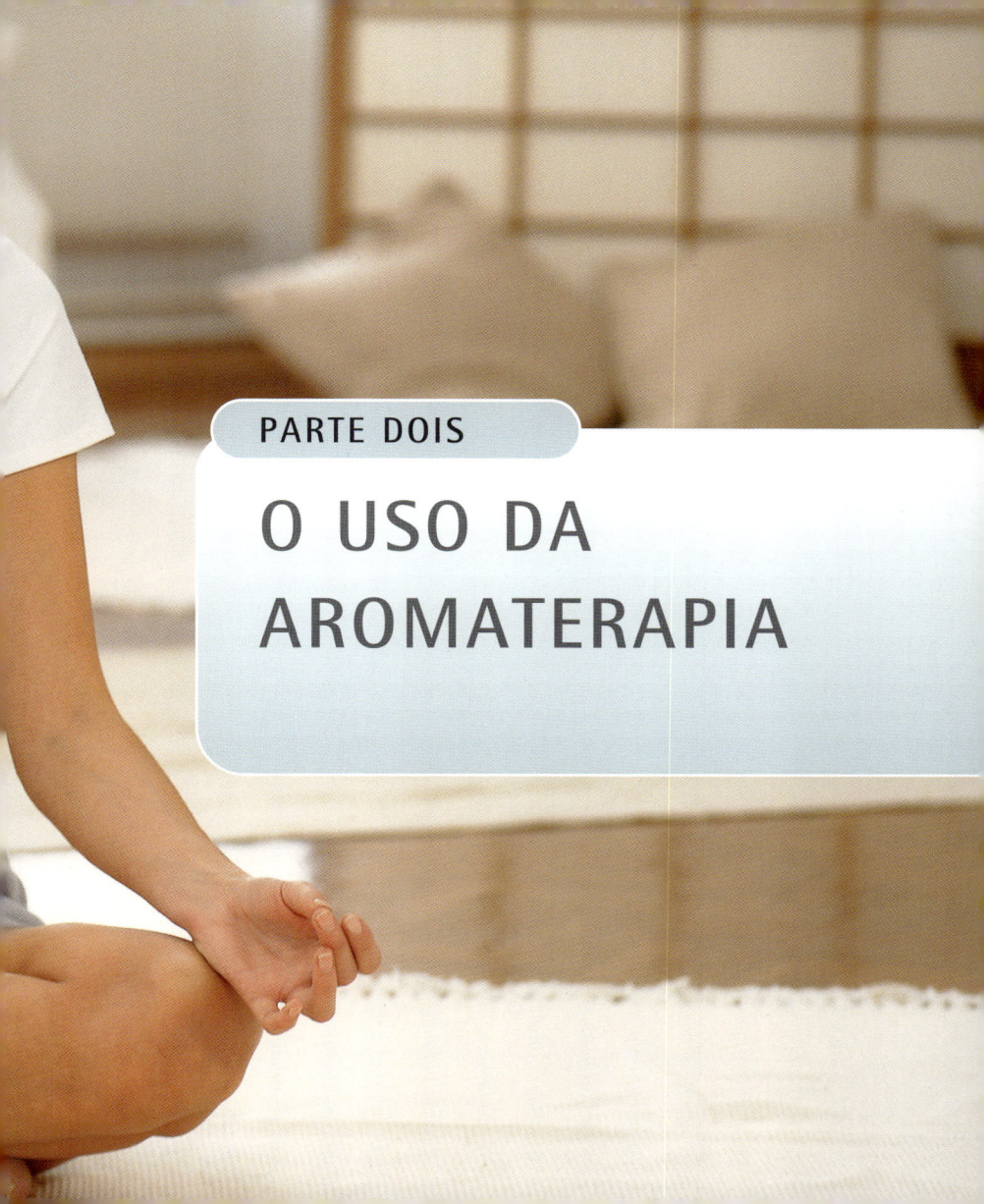

O USO DA AROMATERAPIA

Como usar a aromaterapia

Nesta parte você lerá sobre os diversos usos da aromaterapia. Começamos com o modo como a aromaterapia contribui para a beleza e a pele (ver págs. 50-89). Essa importante dimensão da aromaterapia vai ajudar você a aprender sobre a pele e como cuidar dela. Depois que tiver determinado seu tipo de pele, instruções e receitas lhe permitirão criar produtos aromaterápicos adequados para o seu rosto e corpo.

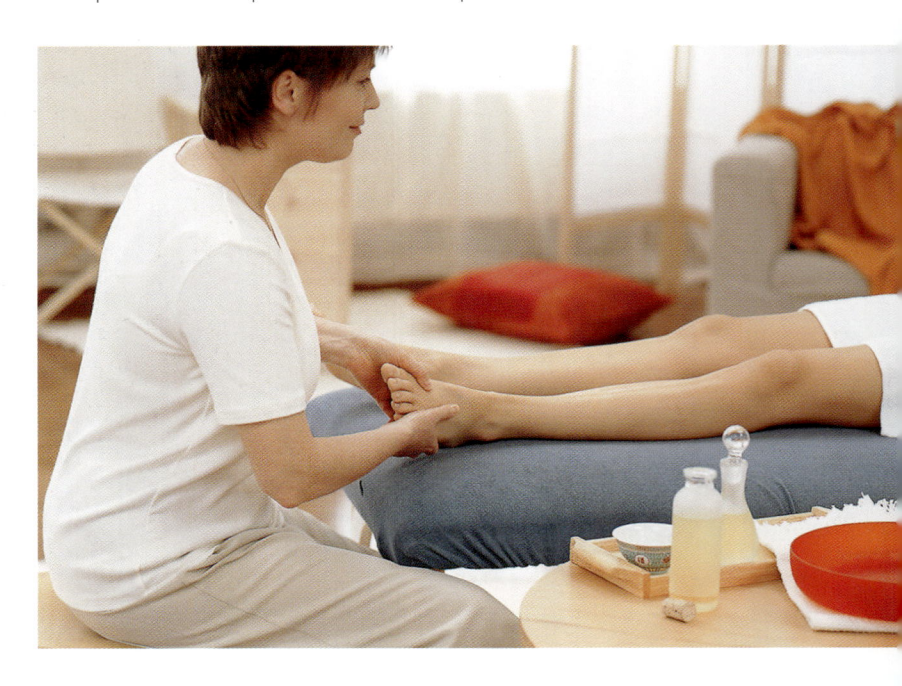

Um aspecto fascinante da aromaterapia é experimentar os efeitos poderosos que os óleos essenciais têm sobre as pessoas, psicológica e emocionalmente. Você aprenderá a criar perfumes sob medida para diferentes estados de ânimo e emoções (ver págs. 90-131). Além disso, existem técnicas de aromaterapia e remédios para ajudar a aliviar um leque de emoções negativas, como tristeza e medo. Uma breve introdução aos tipos de personalidades vai ajudá-la a criar o perfume pessoal que reflete quem você é.

Embora deva consultar um aromaterapeuta caso queira uma massagem corporal completa, você pode aprender algumas técnicas e movimentos de massagem (ver págs. 132-181) com os quais poderá praticar automassagem e fazer massagens simples em amigos e familiares. Os benefícios relaxantes da massagem aromaterápica aumentam com a escolha das combinações apropriadas de óleos essenciais e algumas misturas clássicas são sugeridas.

A cura do corpo, da mente e do espírito

As qualidades de cura física dos óleos essenciais são apresentadas numa seção prática de primeiros-socorros e remédios caseiros (ver págs. 182-217). Você vai aprender, por exemplo, como fazer uma compressa; que óleos essenciais podem auxiliar a melhorar problemas digestivos e como tratar pequenos cortes e esfolados. Essa seção também ensina como usar aromaterapia em bebês, crianças, grávidas e idosos.

Antigamente, as plantas aromáticas eram usadas para reverenciar as divindades. Hoje em dia podemos usar os óleos essenciais durante a meditação para nos conectarmos com o nosso eu interior ou espírito (ver págs. 218-267). Há instruções simples para várias meditações com os óleos essenciais apropriados, além de ideias para o uso de óleos essenciais com cristais e chakras, e dicas de criação de perfumes conforme os signos astrológicos.

Tenha à mão tudo de que precisa antes de fazer uma massagem em alguém.

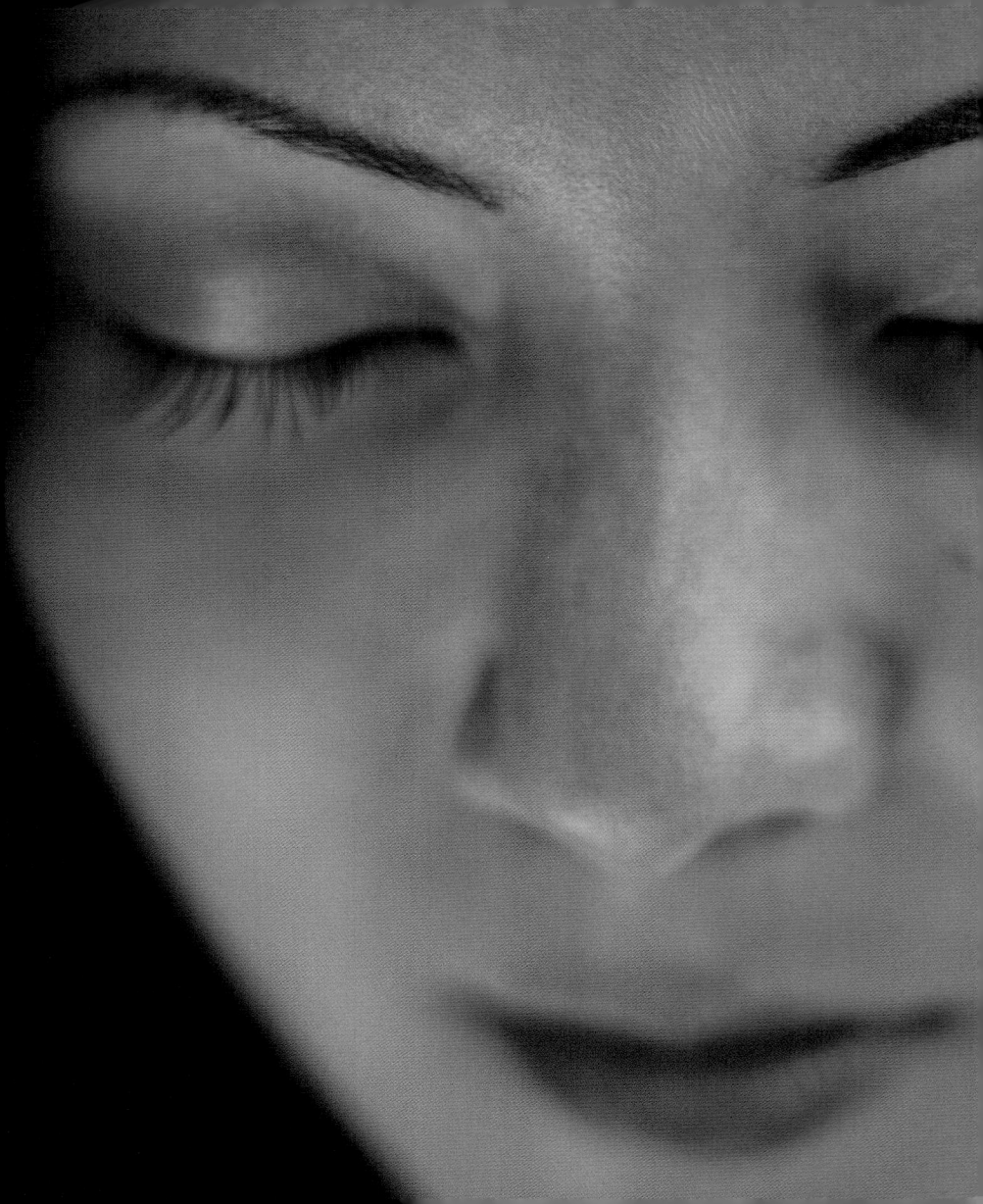

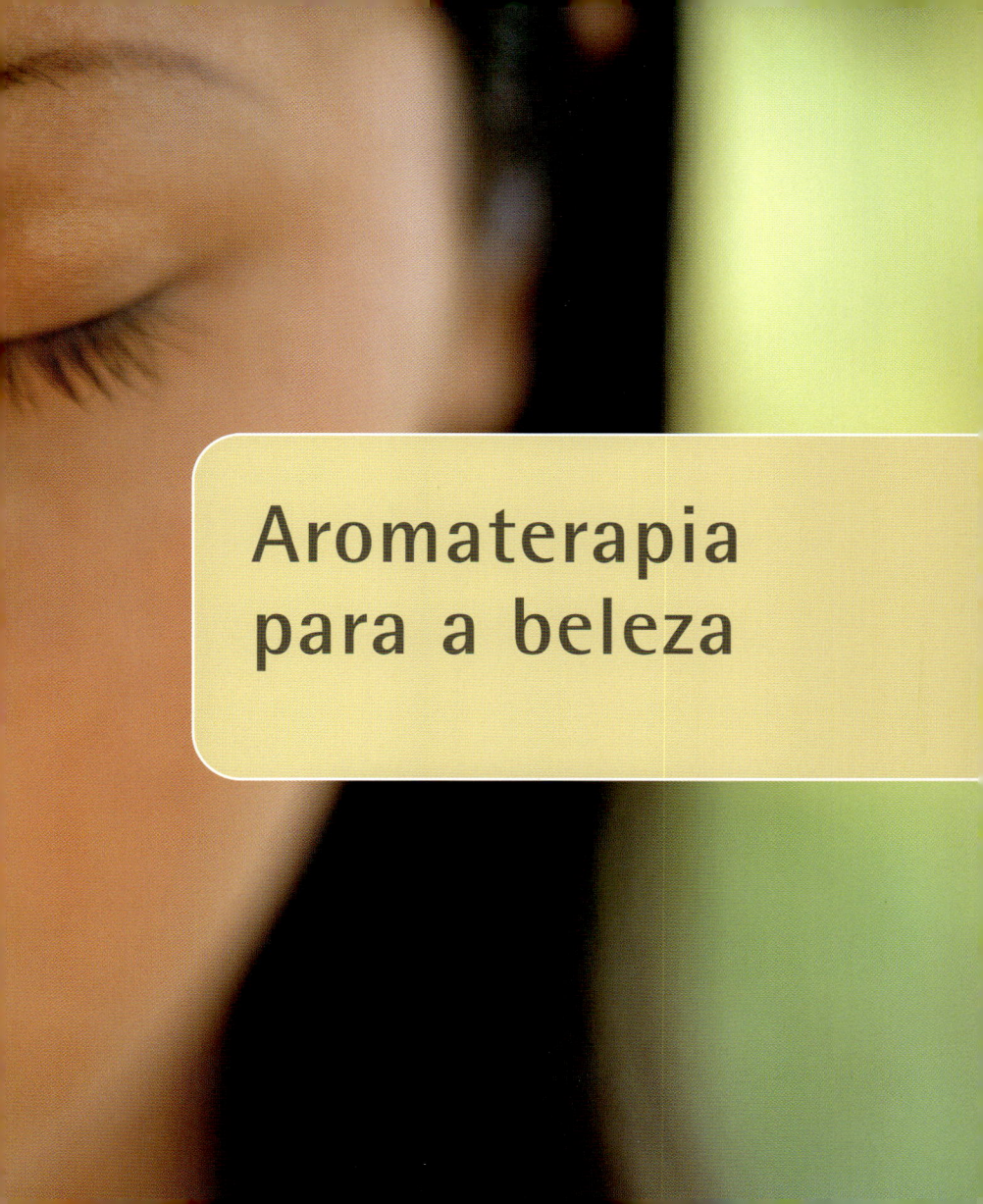

Aromaterapia para a beleza

Óleos essenciais e os cuidados com a pele

O uso criterioso dos óleos essenciais nos cuidados com a pele ajuda a rejuvenescer e a embelezar o rosto e o corpo. Podemos chamar isso de "aromaterapia cosmética" – um modo natural de melhorar as condições da pele e mantê-la saudável. Contudo, seguindo a abordagem holística da aromaterapia, precisamos olhar além do nosso rosto.

A beleza é mais que apenas a pele, pois o que você come e bebe, o modo como limpa a pele e sua saúde em geral, tudo está refletido no seu rosto. A abordagem holística assegura que você encare o mundo com a melhor aparência possível. O que significa analisar o que você come e fazer mudanças para ajudar a pele de dentro para fora.

Analise seu estilo de vida

Certas pessoas podem comer bombas de creme e batatas fritas e ter uma pele maravilhosa, mas são minoria. A maioria precisa se alimentar com sensatez para manter a pele em boas condições. O que significa beber água pura, substituir chá e café por chás de ervas e comer montes de verduras, frutas frescas e grãos integrais. Eliminar ou reduzir o sal, álcool, frituras, carnes vermelhas e açúcar ajudam a pele a manter seu brilho natural.

Ar puro e bastante exercício, evitar o cigarro (e o fumo passivo) e reduzir o estresse completam a lista do estilo de vida para uma pele bonita e saudável.

Uma vez resolvido o cuidado interno com a pele, é hora de considerar como os óleos essenciais podem ser usados para melhorá-la, tratar seus problemas específicos e saber quais os cuidados gerais.

Os óleos essenciais vêm sendo usados há séculos para finalidades cosméticas, principalmente pelos egípcios, que incluíam olíbano e cedro nos processos de embalsamamento. Estudos científicos revelaram que certos óleos essenciais,

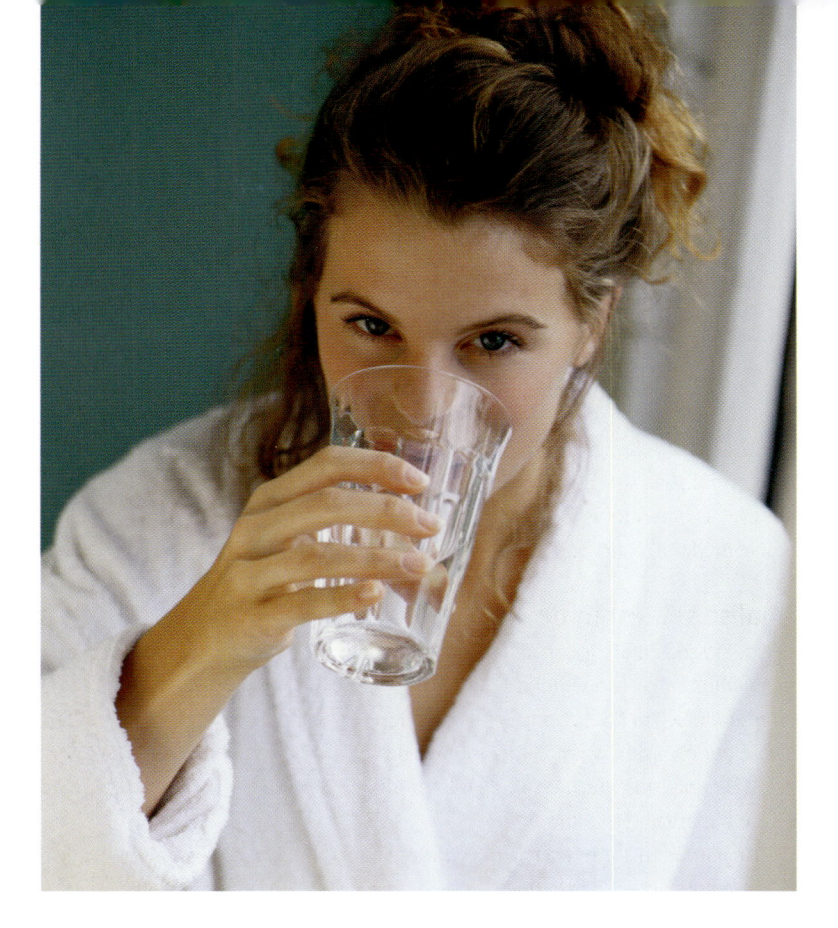

Beber muita água ajuda a manter a pele clara e radiante.

como rosa, olíbano, néroli e lavanda, estimulam a regeneração de novas células cutâneas saudáveis. Alguns deles têm um efeito rejuvenescedor sobre a pele, restaurando a vitalidade e regulando a atividade da capilaridade. Os óleos essenciais são, portanto, extremamente valiosos nos cuidados com a pele.

O que é a pele?

A pele é o maior órgão do corpo e suas funções abrangem a regulagem da temperatura e a produção de vitamina D, além da proteção ao organismo. Ela é dividida em três camadas principais, cada uma com suas características específicas.

As camadas da pele

- A primeira camada, exterior ou superficial, é chamada de epiderme e também é conhecida como *stratum corneum* ou camada córnea. É o que vemos ao examinar a superfície da pele. A epiderme é composta essencialmente de células mortas de aparência achatada.
- A segunda camada, a do meio, é chamada de derme e é bem mais espessa que a epiderme. Ela contém vasos sanguíneos e linfáticos, folículos pilosos, terminações de nervos sensoriais e glândulas sebáceas e sudoríparas.
- A terceira camada, que fica sob as outras, é conhecida como camada subcutânea. É onde estão localizados os minúsculos músculos que conservam a pele tonificada e firme, e os tecidos gordurosos que suportam a pele.

Como a aromaterapia pode ajudar

A epiderme é a área em que você se concentra nos cuidados com a pele, embora haja uma interdependência de sua condição com as outras camadas e com o resto do corpo. A aparência do corpo depende da rapidez com que as células mortas da superfície são repostas pelas novas células da derme. Quanto mais rápido esse processo ocorre, mais suave, macia e saudável é a aparência da pele.

Quando as células mortas se juntam na superfície, a pele parece sem vida, baça e sem brilho. Essa é uma das funções da limpeza da cútis: não apenas remover a sujeira da superfície e dos poros, mas também eliminar as células mortas. Desse modo, uma esfoliação suave pode melhorar uma pele opaca.

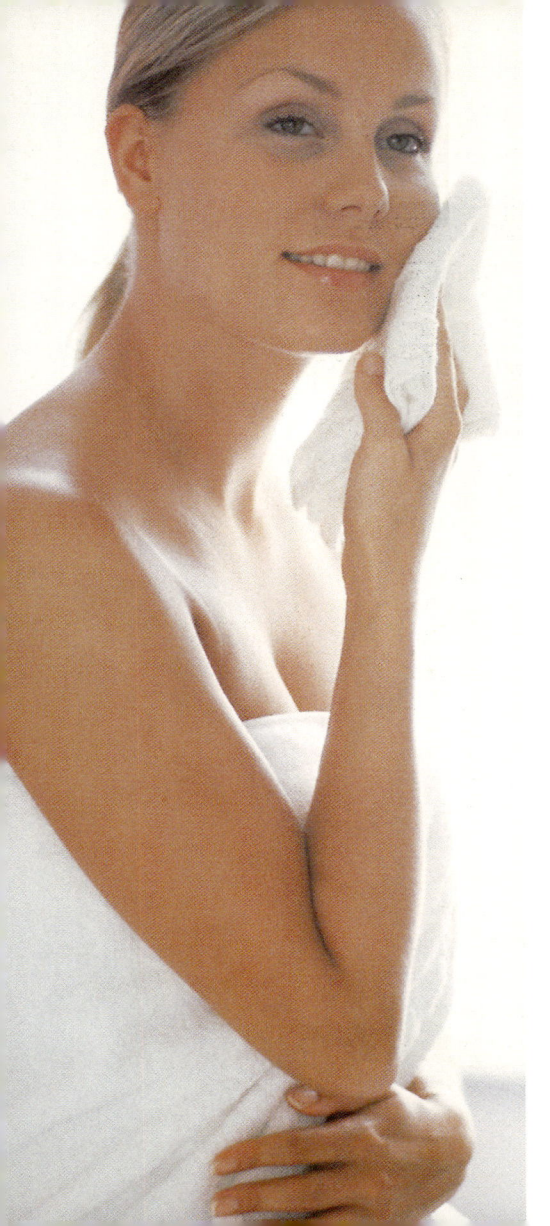

À medida que envelhecemos, o processo natural de renovação das células torna-se mais lento e a elasticidade juvenil da pele diminui. Os produtos da aromaterapia para rejuvenescimento da pele estimulam a rápida regeneração das células da derme para ajudar a manter a beleza cutânea à medida que você envelhece.

Usar a aromaterapia para cuidar da pele vai ajudar você a mantê-la com aparência jovem e bonita.

Pele normal

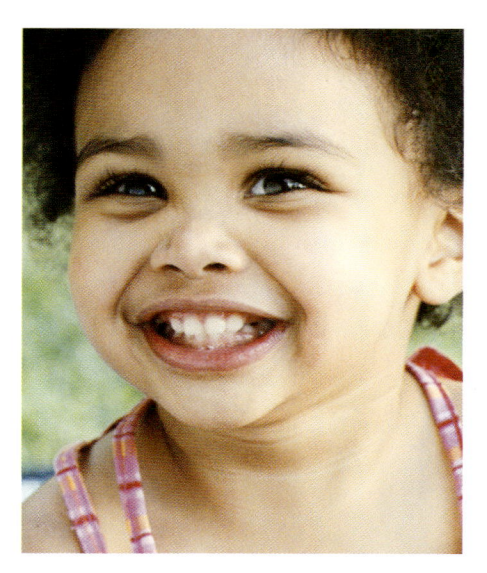

As crianças têm a pele naturalmente bonita e são um dos raros grupos de pessoas de sorte a ter o tipo de pele normal.

A chamada pele "normal" é rara depois da puberdade e, portanto – a não ser em crianças –, não é normal coisa nenhuma! Para alguns sortudos, a pele normal é caracterizada por boa hidratação, tônus muscular, metabolismo equilibrado e boa circulação.

A pele normal tem cor e beleza naturais e atraentes e aparência suave e flexível. A superfície da pele é livre de manchas e tem uma bela textura, sem rugas, pés de galinha ou poros dilatados.

Cuidar da pele normal é tão importante quanto cuidar dos outros tipos de pele, embora nesse caso o objetivo seja preservar sua condição e não compensar alguma deficiência. A pele normal, assim como todos os tipos, deve ser cuidadosamente limpa, sendo a primeira coisa a se fazer de manhã e a última à noite, antes de se deitar. Tonificar e hidratar após a limpeza completa o ritual diário básico dos cuidados com a pele.

Recomenda-se uma esfoliação ocasional – talvez a cada quinze dias –, usando uma escova para o rosto. O uso de uma máscara facial uma vez por semana

Produtos da aromaterapia apropriados

- Se você tem pele normal, pode usar quase todos os óleos essenciais nos seus produtos para a pele, com exceção dos que causam irritações, como os óleos de condimentos. Contudo, os seguintes óleos essenciais são especialmente recomendados: camomila-vulgar, rosa attar, rosa absoluta, néroli, gerânio, palma-rosa e pau-rosa.

- Águas de flores ou florais (também conhecidos como hidrossóis) são subprodutos da destilação de óleos essenciais e são valiosos nos cuidados da pele, juntamente com os óleos essenciais. As águas de flores adequadas para peles normais são água de rosas, de camomila, de flor de laranjeira, de centáurea e de flor de tília.

é também uma boa maneira de conservar saudável a pele normal. Receitas específicas e instruções para incorporar óleos essenciais em cremes e outras bases para a pele são dadas mais adiante nesta seção (ver págs. 78-89).

Um hidratante feito em casa com os óleos essenciais apropriados mantém a pele com aparência bonita.

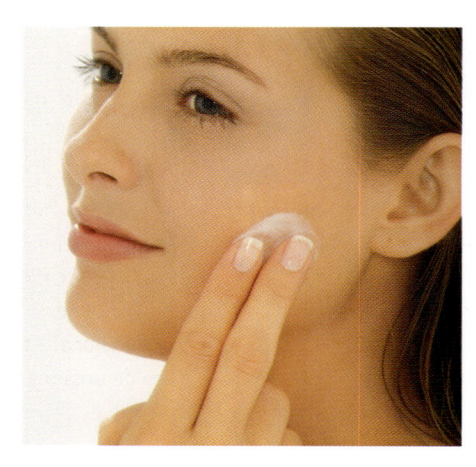

Pele seca e sensível

A pele seca é causada pela produção insuficiente de sebo, o hidratante natural ou lubrificante da pele produzido pelas glândulas sebáceas. A pele seca quase sempre é também desidratada, mas não é bem o mesmo problema. À pele desidratada normalmente falta umidade (e mesmo as peles oleosas podem ser desidratadas). Contudo, a falta de sebo nas peles secas diminui a capacidade da pele de reter umidade, de modo que a secura e a desidratação muitas vezes andam juntas.

A pele seca com frequência parece delicada e fina, com poros minúsculos. É fortemente afetada pelo sol, vento e chuva e fica enrugada facilmente. Precisa de muita proteção e hidratante. A pele sensível é normalmente clara e delicada, e partilha com a pele seca a necessidade de muita proteção e hidratação.

Verifique o estado de sua pele para escolher os produtos mais apropriados para cuidar dela.

Produtos da aromaterapia apropriados

• Os melhores óleos essenciais para pele seca são os de camomila-vulgar, camomila-romana, rosa attar, rosa absoluta, gerânio, lavanda, néroli, jasmim e sândalo. Para peles sensíveis, os óleos essenciais são os de rosa attar, rosa absoluta, melissa, néroli, helicriso (também chamado de "eterno" e "imortal"), camomila-vulgar e romana. Para peles sensíveis, use sempre uma percentagem bem baixa de óleo essencial, como 1 ou até mesmo ½ por cento, e, se ocorrer alguma reação, interrompa o uso desse óleo específico.

• As águas de flores adequadas tanto para peles secas quanto sensíveis são as de camomila, rosas, flor de laranjeira, gerânio-rosa e erva-cidreira (melissa).

A pele sensível coça e fica vermelha com facilidade e somente cosméticos naturais à base de plantas devem ser usados. Ela tende a ter reações alérgicas causadas pelo álcool e substâncias químicas usados em muitos cosméticos e produtos comerciais, que devem, portanto, ser evitados.

Tanto a pele seca quanto a sensível requerem mais atenção que a normal. Elas devem ser hidratadas muitas vezes por dia com um creme carreador leve, em vez de um hidratante forte. As loções de limpeza e tônicas precisam ser suaves e as águas de flores simples são excelentes tônicos. Máscaras faciais suaves e hidratantes, que incluam mel, devem ser usadas uma vez por semana.

Pele madura

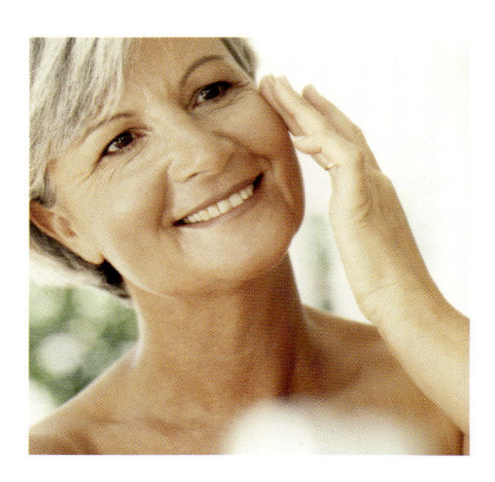

Não há necessidade de entrar em pânico ao perder o viço juvenil se você cuidar da pele.

Um dia todos teremos a pele madura. Ela ressalta um aspecto interessante dos tipos de pele: eles mudam de acordo com a idade, saúde, circunstâncias ambientais, dieta e outros fatores do estilo de vida. Por isso é importante reavaliar seu tipo de pele de tempos em tempos, pois você pode descobrir que sua pele, que já foi normal e maravilhosa, pode ter se tornado seca ou sensível, ou simplesmente ter amadurecido com a idade. O envelhecimento é, contudo, uma parte normal da vida e com os cuidados adequados, a pele madura pode ainda parecer bonita nesse período da vida.

À medida que envelhecemos, as funções corporais ficam mais lentas, as células não são mais repostas tão rapidamente e a elasticidade dá lugar a uma gradual flacidez. Uma pele madura é caracterizada por rugas e pés de galinha (aquelas linhas finas ao redor dos olhos). Veias pequenas, marcas e manchas da idade começam a aparecer. A pele perde o viço natural da juventude, a estrutura óssea da face parece mais evidente e os vincos ao longo das linhas dos músculos faciais se tornam aparentes.

Não se desespere! Esse processo acontece gradualmente, ocorrem variações individuais e para algumas sortudas os sinais de envelhecimento surgem apenas

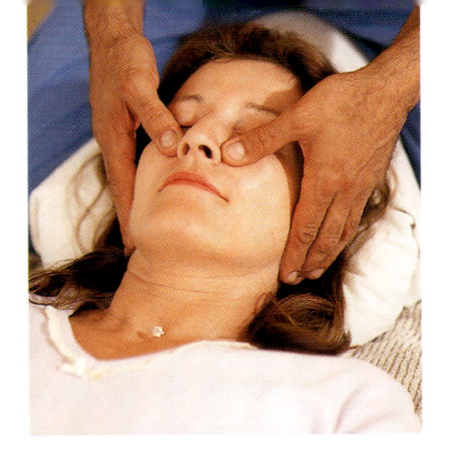

Massagens aromaterápicas regulares são relaxantes e conservam o bom estado da pele.

bem tarde. Tratamentos bons e constantes podem até retardar os sinais da idade. Reduzir a desnecessária exposição ao sol, avaliar a dieta e tentar melhorá-la, e eliminar o estresse e a poluição ambiental, tanto quanto possível, ajudam a adiar os sinais de envelhecimento.

Tratamentos faciais constantes com óleos essenciais selecionados podem ajudar a manter uma pele saudável. Massagens faciais ajudam a tonificar os músculos flácidos e a restaurar um pouco o vigor facial. Máscaras hidratantes com aloe vera, extratos de algas marinhas, mel com própolis e outros nutrientes são benéficos. Uma limpeza cuidadosa duas vezes por dia, tonificação e hidratação continuam sendo importantes.

Produtos da aromaterapia apropriados

- Os óleos essenciais que têm efeito benéfico na pele madura são os de semente de cenoura, olíbano, sândalo, mirra, patchuli, rosa attar, rosa absoluta, camomila-romana, camomila-vulgar e palma-rosa. O de semente de cenoura é especialmente valioso para a revitalização e o de olíbano pode ajudar a reduzir as rugas.

- As águas de flores adequadas são as de rosa, camomila, flor de tília e raiz de angélica.

Pele oleosa e mista

A pele oleosa é a perdição de muitos adolescentes, vindo acompanhada de acne e cravos. Os adolescentes tendem a ter pele oleosa porque estão passando por mudanças e problemas depois da puberdade, especialmente no sistema endócrino, ligado à produção de sebo. Nessa idade vulnerável, é pouca a satisfação de saber que uma pele oleosa nos primeiros anos significa que ela irá envelhecer mais devagar que a pele seca ou a normal.

A pele oleosa também pode afetar os adultos. É caracterizada por uma aparência baça e desleixada, possível acne e certamente muitos cravos, espinhas e manchas. A pele é oleosa ao toque e tem um aspecto brilhante, além de ter poros dilatados e uma aparência grossa e áspera.

O tipo de pele mais comum é a mista, que forma um T oleoso – testa, nariz

As manchas causadas pela pele oleosa podem ser facilmente tratadas com os óleos essenciais apropriados.

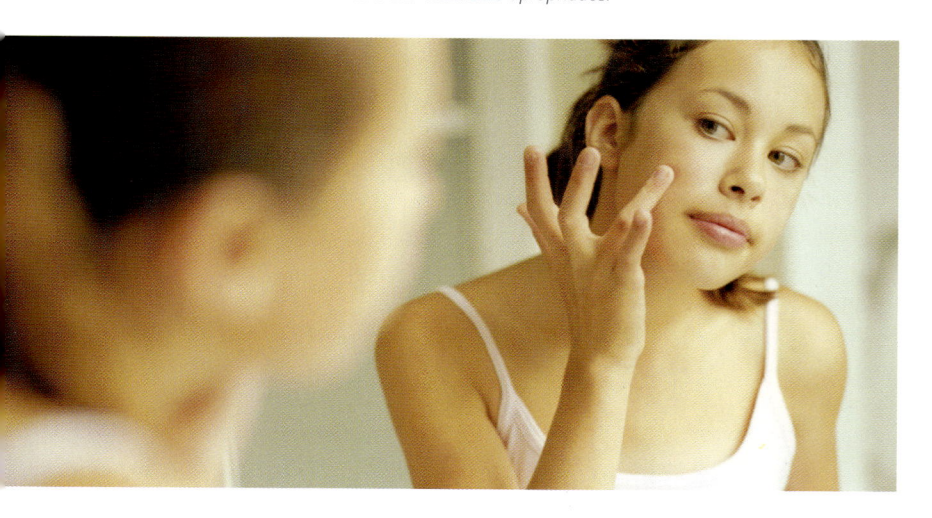

Produtos da aromaterapia apropriados

- Os óleos essenciais para pele oleosa são gerânio, lavanda, cedro, palma-rosa, niaouli, junípero, melaleuca, ilangue-ilangue, cipreste, grapefruit, bergamota e murta.

- As águas de flores são verbena, hamamélis, flor de laranjeira e centáurea.

e queixo – com pele seca no resto do rosto. O tratamento de aromaterapia visa a equilibrar e reduzir a produção de sebo. A pele oleosa e a seca requerem óleos essenciais diferentes e tratamentos de pele adequados. Assim, vários produtos são necessários.

É importante resistir à tentação de usar produtos de limpeza fortes na pele oleosa. Embora sejam eficazes na limpeza temporária do excesso de sebo e da sujeira, esses produtos normalmente contêm álcool e substâncias químicas que literalmente privam a pele do sebo. O que meramente incentiva a produção de mais sebo, sendo, portanto, contraproducente.

O melhor jeito é tratar a pele oleosa de maneira delicada, frequentemente limpando-a, tonificando-a e hidratando-a suavemente. Os óleos essenciais são escolhidos para equilibrar e reduzir a produção de sebo e por suas qualidades curativas e antissépticas. É recomendada a limpeza profunda semanal que inclui máscaras faciais de argila verde, para retirar a sujeira e o excesso de sebo, e a vaporização de água quente para desbloquear os poros e evitar a formação de cravos.

Massagem facial tonificante geral

A massagem facial relaxa a tensão, tonifica os músculos, aumenta o suprimento de sangue, melhora o tônus da pele e estimula a drenagem linfática e a remoção das toxinas. Embora você possa fazer uma massagem facial em si mesma, é mais fácil fazê-la numa amiga. A pessoa deve deitar-se no chão ou num colchonete e você deve se ajoelhar numa almofada atrás da cabeça dela.

Instruções

VOCÊ VAI PRECISAR DE:
Um óleo essencial e um óleo carreador (ver a seção sobre óleos carreadores nas págs. 154-157) de acordo com o tipo de pele; use uma diluição de 1%: 1 gota de óleo essencial em 5 ml de óleo carreador.

O QUE FAZER

1 Limpe e tonifique completamente o rosto, de preferência escolhendo um creme de limpeza e uma loção tônica dentre as receitas dadas mais adiante (ver págs. 78-79 e 86-87).

2 Segure a cabeça gentilmente para estabelecer contato. Então passe óleo na ponta dos dedos e, com movimentos suaves, mas firmes, mova os dedos da parte infe-

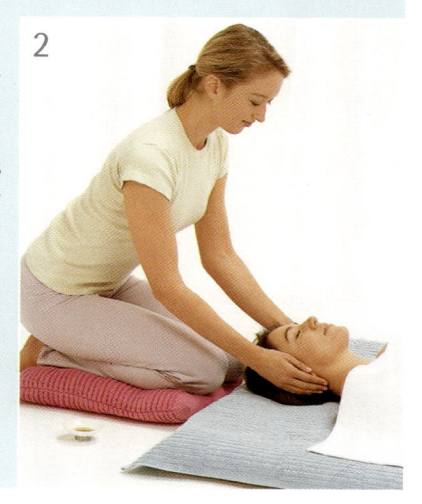

rior à superior do rosto, evitando os olhos. Repita várias vezes, aumentando suavemente a pressão.

3 Coloque as pontas dos dedos horizontalmente no meio da testa, usando, se preciso, mais um pouco de óleo. Mova os dedos firmemente em direção às têmporas várias vezes. Você tem que sentir os ossos da testa sob a pele facial e a carne.

4 Ponha as pontas dos dedos de cada lado do nariz. Leve-os para cima e para os lados da face várias vezes, usando menos pressão do que usou na testa.

5 Usando os indicadores, faça pequenos círculos sobre todo o nariz. Tenha cuidado para não bloquear a passagem do ar. Faça esses círculos no queixo e ao redor da boca, evitando os lábios.

6 Termine como começou, com movimentos suaves para cima na face, com um contato cada vez mais leve até que ele desapareça. Incentive sua amiga a permanecer deitada e relaxar durante alguns minutos depois que a massagem tiver acabado.

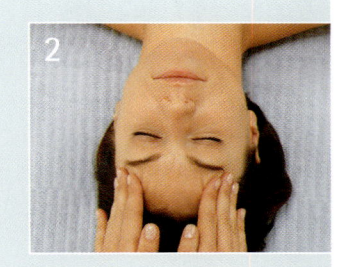

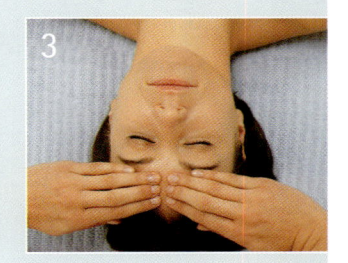

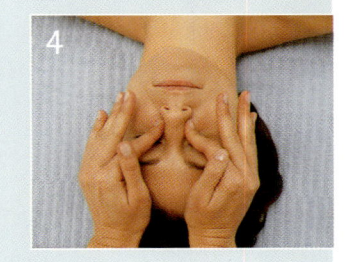

Massagem de drenagem facial

Se sua pele estiver inchada, ou se você estiver resfriada, com sinusite, febre do feno ou congestão nasal que cause dor de cabeça, uma massagem de drenagem facial pode ajudar a aliviar os sintomas. A produção de muco excessivo nas vias nasais e respiratórias é a resposta do corpo à inflamação causada por infecção (resfriados e gripe) ou irritação (poeira e pólen). As vias aéreas se contraem durante a inflamação e o muco fica preso nos seios nasais, causando dor e congestão.

Além da massagem, as inalações de vapor de água quente com lavanda, eucalipto ou hortelã-pimenta ajudam a aliviar a dor e a congestão. Evite laticínios e derivados do trigo, pois ambos são formadores de muco.

Instruções

VOCÊ VAI PRECISAR DE:
Um óleo essencial e um óleo carreador (ver a seção de óleos carreadores nas págs. 154-157) de acordo com o tipo de pele; use uma diluição de lavanda de 1%.

O QUE FAZER

1 Comece a massagem facial de acordo com as instruções da página 64. Depois de alisar firmemente a testa, comece as técnicas de drenagem.

2 Usando os indicadores, um de cada lado da face, coloque as pontas dos dedos na saliência do osso sob as sobrancelhas no canto interior. Pressione firmemente para cima, segure por dois segundos, então alivie a pressão e, movendo

ligeiramente a ponta dos dedos ao longo das sobrancelhas, pressione de novo. Repita esse procedimento até chegar ao final das sobrancelhas. Comece de novo no ponto inicial e repita por duas vezes.

3 Agora comece com os indicadores acima de cada sobrancelha. Usando uma pressão firme, faça grandes círculos para fora. Siga a linha acima da sobrancelha, desça ao lado do olho (tendo cuidado para não chegar perto dele), depois sobre o topo do zigoma e suba pela lateral do nariz, até atingir o ponto inicial. Faça seis círculos ao todo.

4 Começando no mesmo ponto, faça seis círculos na direção oposta.

5 Para terminar, complete o resto da sequência da massagem facial (passos 4 a 6, ver pág. 65).

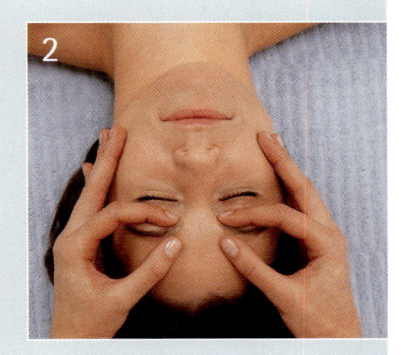

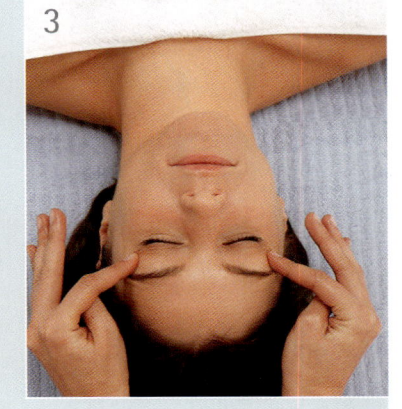

Tratamento rejuvenescedor com óleo quente

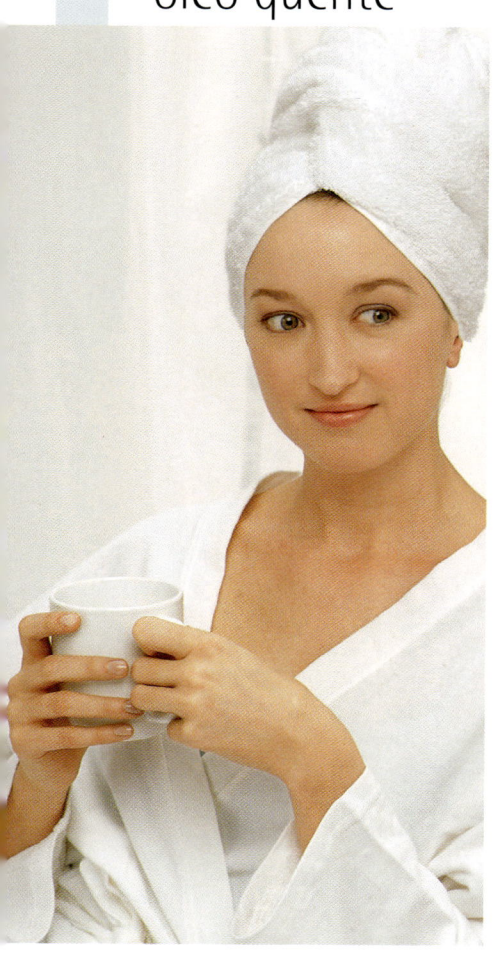

O couro cabeludo se beneficia, tanto quanto o rosto, com as massagens e os tratamentos da aromaterapia. Este tratamento rejuvenescedor com óleo quente pode ser feito antes ou depois de uma massagem facial, se você quiser, já que é igualmente eficaz por si só e fácil de fazer. O óleo quente com óleos essenciais adicionados nutre o couro cabeludo e condiciona o cabelo. A massagem na cabeça favorece o crescimento saudável do cabelo, reduz a escamação, é profundamente relaxante, libera suavemente as tensões e diminui dores de cabeça.

Os óleos adequados para esse tratamento são jojoba, que regula o sebo e é benéfico para couros cabeludos secos e que coçam; óleo de prímula, um bom condicionador para o cabelo; e óleo de nim indiano, que ajuda a evitar caspa e coceira. Acrescente os seguintes óleos essenciais: para cabelos escuros, alecrim; para cabelos claros ou ruivos, camomila; para caspa, use lavanda, bergamota ou sândalo.

Tratamentos frequentes de rejuvenescimento com óleo quente são benéficos para o cabelo e o couro cabeludo.

Instruções

VOCÊ VAI PRECISAR DE:

Um óleo essencial e um óleo carreador, como já sugerido; use uma diluição de 3%: 3 gotas de óleo essencial para 5 ml de óleo carreador • Uma vasilha pequena ou xícara • Uma vasilha maior de água quente • Envoltório de plástico • Toalhas quentes • Xampu e condicionador.

O QUE FAZER

1 Pegue de 5 a 10 ml de óleo carreador, dependendo da espessura e comprimento do cabelo. Aqueça o óleo numa vasilha pequena imersa numa maior de água quente ou num microondas. Misture bem com o óleo essencial.

2 Aplique o óleo no cabelo, certificando-se de cobrir todos os fios. Faça uma boa massagem na cabeça, com os dedos, realizando movimentos circulares pequenos, mas firmes, em todo o couro cabeludo. Tenha a certeza de estar realmente massageando o escalpo e não apenas deslizando levemente pelo topo.

3 Envolva o cabelo com um plástico e depois cubra a cabeça com uma toalha quente. Substitua-a por outra, quando a primeira tiver esfriado e repita o quanto quiser. Deixe o óleo permanecer por pelo menos duas horas.

4 Lave o cabelo com xampu ao menos duas vezes para tirar o óleo, aplicando xampu puro na primeira lavagem para remover todos os vestígios. Use o condicionador como de costume, mas em quantidade menor que a normal. Seu cabelo vai ficar macio e brilhante e seu couro cabeludo, relaxado e revigorado.

Vapor facial para limpeza profunda

Aplicar vapor com óleos essenciais no rosto oferece uma dimensão extra ao processo de limpeza. Uma vaporização facial aumenta a transpiração, limpa profundamente os poros e incentiva a eliminação de resíduos incrustados e toxinas. A vaporização ainda amacia e solta as células mortas, tornando-as mais fáceis de serem removidas, e hidrata a pele.

Evite o vapor se houver pequenas varizes ou vasos sanguíneos aparentes, pois isso pode agravá-los. Se a pele for muito sensível, estiver queimada de sol ou apresentar inflamações, o vapor também deve ser evitado. Todos os outros tipos de pele serão beneficiados com uma aplicação semanal de vapor com óleos essenciais – especialmente as oleosas.

Existem à venda saunas especiais para o rosto, algumas projetadas para uso caseiro. Contudo, você pode obter quase o mesmo efeito usando um recipiente com água fervente e uma toalha para cobrir a cabeça.

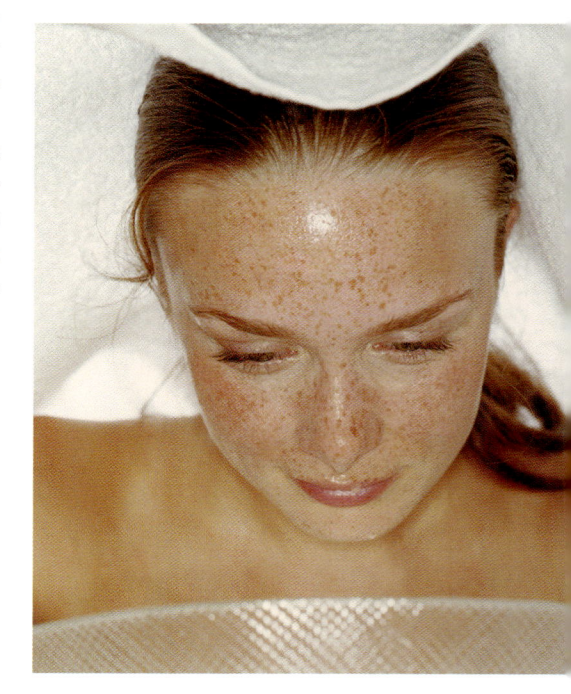

Uma aplicação de vapor no rosto é uma ótima maneira de limpar completamente a pele.

Instruções

VOCÊ VAI PRECISAR DE:
Uma sauna facial ou um recipiente para ferver água • Uma toalha grande • Um óleo essencial adequado ao seu tipo de pele (ver págs. 56-63) • Um hidratante suave.

O QUE FAZER

1 Prepare a sauna facial ou a vasilha de água fervendo, certificando-se de ter uma toalha grande à mão.

2 Adicione de 5 a 10 gotas do óleo essencial, conforme a intensidade do aroma desejado.

3 Coloque o rosto na sauna facial, de acordo com as instruções do fabricante, ou incline um pouco a face sobre o recipiente de água fervendo misturada ao óleo essencial e coloque a toalha sobre a cabeça.

4 Mantenha os olhos fechados e tenha cuidado para não aproximar demais o rosto da água quente. Se o vapor inicial do óleo essencial estiver muito forte, afaste a cabeça por alguns instantes até que ele se torne menos intenso.

5 Depois de ficar no vapor durante cinco minutos, enxugue o rosto e deixe-o esfriar. Então borrife-o com água de flores, deixando que seque naturalmente. Isso ajuda a esfriar a face e a fechar os poros.

6 Por fim, aplique um hidratante suave.

Limpeza diária da pele

Cuidar da pele é vital para conservá-la saudável e bonita. Isso é especialmente importante para o rosto. Uma rotina básica de três passos, duas vezes ao dia, usando produtos de aromaterapia, é dada a seguir. As receitas para loções de limpeza, tonificantes e hidratantes são dadas mais tarde (ver págs. 78-89).

Três passos para a pele saudável

• A limpeza é fundamental para cuidar bem da pele. E é mais importante ainda se você vive numa cidade onde as toxinas contidas no ar rapidamente aderem ao rosto, causando danos e envelhecimento precoce. A limpeza deve ser feita duas vezes: primeiro, para remover a sujeira e a maquiagem e, depois, para limpar bem os poros. A pele da face é delicada e o sabonete é muito forte e resseca o rosto. Cremes ou loções de limpeza são o melhor modo de limpá-lo bem, mas de modo suave. Passe o creme de limpeza e depois o retire com água.

• As loções tônicas são usadas depois da limpeza para refrescar a pele e fechar os poros. Elas também removem vestígios do creme de limpeza. Contudo, muitas das loções tônicas vendidas em lojas contêm ingredientes fortes

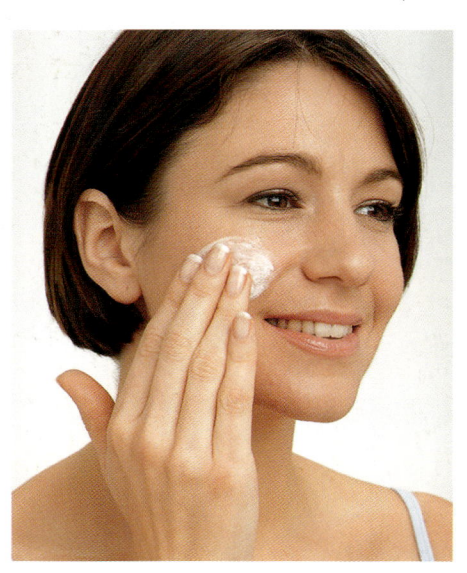

Cremes ou loções de limpeza são os melhores modos de limpar o rosto.

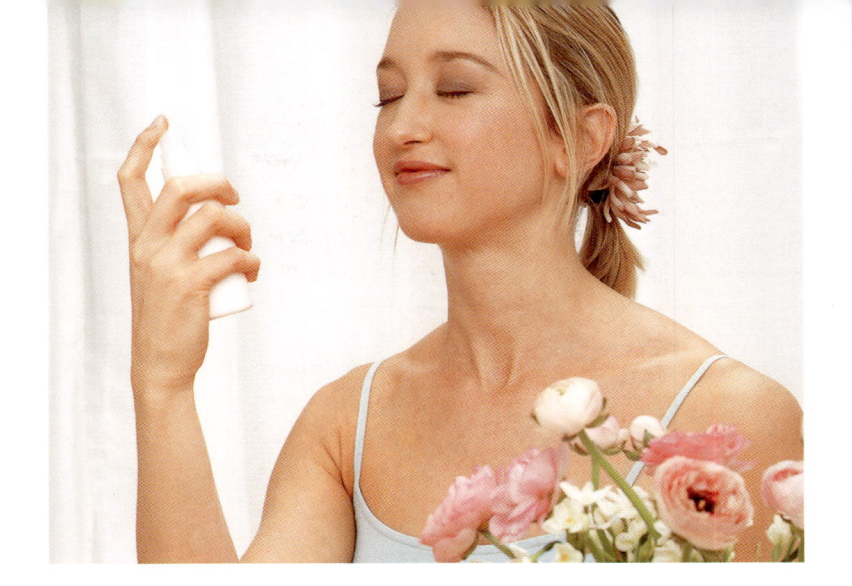

que ressecam, deixando uma sensação de pele repuxada. Usar água de flores num chu-

As águas de flores são uma maneira natural e suave de tonificar e refrescar a pele após a limpeza.

maço de algodão – com ou sem a adição de óleos essenciais – é um modo suave e natural de hidratar e refrescar a pele. Borrife água de flores pura no rosto depois e deixe que seque naturalmente.

• Aplique então o hidratante à pele limpa e tonificada. De certa maneira, os hidratantes são o produto mais importante em toda a variedade de artigos para a pele. Eles nutrem, hidratam e protegem, evitando a desidratação e o ressecamento, e mantêm a pele flexível, brilhante e saudável. Você precisa de dois hidratantes: um mais suave, facilmente absorvido para usar pela manhã, e um creme para a noite, mais rico e nutriente. A área ao redor dos olhos é extremamente delicada; nela você deve usar o hidratante mais leve.

Cuidados antes e depois do sol

Hoje em dia há tantas advertências sobre a exposição ao sol que saber como proteger a pele é desanimador. Apesar desse alarmismo, muitos ainda gostam de tomar banhos de sol com moderação, especialmente nas férias. Se você tomar precauções sensatas e evitar a exposição excessiva, um pequeno banho de sol não precisa ser absolutamente proibido.

É preciso muito cuidado ao expor a pele ao sol. A prevalência crescente de câncer de pele é uma grande preocupação para a saúde, mas se expor ao sol por longos períodos ou com grande frequência também acelera o processo de envelhecimento. As pessoas que fazem isso ficam com a pele com textura de couro, o bronzeado é de um amarelo doentio e a pele tem uma aparência feia.

Usar chapéu nas férias protege a pele do ressecamento causado pelo sol.

Como tomar banhos de sol com segurança

• Antes do banho de sol: para uma exposição moderada ao sol, considere o seu tipo de pele. Se você tem cabelo claro ou ruivo, provavelmente tem pele clara, que tolera menos sol que a pele escura. Assim, adapte o tempo de exposição. Uma semana antes, comece a condicionar a pele. Faça algumas esfoliações no corpo com uma escova durante a semana para remover as células mortas. Aplique uma loção hidratante diariamente, numa diluição de óleo essencial de 2%, para nutrir e proteger a pele. Escolha entre patchuli, palma-rosa, néroli, lavanda e olíbano.

• Durante o banho de sol, use um protetor solar com fator de proteção indicado para sua pele, levando em conta a intensidade solar do local onde você está. Evite a exposição entre o meio-dia e as três da tarde, quando o sol é mais forte. Beba muita água, use chapéu e, acima de tudo, não fique muito tempo, especialmente no começo.

• Depois do banho de sol: refresque a pele com um longo banho frio. Aplique uma rica loção hidratante com óleos essenciais refrescantes e regeneradores, numa diluição de 1%, como camomila-romana, camomila-vulgar, jasmim, lavanda, néroli, semente de cenoura, pau-rosa e rosa absoluta.

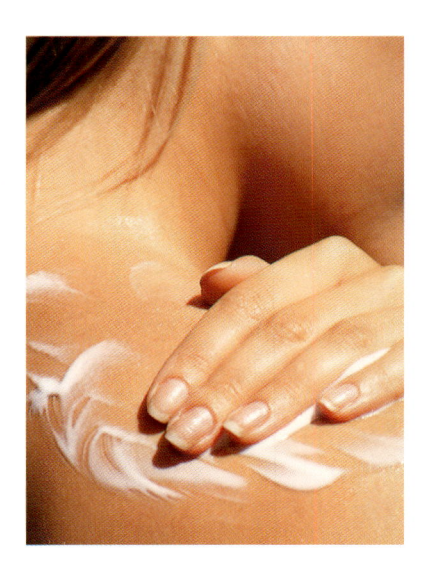

Usar uma rica loção hidratante depois do banho de sol é essencial para manter a pele saudável e bonita.

Escovar a pele e esfregar o corpo

Escovar a pele e esfregar o corpo são dois tratamentos de esfoliação de primordial importância nos cuidados com a pele. A esfoliação remove as células mortas e a sujeira do corpo, fazendo com que a pele fique revigorada, brilhante e saudável. A absorção aumenta, de modo que os hidratantes que contêm óleos essenciais e outros nutrientes penetram mais facilmente.

A escovação deve ser feita com uma escova seca de cerdas naturais ou com uma bucha, com movimentos curtos e estimulantes, sempre na direção do coração para incentivar a circulação da linfa. É ideal fazê-la antes da massagem de aromaterapia ou da aplicação de loção corporal. Solicita-se que a cliente faça a escovação do corpo todos os dias, como parte do tratamento de drenagem linfática da aromaterapia.

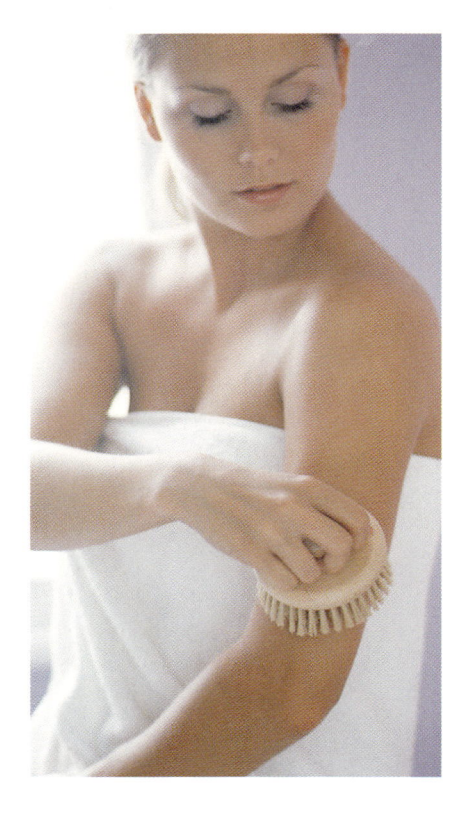

Escovar o corpo é um modo excelente de estimular o sistema linfático e esfoliar a pele.

Esfregar o corpo para rejuvenescer

A prática de esfregar o corpo deriva de um tratamento indiano para noivas. A noiva tem o corpo esfregado com uma mistura de areia moída fininha, antes de ser massageada com óleos aromáticos. Essa técnica deixa a pele revigorada e radiante, e pode ser usada antes da massagem aromaterápica. Recomenda-se que seja feito de pé sobre uma toalha velha, já que faz sujeira.

VOCÊ VAI PRECISAR DE:
Um punhado de aveia bem moída • Um punhado de amêndoas moídas • Um recipiente • Uma colher de chá de casca de laranja seca bem moída • Uma colher de chá de grânulos de rosa-mosqueta • 5 gotas de óleo essencial de jasmim ou rosa absoluta • Água morna • Uma toalha • Uma escovinha macia para o corpo ou uma toalha pequena.

O QUE FAZER

1 Coloque a aveia e as amêndoas moídas no recipiente e misture os grânulos de casca de laranja e de rosa-mosqueta.

2 Adicione jasmim ou rosa absoluta com água suficiente para fazer uma mistura fina e friável.

3 Fique de pé sobre uma toalha, pegue um punhadinho da mistura e esfregue-o vigorosamente por todo o corpo. A mistura seca rápido e a maior parte cai no chão na mesma hora.

4 Quando tiver acabado, use uma escova macia ou uma toalhinha para retirar o que sobrou.

Como fazer cremes e loções aromaterápicas

Fazer os próprios cremes de limpeza facial, tônicos e loções é uma parte gratificante e criativa da terapia cosmética. As receitas dadas a seguir propiciam uma variedade de cremes de limpeza, tônicos e hidratantes. Ainda há sugestões sobre como incorporar diversos óleos essenciais em cremes de limpeza básicos, tônicos e hidratantes, de forma que você possa personalizar todos os seus produtos para combinarem com seu tipo de pele.

Loção de limpeza para peles oleosas e normais

Esta loção de limpeza usa uma leve loção carreadora, sem perfume, cor ou outros aditivos, e é adequada para peles normais e oleosas.

VOCÊ VAI PRECISAR DE:
150 ml de loção de limpeza • Um jarro grande de vidro • Uma varetinha • 10 ml de água de flor de laranjeira • 5 gotas de palma-rosa, 5 de gerânio e 5 de lavanda • 2 gotas de junípero, 2 de ilangue-ilangue e 2 de grapefruit.

O QUE FAZER

1 Coloque a loção de limpeza carreadora no jarro de vidro. Usando a varetinha, misture a água de flor de laranjeira.

2 Acrescente a palma-rosa, o gerânio e a lavanda, depois o junípero, o ilangue-ilangue e o grapefruit e mexa bem para misturá-los à loção de limpeza.

Loção de limpeza para peles secas, sensíveis e maduras

Esta receita é baseada no creme de limpeza original do médico grego Galeno e tem milhares de anos. Esse creme rico é sólido, mas se liquefaz em contato com o calor da pele. O Creme de Limpeza de Galeno é excelente para peles maduras, sensíveis e secas, com a vantagem de conter óleo essencial de rosas.

VOCÊ VAI PRECISAR DE:

6 g, ou cápsulas, de cera de abelha • Dois recipientes de vidro resistentes ao calor • Uma panela de água quente • 120 ml de óleo de amêndoa doce • 60 ml de água de rosas • Um batedor de ovos manual ou uma batedeira elétrica na velocidade baixa • 10 gotas de rosa absoluta • Uma jarra grande de vidro.

O QUE FAZER

1 Derreta a cera de abelha ou as cápsulas num dos recipientes de vidro colocado dentro de uma panela de água quente sobre fogo brando. Junte o óleo de amêndoa doce, misture bem e deixe aquecer.

2 Esquente a água de rosas no outro recipiente, até que os dois conteúdos estejam completamente aquecidos.

3 Junte a água de rosas, gota a gota, aos óleos, batendo vigorosamente o tempo todo – como se estivesse fazendo maionese.

4 Depois que a água de flores estiver misturada e batida com os óleos, remova a panela do fogo, mexendo até que a mistura tenha esfriado. Então adicione o rosa absoluta, mexendo bem, e despeje na jarra de vidro.

Hidratante intenso para peles secas, sensíveis e maduras

Eis uma receita para um ótimo creme facial. É especialmente adequado se o rosto foi exposto aos efeitos ressecantes do frio, vento, sol ou ar-condicionado, e a pele se tornou muito seca, vermelha ou escamosa. A receita contem óleos essenciais e óleos carreadores que têm efeitos profundamente hidratantes sobre a pele.

VOCÊ VAI PRECISAR DE:
4 g de cera de abelha • Dois recipientes de vidro resistentes ao calor • Uma panela de água quente • 20 g de manteiga de cacau • 15 ml (3 c/c) de óleo de amêndoa doce e 3 de óleo de jojoba •10 ml (2 c/c) de óleo de semente de rosa-mosqueta • Um batedor manual de ovos ou uma batedeira elétrica na velocidade mínima • 10 ml (2 c/c) de água de rosas • 5 ml (1 c/c) de glicerina • 8 gotas de rosa attar e 8 de olíbano • 4 gotas de gerânio e 4 de semente de cenoura • Uma jarra de vidro grande.

O QUE FAZER

1 Derreta a cera de abelha num dos recipientes de vidro numa panela de água quente sobre fogo brando. Adicione a manteiga de cacau, os óleos de amêndoa e jojoba e o de semente de rosa-mosqueta, batendo bem.

2 No outro recipiente aqueça a água de rosas e a glicerina, até que os dois conteúdos estejam à mesma temperatura e aquecidos por igual.

3 Adicione a mistura da água de rosas, gota a gota, dentro dos óleos, batendo bem o tempo todo – como se estivesse fazendo maionese.

4 Retire a panela do fogo e mexa até que a mistura esfrie. Misture o rosa attar e o olíbano, o gerânio e a semente de cenoura. Despeje na jarra de vidro.

Hidratante intenso para pele normal

A receita a seguir usa um creme hidratante carreador, sem perfume, cor ou outros aditivos. Uma vantagem de usar um creme carreador é que os hidratantes feitos em casa nem sempre ficam completamente homogêneos e o creme pode se dividir um pouco, embora você ainda possa usá-lo. Esses hidratantes são adequados para peles normais.

VOCÊ VAI PRECISAR DE:
150 ml de creme hidratante carreador • Uma jarra de vidro grande • Uma varetinha • 5 ml (1 c/c) de água de rosas e 5 ml (1 c/c) de óleo de abacate • 4 gotas de cada um desses óleos: camomila-vulgar, rosa absoluta, néroli e lavanda • 3 gotas de palma-rosa e 3 de pau-rosa.

O QUE FAZER

1 Meça o creme carreador e coloque-o na jarra de vidro. Usando a varetinha, misture-o com a água de rosas e o óleo de abacate.

2 Adicione a camomila-vulgar, o rosa absoluta, a palma-rosa e o pau-rosa. Mexa bem para misturá-los completamente com o hidratante.

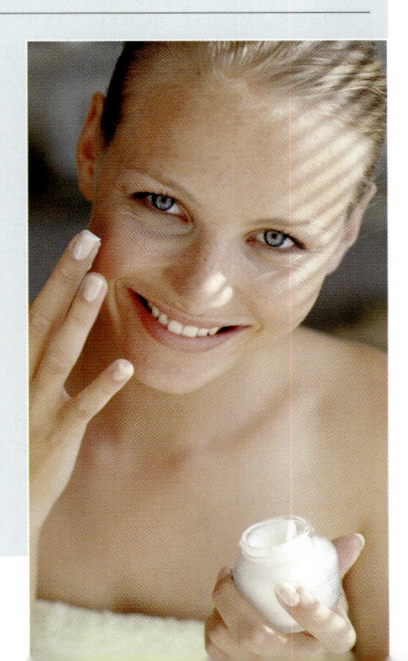

Hidratante leve para todos os tipos de pele

Esta receita combina as qualidades regenerativas do óleo de semente de rosa-mosqueta com as qualidades hidratantes naturais do óleo de amêndoa doce, para fazer um hidratante leve, mas nutritivo para todos os tipos de pele. É ideal para uso diário pela manhã.

VOCÊ VAI PRECISAR DE:
5 g de cera de abelha • Dois recipientes de vidro resistentes ao calor • Uma panela de água quente • 15 ml (3 c/c) de óleo de amêndoa e 15 ml (3 c/c) de óleo de semente de rosa-mosqueta • Um batedor manual de ovos ou uma batedeira elétrica na velocidade mínima • 2 cápsulas de vitamina E • Um alfinete • 12 ml (2 c/c) de água de rosas • 3 ml (½ c/c) de mel • 4 gotas de cada um desses óleos: néroli, sândalo e palma-rosa • 2 gotas de jasmim • Um jarra de vidro grande.

O QUE FAZER

1 Derreta a cera de abelha em um dos recipientes de vidro deixado em banho-maria sobre fogo brando. Adicione os óleos de amêndoa e de semente de rosa-mosqueta, batendo bastante para misturar bem. Fure as cápsulas de vitamina E com o alfinete e esprema-as sobre a mistura.

2 No outro recipiente aqueça a água de rosas e o mel com os dois conteúdos à mesma temperatura e aquecidos.

3 Então adicione a mistura de água de rosas, gota a gota, dentro dos óleos, batendo bastante o tempo todo – como se estivesse fazendo maionese.

4 Retire a panela do fogo e mexa até esfriar. Misture os óleos de néroli, sândalo, palma-rosa e jasmim. Despeje no jarro de vidro.

Hidratante leve para pele oleosa

Este hidratante usa óleos essenciais antissépticos que ajudam a equilibrar e reduzir os níveis de oleosidade.

VOCÊ VAI PRECISAR DE:
150 ml de hidratante carreador • Um jarro de vidro grande • Uma varetinha • 5 ml (1 c/c) tanto de água de flor de laranjeira quanto de hamamélis • 6 gotas de cipreste, 6 de gerânio e 6 de lavanda • 2 gotas de grapefruit e 2 de melaleuca.

O QUE FAZER

1 Meça a base hidratante e coloque-a no jarro de vidro. Usando a varetinha, adicione e mexa a água de flor de laranjeira e a de hamamélis.

2 Acrescente os óleos de cipreste, gerânio, lavanda, grapefruit e melaleuca. Mexa bastante para misturar bem. Eis uma alternativa de óleos com perfume masculino para um adolescente ou um homem com pele oleosa ou com acne: 5 gotas de cedro, 5 de cipreste e 5 de junípero, e 2 gotas de melaleuca, 2 de murta e 2 de lavanda.

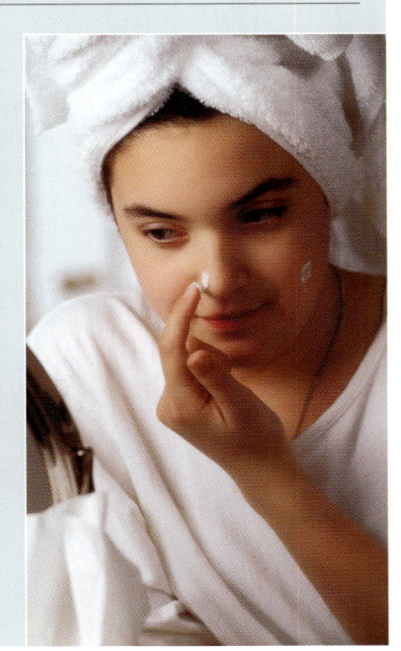

Creme simples para as mãos

Os cremes aromaterápicos para as mãos hidratam peles secas e ajudam a curar pequenos esfolados. Esta receita é simples porque não leva água de flores. O óleo essencial de limão ajuda a tratar suavemente a pele manchada das mãos e o benjoim cura cortes por folha de papel e outros. Este creme penetra facilmente, pois o óleo de coco natural, não fracionado (ou não refinado) é sólido à temperatura ambiente, mas se liquefaz facilmente em contato com a pele. Tais cremes são intensamente hidratantes e demoram um pouco mais que os produtos comerciais para serem totalmente absorvidos.

VOCÊ VAI PRECISAR DE:
75 g de óleo de coco não refinado • Um recipiente de vidro resistente ao calor • Uma panela de água quente • 25 ml de óleo de amêndoa doce • 8 gotas de lavanda e 8 de limão • 4 gotas de benjoim • Uma jarra grande de vidro.

O QUE FAZER

1 Coloque o óleo de coco no recipiente de vidro deixado em banho-maria na panela de água quente sobre fogo brando. Depois que o coco tiver derretido, adicione o óleo de amêndoa doce e mexa até ficar bem misturado.

2 Retire a panela do fogo e acrescente a lavanda, o limão e o benjoim. Misture bem e despeje no jarro enquanto a mistura ainda estiver quente e líquida.

Creme para mãos ásperas

O creme a seguir é excelente para pessoas que trabalham ao ar livre como jardineiros, pedreiros e outras. A pele das mãos pode ficar dura, seca e rachada se não for cuidada. O óleo de infusão de calêndula tem lendárias propriedades de cura, enquanto o de mirra trata a pele rachada.

VOCÊ VAI PRECISAR DE:
5 g de cera de abelha • Um recipiente de vidro resistente ao fogo • Uma panela de água quente • 25 g de manteiga de cacau • 20 ml (4 c/c) de óleo de amêndoa doce • 3 ml (½ c/c) de glicerina e a mesma quantidade de óleo de calêndula • 5 gotas de mirra e 5 de gerânio • 3 gotas de mandarina • Uma jarra de vidro grande.

O QUE FAZER

1 Derreta a cera de abelha no recipiente de vidro colocado na panela de água quente sobre fogo brando. Depois que a cera tiver derretido, adicione a manteiga de cacau, o óleo de amêndoa doce, a glicerina e o óleo de calêndula, misturando bem todos os ingredientes.

2 Retire a panela do fogo, mexendo até a mistura esfriar. Então adicione a mirra, o gerânio e a mandarina, mexendo bem. Despeje na jarra de vidro.

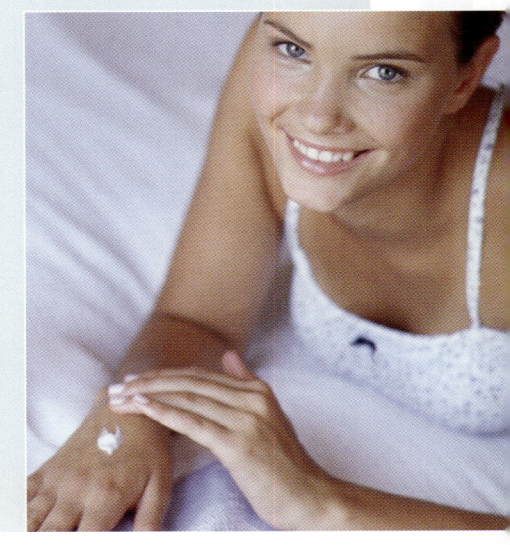

Loção tônica para peles jovens e oleosas

Fazer sua própria loção tônica aromaterápica é simples e você usa apenas ingredientes naturais, bons para a pele. Se tiver pele sensível, use só águas de flores: primeiro num chumaço de algodão para remover vestígios do creme de limpeza e depois, borrifando-as no rosto para hidratar e refrescar a pele. Para outros tipos de pele, use um tônico e depois borrife a água de flores apropriada. Este tônico é baseado na água de flor de laranjeira e é suavemente adstringente, o que o torna ideal para peles jovens e oleosas, embora seja também suave para peles normais. A adição de laranja, néroli (flor de laranjeira) e petitgrain (extraído de brotos de laranjeira-azeda) utiliza a sinergia da árvore toda.

VOCÊ VAI PRECISAR DE:
10 ml (2 c/c) de vodca de alto teor alcoólico • Um frasco de vidro limpo, seco, grande o bastante para conter ao menos 300 ml • 3 gotas de néroli, 3 de laranja e 3 de petitgrain • 25 ml de hamamélis • 250 ml de água de flor de laranjeira.

O QUE FAZER

1 Despeje a vodca no frasco de vidro. Adicione os óleos de néroli, laranja e petitgrain e agite bem para dissolvê-los.

2 Acrescente a hamamélis e agite; então adicione a água de flor de laranjeira. Agite o frasco até que todos os ingredientes estejam bem misturados. Os óleos essenciais não vão se dissolver completamente. Assim, agite bem o frasco cada vez que usar o tônico.

Loção tônica para peles secas, sensíveis e maduras

O tônico a seguir usa as propriedades hidratantes, estimulantes e anti-inflamatórias da rosa em sinergia com a água de rosas. É especialmente adequado para peles secas, sensíveis e maduras.

VOCÊ VAI PRECISAR DE:
5 ml (1 c/c) de vodca de alto teor alcoólico • Um frasco de vidro limpo, seco, grande o bastante para conter ao menos 300 ml • 4 gotas de rosa absoluta e 4 gotas de rosa attar • 10 ml (2 c/c) de hamamélis • 270 ml de água de flor de rosa.

O QUE FAZER

1 Despeje a vodca no frasco. Adicione os óleos de rosa absoluta e rosa attar à vodca e agite bem para dissolvê-los.

2 Acrescente a hamamélis e agite; então ponha a água de flor de rosa. Agite o frasco até que todos os ingredientes estejam bem misturados. Os óleos essenciais não vão se dissolver completamente. Assim, agite bem o frasco cada vez que usar o tônico.

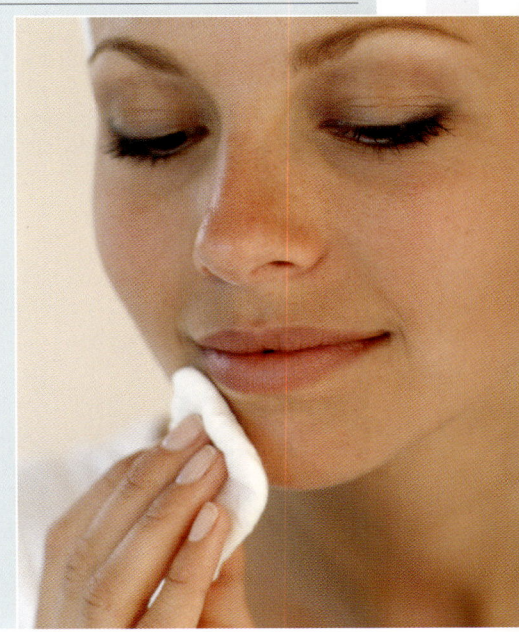

Loção tônica para todos os fins

As loções corporais são hidratantes para o corpo. Elas são menos espessas que os cremes faciais, se espalham facilmente e são rapidamente absorvidas pela pele. As loções corporais são importantes no verão quando o sol ressecou a pele, especialmente após o banho de sol, embora o corpo se beneficie da hidratação durante o ano todo. Esta loção leve é adequada a todos os tipos de pele. A receita usa uma loção carreadora sem cor, fragrância e outros aditivos. O óleo de aveia é um hidratante natural facilmente absorvido pela pele.

VOCÊ VAI PRECISAR DE:
100 ml de loção carreadora • Um frasco de vidro de 200 ml • 50 ml de leite de aveia • 10 ml (2 c/c) de água de flor de laranjeira • 5 gotas de jasmim, 5 de néroli, 5 de petitgrain e 5 de laranja • 3 gotas de bergamota, 3 de gerânio e 3 de pau-rosa.

O QUE FAZER

1 Despeje a loção carreadora no frasco de vidro. Adicione o leite de aveia e a água de flor de laranjeira. Agite bem.

2 Acrescente os óleos de jasmim, néroli, petitgrain, bergamota, gerânio e pau-rosa. Agite de novo.

Loção refrescante para os pés

Esta loção estimulante revigora pés cansados e melhora a aparência deles. Aplique depois de mergulhar os pés em água quente durante 10 minutos e de esfregá-los para retirar a pele morta, com um punhado de sal grosso.

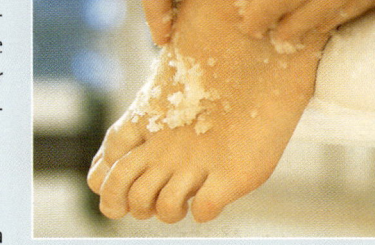

VOCÊ VAI PRECISAR DE:
70 ml de loção carreadora • Um frasco de vidro de 100 ml • 5 ml (1 c/c) de hamamélis e de água de flor de laranjeira • 5 gotas de óleo de hortelã-pimenta e 5 de cipreste • 2 gotas de óleo de limão, 2 de esclareia e 2 de junípero.

O QUE FAZER

1 Despeje a loção carreadora no frasco de vidro. Adicione a hamamélis e a água de flor de laranjeira e agite bem.

2 Acrescente a hortelã-pimenta, o cipreste, o limão, a esclareia e o junípero e agite de novo.

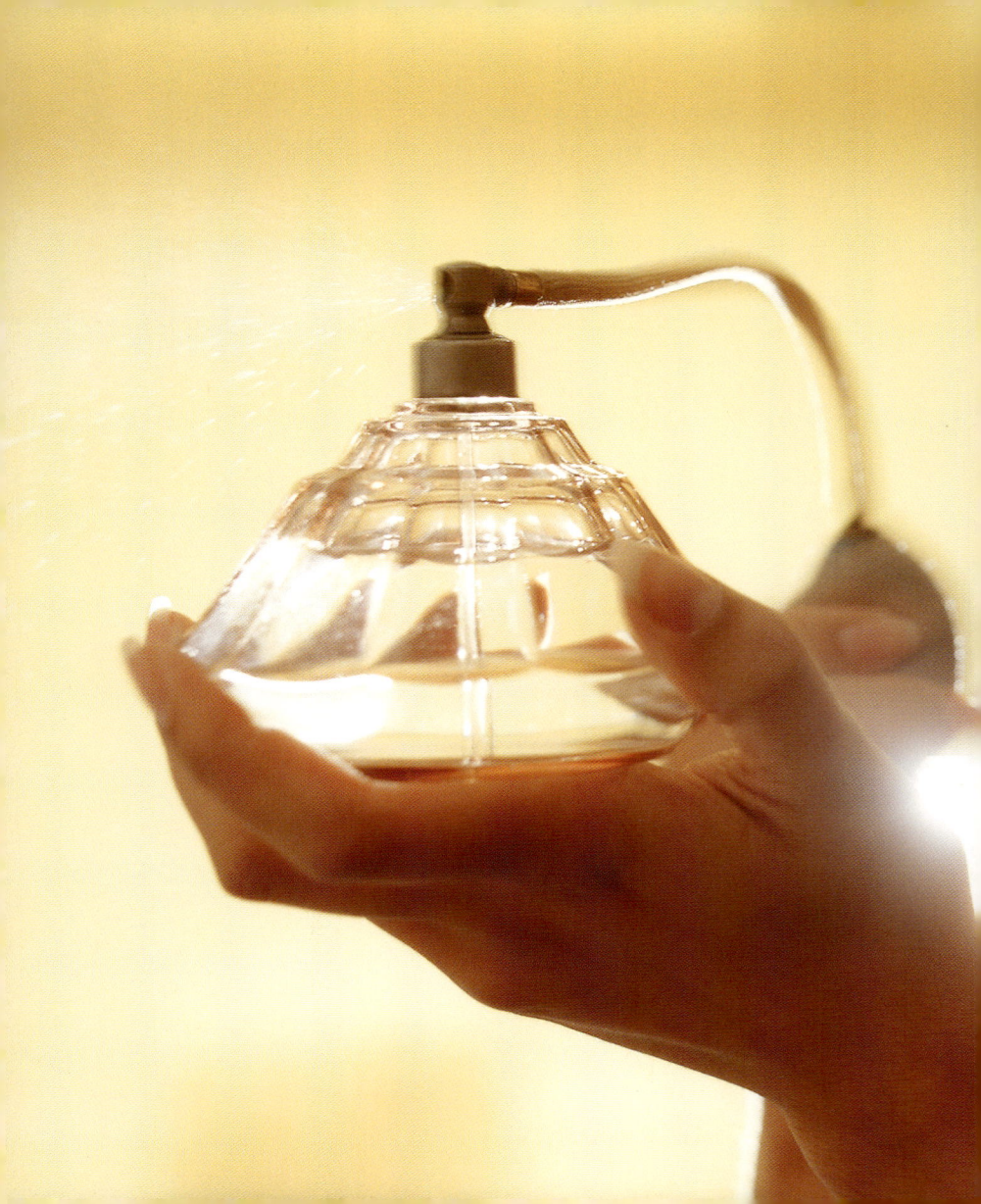

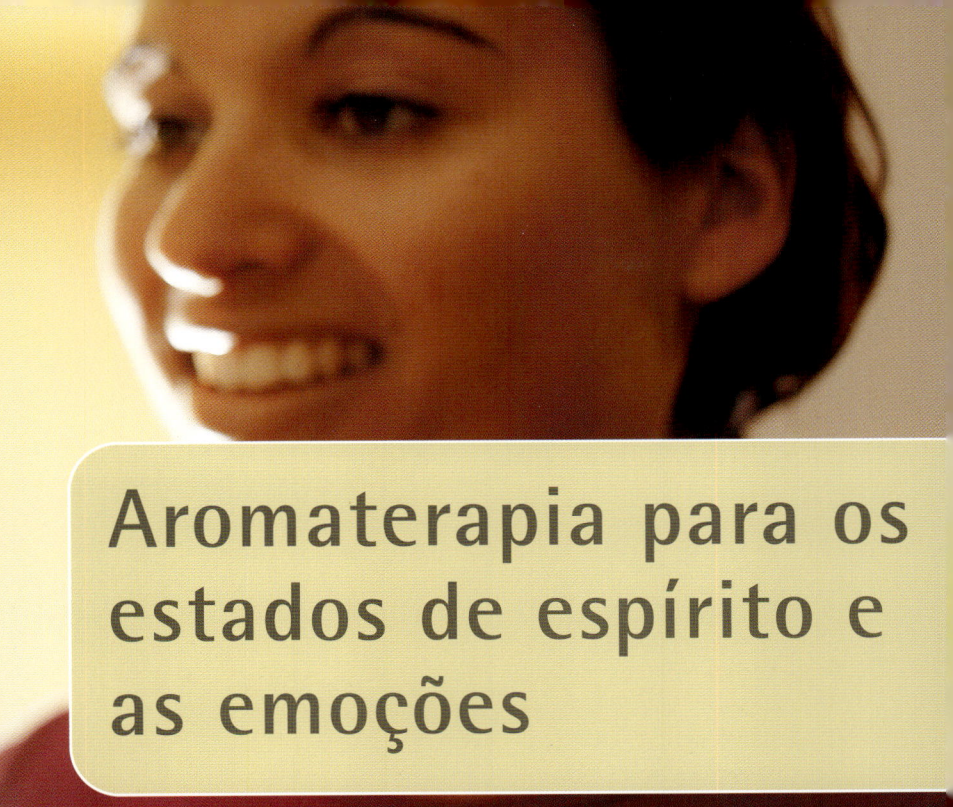

Aromaterapia para os estados de espírito e as emoções

Como os óleos essenciais afetam os sentimentos

Os óleos essenciais são vivos e dinâmicos e não substâncias inertes, pois contêm a força viva ativa das plantas de onde vieram. As experiências de Kirlian com fotografias revelaram esse princípio ativo como uma aura de luz em torno da planta – semelhante à nossa própria aura (que é o campo de energia sutil ao redor do corpo físico, também conhecido como corpo etérico). As plantas e os seres humanos são todos filhos da natureza, sustentados pela mesma força vital. A complexidade e refinamento dos óleos naturais não podem ser reproduzidos sinteticamente com químicas inorgânicas. Eis porque os óleos essenciais afetam nossos humores e emoções e os perfumes sintéticos não.

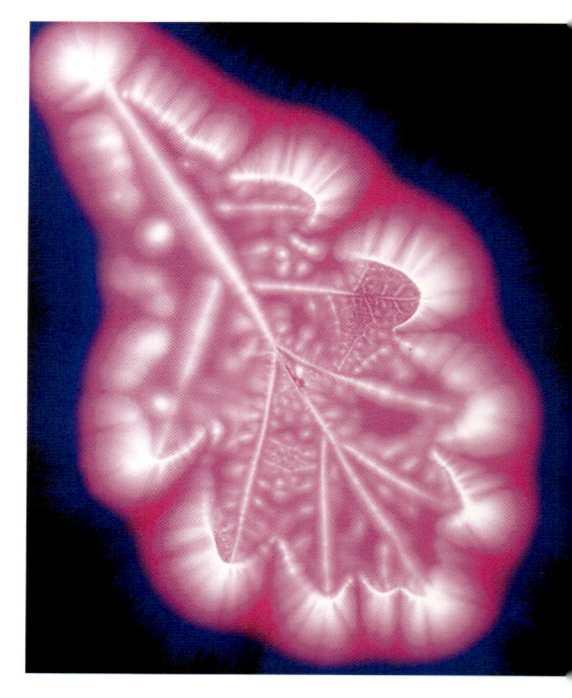

Nossos antepassados tinham um olfato aguçado, quase como o dos cães. Eles podiam sentir o cheiro do perigo, do jantar e da companheira, pois suas vidas dependiam disso. E o que eles sentiam causava sentimentos proporcionais de medo, fome ou atração sexual. Os seres humanos modernos perderam parte dessa capacidade com a evolução da civilização, mas ainda temos um razoável sentido de olfato que pode ser desenvolvido com o treino.

Acalme a mente e equilibre o corpo

Os óleos essenciais afetam os sentimentos porque têm dupla ação. Quando você sente o aroma de um óleo essencial agradável, isso também é atraente e acalma a mente. Quando você inala o óleo, há uma ação fisiológica no corpo, independente do sentido do olfato. Isso demonstra a importância de usar os óleos essenciais de que você gosta; se não gostar do aroma de um óleo, apesar da potencial ação física benéfica no corpo, o efeito geral vai diminuir.

A ação dos óleos essenciais sobre a mente e os sentimentos é complexa e sutil. Os óleos tendem a equilibrar e normalizar o corpo, e não apenas a estimulá-lo ou sedá-lo. Isso vale também para os sentimentos. Os óleos essenciais têm uma afinidade complementar com certas partes do corpo, da mente e das emoções.

Por exemplo, uma pessoa de "coração duro", com tendência a ser grosseira e má, normalmente desenvolve problemas cardíacos, como o endurecimento das artérias. Tratar essa pessoa com rosas tem uma ação tônica no coração físico, suavizando as emoções e ao mesmo tempo elevando a mente.

Esta fotografia de Kirlian mostra o campo de energia em torno de uma folha.

Perfumes para os estados de espírito

Um aspecto fascinante de se trabalhar com óleos essenciais é o modo como seus aromas podem afetar o nosso ânimo. Cada óleo essencial tem um caráter individual que contribui para a fragrância geral de um perfume aromaterápico para o estado de espírito. Criar um perfume especial para estimular certo estado de espírito é como abrir um caixinha de feitiços aromáticos.

Os perfumes e aromas sempre exerceram um poder extraordinário sobre os sentidos e as emoções. Esse lado sutil dos óleos essenciais – que podemos chamar de sua "psique" – é misterioso, sagrado e mágico. O poder que os perfumes

Como fazer um perfume para o seu estado de espírito

VOCÊ VAI PRECISAR DE:
Um frasco de vidro escuro de 10 ml (2 c/c) (um frasco roll-on é o melhor) • 10 ml (2 c/c) de óleo de amêndoa doce ou de jojoba • Óleos essenciais de sua predileção (até 50 gotas).

O QUE FAZER

1 Para fazer qualquer um dos perfumes clássicos das páginas seguintes, pegue o frasco de vidro escuro e despeje nele metade do óleo de amêndoa ou de jojoba.

2 Adicione os óleos essenciais escolhidos e agite bem. Então, despeje o restante do óleo carreador, agite novamente e deixe para maturar por alguns dias. No caso improvável de que você desenvolva uma irritação ao usar o perfume, dilua-o com mais óleo carreador.

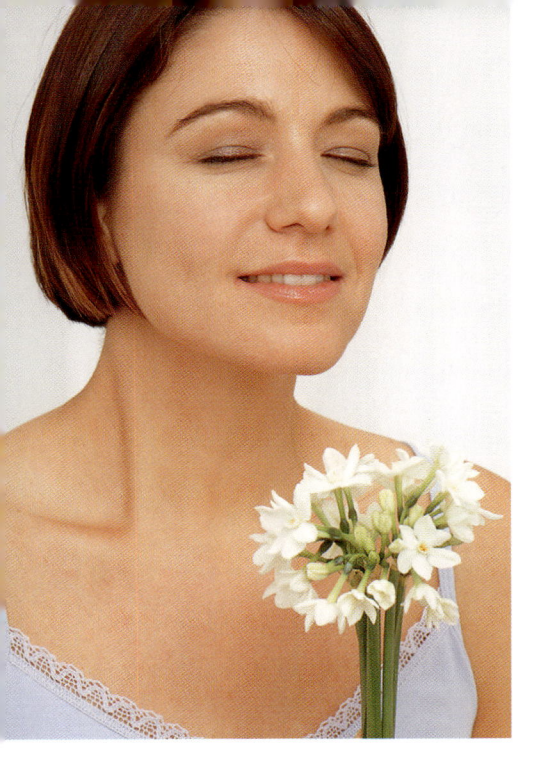

A fragrância dos óleos essenciais tem uma influência poderosa nos estados de espírito e emoções, elevando o ânimo e inspirando alegria.

têm de nos comover é refletido nas cerimônias religiosas e rituais, onde os aromas são oferecidos aos deuses, crendo-se que eles têm uma origem divina.

Ficamos cativados pelos perfumes: eles nos tocam emocionalmente e provocam sentimentos profundos. Despertam instintos sensuais, trazem de volta reminiscências nostálgicas e permitem que a imaginação e a fantasia tornem-se selvagens. A poesia e outras artes sempre celebraram esse poder evocativo do perfume de mexer com nossas emoções e nos levar ao reino dos sentidos.

Qualquer aplicação de óleos essenciais afeta os estados de espírito, pois você sente seu perfume durante um tratamento aromaterápico. Contudo, quando você decide usar óleos essenciais especificamente para afetar seus sentimentos, o poder transformador e sensual deles é mais evidente. Fazer perfumes para esse fim é uma das maneiras mais criativas de desvendar o potencial mágico desses óleos. Para tornar a experiência mágica, experimente usar algumas técnicas rituais intuitivas e conscientizadoras ao criar esses perfumes.

Perfumes românticos

O romantismo é um estado de espírito íntimo especial que muitas pessoas gostariam de ter mais em suas vidas. Ser romântico é diferente de se sentir sexy e erótico e não precisa ser uma experiência passional. Há uma qualidade suave e contemplativa no romance, que evoca um sentimento de escapismo, sonho e fantasia. As mulheres, principalmente, assistem a filmes e leem romances para recriar esse estado de espírito especial e indefinível.

Muitas vezes queremos que nosso parceiro seja mais romântico, porque o comportamento romântico é para nós um sinal de que somos amadas e apreciadas. O Dia dos Namorados resume a essência do romance, com seus tradicionais presentes de rosas vermelhas, caixas de chocolate e jantares à luz de velas. Contudo, usar perfumes com uma aura romântica pode trazer um pouco de romance para sua vida cotidiana.

Fantasia exótica

- 15 gotas de rosa attar
- 15 gotas de néroli
- 5 gotas de limão
- 5 gotas de verbena
- 3 gotas de benjoim
- 3 gotas de manjerona
- 2 gotas de cravo-da-índia
- 2 gotas de mimosa

Intenso e misterioso

- 10 gotas de rosa absoluta
- 10 gotas de palma-rosa
- 10 gotas de ilangue-ilangue
- 5 gotas de vetiver
- 5 gotas de esclareia
- 4 gotas de noz-moscada
- 3 gotas de manjericão
- 3 gotas de folha de violeta

Rosa é o óleo essencial romântico clássico; tanto o rosa absoluta quanto o rosa attar de qualquer das diferentes variedades. Manjerona e benjoim são calmantes quando você preferir aconchego romântico em vez de sexo. Ilangue-ilangue e pau-rosa são exóticos e docemente românticos, ao passo que esclareia é eufórico e romântico.

Os perfumes eróticos e afrodisíacos têm sido usados durante séculos para seduzir e estimular sentimentos românticos.

Rosa romântica

15 gotas de rosa attar

15 gotas de rosa absoluta

10 gotas de gerânio

3 gotas de bergamota

2 gotas de patchuli

3 gotas de pau-rosa

2 gotas de semente de abelmosco

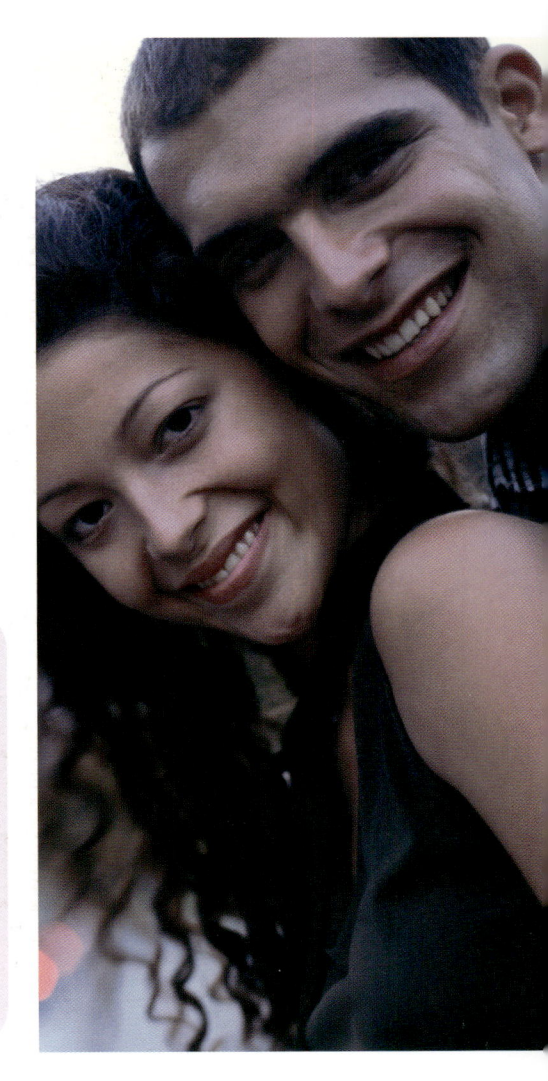

Perfumes para elevar o ânimo

Esses perfumes contêm alguns dos melhores óleos essenciais, pois ajudam a aliviar os sintomas psicológicos comuns como ansiedade, melancolia e apatia. Alguns desses estados de espírito não são inteiramente psicológicos e podem ter causas físicas, que você não deve tentar tratar. Para depressão clínica, sempre consulte um médico. Apesar disso, esses perfumes que elevam o ânimo podem ser benéficos para qualquer um que se sinta desanimado.

Como existem muitos óleos essenciais que elevam o ânimo, analise com cuidado como você está se sentindo antes de fazer uma combinação. Ao descobrir algumas palavras-chaves que descrevem como você se sente, leia cuidadosamente na lista de óleos essenciais (ver págs. 268-385) as descrições dos vários óleos naturais sugeridos para elevar o ânimo e escolha adequadamente.

A fragrância do grapefruit é alegre, refrescante e animadora, e é um excelente óleo essencial num perfume para elevar o ânimo.

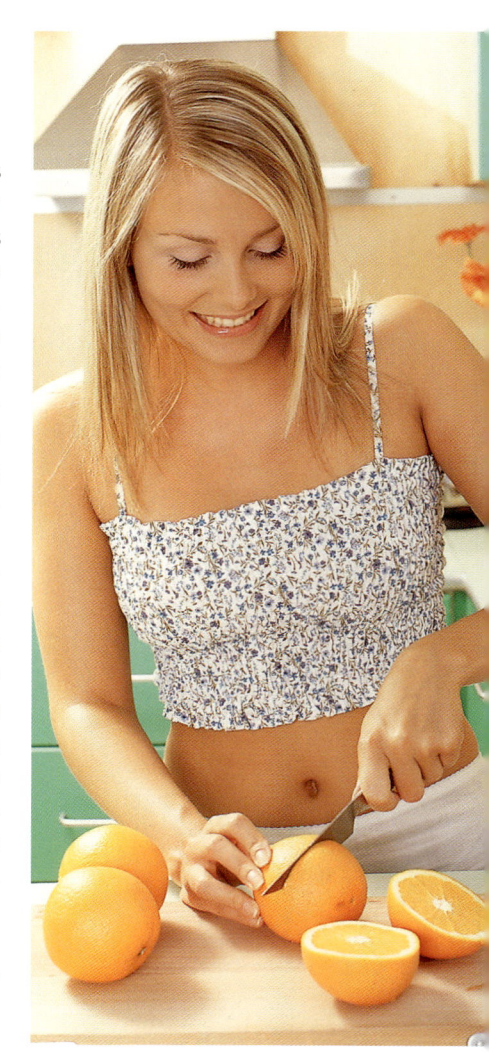

Os óleos essenciais de bergamota, melissa, gerânio, rosa absoluta e rosa attar são clássicos para a criação de perfumes que elevam o ânimo. Manjericão, manjericão-sagrado e sândalo também são boas escolhas. Se houver ansiedade, inclua néroli, camomila-romana ou olíbano; se a apatia for uma preocupação, então jasmim, alecrim e patchuli serão úteis. Laranja e mandarina são óleos alegres e sorridentes que intensificam as combinações para elevar o ânimo.

Flores da primavera

- 10 gotas de rosa attar
- 10 gotas de gerânio
- 10 gotas de néroli
- 4 gotas de mimosa
- 3 gotas de laranja
- 4 gotas de camomila-romana
- 3 gotas de bergamota
- 3 gotas de manjericão-sagrado
- 3 gotas de sândalo

Brisas de verão

- 10 gotas de bergamota
- 10 gotas de melissa
- 10 gotas de néroli
- 5 gotas de lavanda
- 5 gotas de petitgrain
- 7 gotas de olíbano
- 3 gotas de junípero

Elixir da vida

- 15 gotas de melissa
- 12 gotas de rosa absoluta
- 7 gotas de cipreste
- 5 gotas de pau-rosa
- 5 gotas de patchuli
- 3 gotas de camomila-romana
- 3 gotas de verbena

Óleos estimulantes

Óleos essenciais estimulantes são revitalizantes para o corpo e a mente e quase todo mundo sente que precisa de um pequeno estímulo extra para se empolgar de vez em quando. Como todos os estimulantes, não se deve abusar desses óleos essenciais, nem usá-los sempre ou em grandes quantidades. Contudo, nas raras ocasiões em que você dormiu mal ou está se sentindo letárgica demais, usar um perfume animador pode ajudá-la a melhorar seu dia.

Há ocasiões, como ao fazer uma prova, em que você quer se sentir no auge das suas capacidades mentais; nesses casos, um perfume estimulante pode ajudar. Alguns dos óleos essenciais são cefálicos, ou seja, real-

Vamos sacudir!

10 gotas de bergamota

10 gotas de coentro

7 gotas de jasmim

7 gotas de petitgrain

6 gotas de néroli

5 gotas de pimenta-do-reino

5 gotas de eucalipto-limão

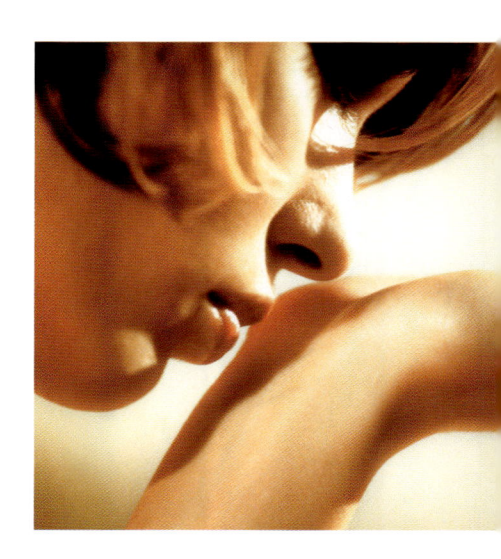

Usar um perfume estimulante e sentir seu aroma com frequência pode ajudá-la a se manter alerta durante o dia.

Faíscas picantes

10 gotas de grapefruit
10 gotas de gengibre
10 gotas de ilangue-ilangue
10 gotas de melissa
5 gotas de patchuli
3 gotas de cardamomo
2 gotas de manjericão-sagrado

Pronta pra balada

10 gotas de alecrim
10 gotas de limão
10 gotas de gerânio
10 gotas de junípero
5 gotas de cravo-da-índia
5 gotas de manjericão

mente aumentam a atividade mental. Eles são úteis para a memória fraca e a falta de concentração.

O melhor óleo essencial cefálico é o de alecrim, embora hortelã-pimenta, manjericão e cardamomo sejam muito bons. Os óleos estimulantes geralmente contêm eucalipto, *Eucalyptus citriodora* – uma variedade maravilhosa e pura com odor de limão – e todos os óleos picantes. Os perfumes para elevar o ânimo usam óleos estimulantes em combinações estéticas junto com outros óleos essenciais.

Perfumes calmantes

O estresse e a tensão são grandes problemas nos dias de hoje, e usar óleos essenciais calmantes para aliviar seus sintomas é uma das principais funções da aromaterapia. Contudo, nem sempre é possível fazer uma massagem de aromaterapia ou tomar um banho com óleos essenciais quando você está estressada. Mas os perfumes calmantes podem ser facilmente carregados na bolsa ou no bolso e usados quando necessário.

O estresse e a tensão podem levar à frustração e até à raiva se você não lidar com eles no momento em que surgem. Todas as emoções negativas são nocivas e devem ser aplacadas logo que possível. A aplicação, na hora certa, de um perfume calmante e lembrar-se de sentir seu aroma com frequência pode dissipar o aborrecimento antes que ele aumente.

Um dos óleos essenciais que mais acalmam é o olíbano, que torna mais lento o processo respiratório e possibilita que você inspire longa e profundamente várias vezes para se acalmar. Lavanda é outro clássico favorito, assim como camomila-romana, néroli, manjerona, ilangue-ilangue, esclareia, sândalo, rosa attar, rosa absoluta, angélica e melissa.

Serena tranquilidade

10 gotas de olíbano

10 gotas de néroli

10 gotas de sândalo

5 gotas de rosa attar

5 gotas de bergamota

4 gotas de esclareia

4 gotas de angélica

2 gotas de junquilho

Quando você se sentir estressado, um perfume aromaterápico calmante pode ajudá-lo a relaxar e a se sentir menos tenso.

Floral provençal

- 15 gotas de lavanda
- 15 gotas de camomila-romana
- 10 gotas de néroli
- 6 gotas de ilangue-ilangue
- 2 gotas de narciso
- 2 gotas de tuberosa

Doce e suave

- 12 gotas de camomila-romana
- 12 gotas de olíbano
- 12 gotas de lavanda
- 4 gotas de manjerona
- 4 gotas de melissa
- 4 gotas de flor de tília
- 2 gotas de vetiver

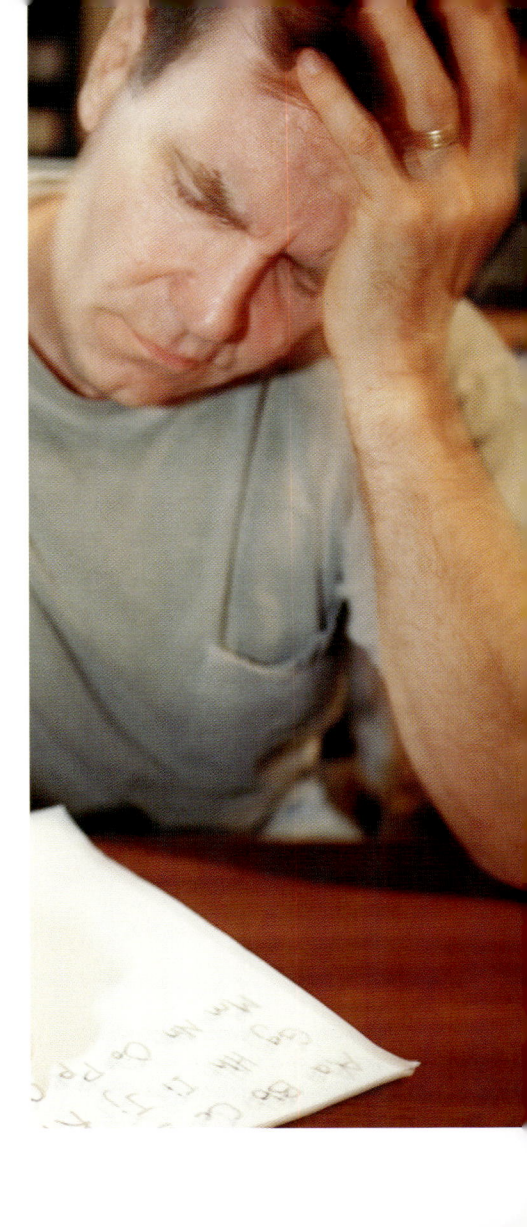

Perfumes para aumentar a confiança

A falta de confiança pode ser extremamente debilitante e se manifestar na forma de sensação de inadequação no nível pessoal, como a falta de autoestima ou falta de confiança na própria capacidade de realizar tarefas importantes do cotidiano. Também pode se manifestar como timidez, medo de se expor e assim, talvez, fazer você perder oportunidades na vida.

Os perfumes para aumentar a confiança podem ser um meio eficaz (embora sutil) de superar os sentimentos de falta de confiança. Uma boa maneira é identificar as sensações com precisão e tentar entender as causas e problemas que trazem à tona a falta de confiança. Depois que entender quando e por que essas sensações aparecem, você pode se preparar para elas e usar um perfume para confiança um pouco antes.

O melhor amigo da pessoa tímida é o jasmim. Esse óleo essencial rico e exótico é um antidepressivo poderoso e relaxante que incute confiança. Se há ansiedade, então néroli, benjoim e manjerona são boas escolhas. Ilangue-ilangue, rosa attar, rosa absoluta, esclareia, bergamota, olíbano, lavanda, folha de violeta, manjericão, coentro e gengibre, todos podem elevar a confiança.

Coragem fragrante

10 gotas de lavanda

10 gotas de manjericão

8 gotas de rosa attar

8 gotas de néroli

7 gotas de bergamota

5 gotas de ilangue-ilangue

2 gotas de narciso

Usar um perfume que inspira confiança pode ajudar a acalmar o nervosismo antes de uma grande ocasião, como falar em público.

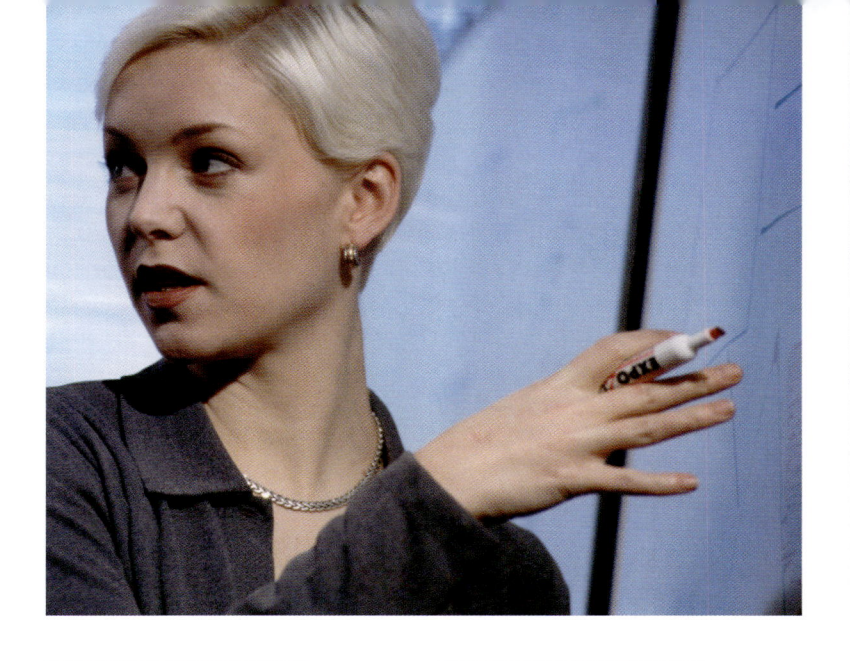

Aromaterapia para os estados de espírito e as emoções

Promessa indiana

- 10 gotas de jasmim
- 10 gotas de néroli
- 10 gotas de sândalo
- 8 gotas de gengibre
- 7 gotas de bergamota
- 5 gotas de benjoim

Salvação perfumada

- 10 gotas de olíbano
- 10 gotas de lavanda
- 10 gotas de manjerona
- 10 gotas de grapefruit
- 6 gotas de jasmim
- 4 gotas de folha de violeta

Perfumes sensuais

Criar um clima de prazer sensual usando óleos essenciais é sem dúvida um dos luxos e prazeres da aromaterapia. A palavra "sensual" significa literalmente "concernente ou atraído pelos sentidos", e essa é uma área onde a aromaterapia se torna mais uma alegria que um tratamento.

Um perfume com ânimo sensual pode ser criado só para você – para desfrutar de uma noite relaxante de boa comida, vinho, música e outras artes sensuais – ou para ser o prelúdio de uma paixão ou sexo. Um bom perfume para criar um clima precisa encontrar um ponto de equilíbrio entre o relaxamento e a estimulação, de modo que você não fique nem empolgada demais ou tensa, nem tão relaxada que tenha vontade de dormir. Se houver outra pessoa presente, ambos devem gostar do aroma – do contrário o perfume sensual pode acabar com o clima!

Há muitos óleos essenciais sensuais, mas os melhores são rosa absoluta, sândalo, jasmim, ilangue-ilangue, patchuli e esclareia. Cardamomo, pimenta-do-reino, néroli, gengibre, rosa attar, pau-rosa e junípero também são sensuais e até afrodisíacos. Criar seu próprio perfume sensual também depende do que você gosta, e incluir pelo menos um dos seus óleos preferidos é uma boa ideia.

Sonhos amorosos

10 gotas de rosa attar

8 gotas de patchuli

8 gotas de jasmim

6 gotas de lima

6 gotas de sândalo

3 gotas de junípero

2 gotas de tuberosa

3 gotas de esclareia

2 gotas de cardamomo

2 gotas de champaca

Os perfumes sensuais são um dos luxos da vida e é agradável usá-los em massagens divertidas e sensuais com seu parceiro.

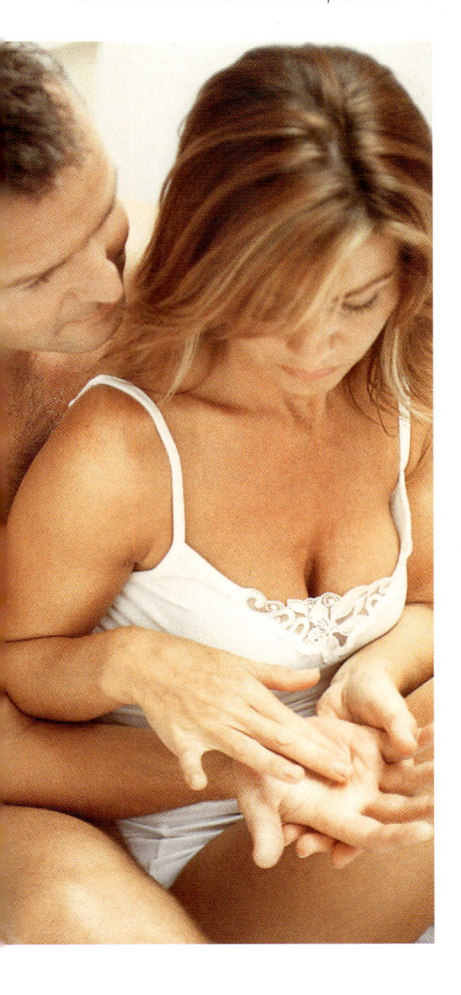

Abraço passional

- 15 gotas de rosa absoluta
- 15 gotas de néroli
- 10 gotas de limão
- 6 gotas de pau-rosa
- 5 gotas de ilangue-ilangue
- 3 gotas de pimenta-do-reino
- 2 gotas de flor de tília
- 2 gotas de junquilho
- 2 gotas de musgo de carvalho

Momentos mágicos

- 12 gotas de rosa attar
- 12 gotas de pau-rosa
- 8 gotas de sândalo
- 8 gotas de rosa absoluta
- 5 gotas de mandarina
- 3 gotas de semente de abelmosco
- 2 gotas de cardamomo

Aromaterapia para os estados de espírito e as emoções

Técnicas para aliviar o medo

O medo abarca uma gama de sentimentos que vai desde a consternação leve, passa pelo pavor e o alarme até chegar ao terror puro e ao pânico. Os sintomas são: coração disparado, respiração rápida, curta e superficial e às vezes uma sensação de paralisia, de estar enraizado no lugar. E, ainda, fraqueza ou tontura. A síndrome conhecida como "lutar ou correr" pode acontecer quando você fica agressivo ou sente vontade de fugir.

Todas essas manifestações físicas de medo se desenvolvem rapidamente e são desagradáveis e debilitantes. Elas precisam ser cuidadas de imediato.

Néroli, olíbano e lavanda estão entre os melhores óleos essenciais usados num perfume para aliviar o medo.

Remédios úteis

- Como medida de emergência, cheire óleos essenciais direto do frasco. Se tiver tempo e disponibilidade, borrife algumas gotas num lenço de papel e o cheire. Procure se sentar logo que possível.

- Os melhores óleos essenciais para tratar o medo são néroli e olíbano. Néroli é um dos óleos mais calmantes e olíbano ajuda a equilibrar e aprofundar a respiração. Lavanda também é calmante e suave o bastante para ser usado puro na pele em ocasiões assim. Aplique umas duas gotas em cada têmpora e esfregue suavemente com um movimento circular. Repita o procedimento na parte de dentro dos pulsos.

- Se o medo for um problema recorrente, com uma causa conhecida – por exemplo, medo de falar em público –, agende uma série de massagens aromaterápicas. O aromaterapeuta provavelmente vai se concentrar na área do peito, pescoço e ombros para reduzir a tensão causada pelo medo. Pode também se concentrar no abdômen para incentivar a respiração profunda e dirigir sua atenção para o seu centro. Você pode também massagear por si mesma essas áreas.

- Escolha uma combinação dos seguintes óleos: lavanda, rosa absoluta, melissa, benjoim, ilangue-ilangue, jasmim e esclareia. Além da massagem, use alguns desses óleos no banho, antes e depois do acontecimento que lhe provoca medo. Se possível, dissemine os óleos essenciais no ambiente ou cheire um lenço de papel borrifado com eles.

Técnicas para aliviar a preocupação

Há um antigo ditado que diz que é inútil se preocupar, pois, se você puder fazer algo, é melhor fazer em vez de se preocupar; e se não puder fazer nada, é inútil se preocupar. Mas apesar dessas palavras de sabedoria, preocupar-se sobre várias coisas ainda é um problema para muitos.

A preocupação é caracterizada pelo ato de remoer incansavelmente um assunto na mente, pensando nele constantemente e ser incapaz de se esquecer dele. A preocupação é contraproducente, pois com frequência você está tão pró-

Remédios úteis

- Óleos cefálicos intensos e picantes podem ajudá-la a superar a preocupação e a se reconectar com a questão central, para que você possa ver as coisas claramente e lidar com elas. Alecrim, manjericão, hortelã-pimenta, pinho, capim-limão e junípero podem ser inspirados num lenço de papel ou, para um efeito mais duradouro e penetrante, ser disseminados pelo ambiente.

- Alguns dos óleos essenciais calmantes são usados para contrabalançar a preocupação. O olíbano tem a fama de quebrar os elos com o passado e de liberar os pensamentos persistentes indesejáveis. Na antiguidade, o olíbano era usado literalmente para expulsar os maus espíritos; podemos ver a preocupação, no caso, como um mau espírito. A camomila-romana e a camomila-vulgar são úteis, assim como o manjericão, néroli, verbena e melissa. Banhar-se com uma seleção desses óleos essenciais pode ser um método eficaz de afastar suas preocupações.

xima do assunto que não consegue ver o todo, só os detalhes. Em outras palavras, você perde a capacidade de discernir de modo lógico qual é a melhor maneira de lidar com a questão controvertida ou o problema.

Embora a preocupação se manifeste originalmente na esfera mental, depois de um longo tempo ela pode levar à perda de apetite e à falta de interesse em algo que não seja o objeto da preocupação. Essa apatia pode levar à depressão se você não tomar cuidado. Assim, lidar com a preocupação antes do aparecimento dos sintomas físicos é uma coisa sensata. Os óleos essenciais podem ajudar de diversas maneiras.

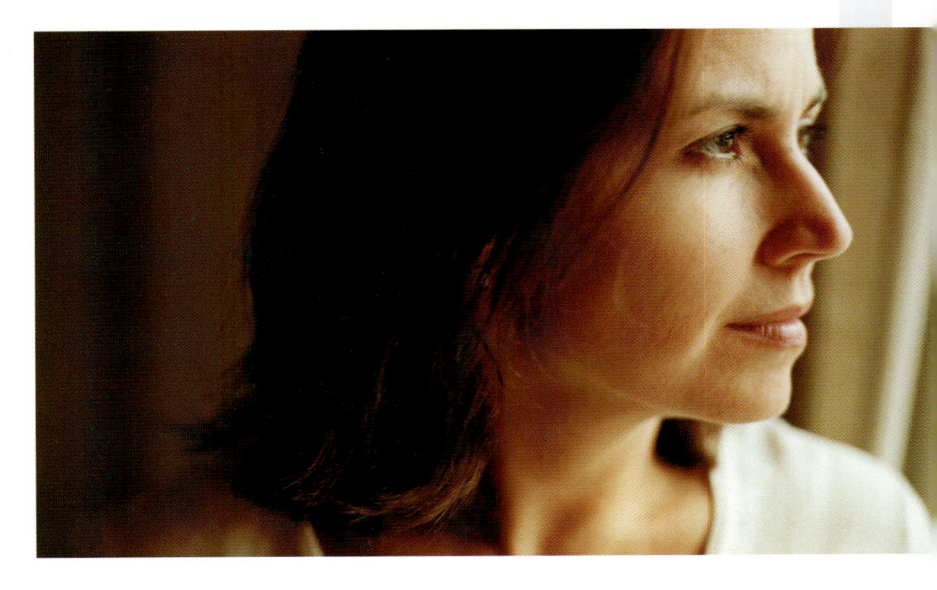

Os efeitos extenuantes da preocupação constante podem ser neutralizados pelo uso de um perfume que contenha os óleos essenciais adequados.

Técnicas para amenizar a impaciência

A impaciência e a irritabilidade estão intimamente ligadas e se influenciam mutuamente, por isso combater esses dois estados negativos simultaneamente é uma boa ideia. Eles provêm de desejos frustrados, de não ter as coisas do seu jeito ou de não conseguir o que você quer de modo rápido. Na sociedade contemporânea, rápida e "instantânea", essas emoções negativas são mais predominantes do que nunca. Viver nesse constante estado de tensão é prejudicial e pode levar a problemas cardíacos e hipertensão.

Usar óleos essenciais que a encorajem a diminuir o ritmo, aproveitar o tempo e refletir sobre o absurdo de querer tudo do seu próprio jeito – e instantaneamente – é um meio eficaz de dissipar a impaciência. Descobrir como diminuir o ritmo numa sociedade que incentiva a velocidade máxima não é fácil. Contudo, você pode achar um tempo livre no seu dia ocupado para ficar a sós consigo mesma, sossegada, tentando transformar a impaciência numa calma aceitação das coisas como elas são.

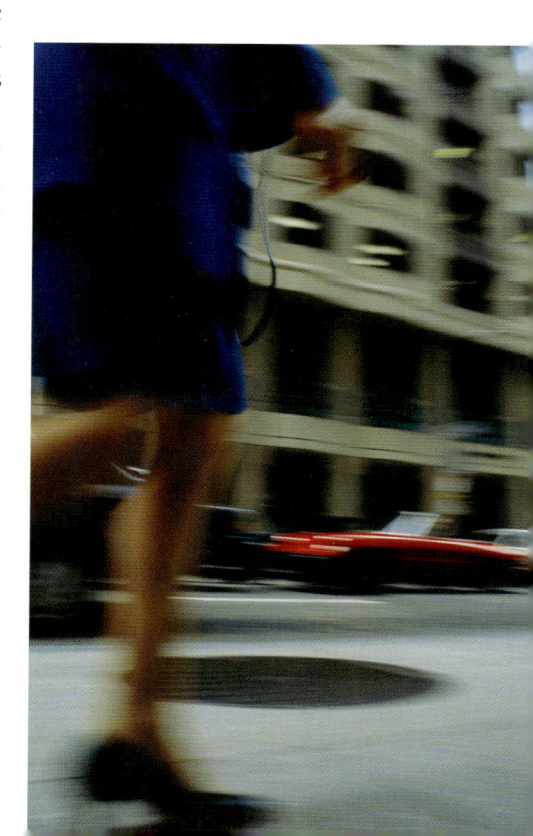

Remédios úteis

- Banhos aromáticos regulares são benéficos para aliviar a impaciência. Escolha os óleos essenciais que são geralmente calmantes e aqueles que aquietam o tumulto causado pela impaciência. Camomila-romana é um dos melhores óleos essenciais para isso. Suave, mas poderoso, ele acalma a irritabilidade provocada pela impaciência, bem como as sensações de hipersensibilidade, insatisfação contínua e egocentrismo.

- Olíbano é outro óleo bom, que a ajuda a desacelerar, respirar profundamente e acalmar a mente e as emoções. Manjerona e lavanda são clássicos tradicionais para acalmar a irritabilidade e a impaciência. Cipreste é um óleo fortalecedor, calmante e um símbolo da eternidade e da sabedoria interior, que ajuda a perceber a tolice de ser impaciente.

- Tome um banho longo e relaxante e torne a ocasião especial e não só funcional. Acenda velas, ouça música suave e coloque flores e cristais por perto. Escolha alguns óleos essenciais entre as sugestões anteriores, e inclua algo doce e suave, como gerânio, com sua qualidade de equilíbrio, e algo leve e alegre, como laranjeira, bergamota ou mandarina.

Tomar banhos frequentes com camomila-romana e olíbano tem um efeito profundamente calmante que ajuda a aliviar a impaciência.

Técnicas para aliviar a perda

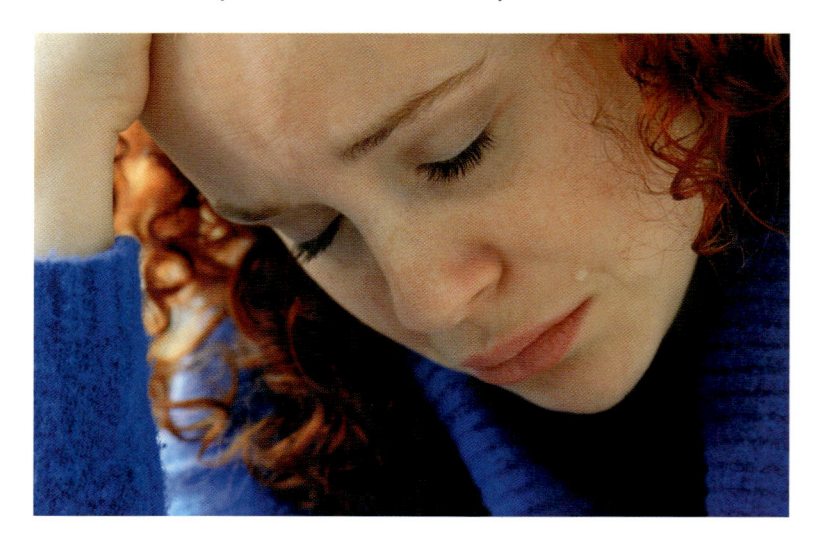

De todas as emoções negativas mencionadas nesta seção, a tristeza pode ser a mais devastadora, especialmente em casos de perda. Diante do luto de alguém, é difícil sabermos o que dizer ou fazer, e o encontro pode deixá-la embaraçada e desconfortável. Tratando-se da sua própria tristeza, muitas vezes há pouco consolo no que os outros possam dizer ou fazer.

A dor devastadora de uma perda pode ser opressiva, mas você pode usar os efeitos poderosos e reconfortantes do rosa absoluta para ajudar.

Há muito mais recursos para lidar com a perda do que a simples recomendação de usar óleos essenciais. Mais do que tudo, o que pode fazer bem a alguém de luto são o silêncio, os cuidados atenciosos e a dedicação de um aromaterapeuta ao providenciar uma massagem corporal completa.

Remédios úteis

- O primeiro de todos os remédios aromaterápicos para lidar com o luto é marcar um tratamento de aromaterapia. O terapeuta irá selecionar óleos para tratá-la de modo holístico, lidando com a pessoa toda e não só com os sintomas da perda. Ele provavelmente vai incluir rosa absoluta ou rosa attar na combinação, porque a rosa tem uma afinidade especial com a tristeza. Ela abre suavemente o coração para dissipar emoções reprimidas e conforta a tristeza e o coração partido. Ela permite a possibilidade de novos sentimentos de amor e afeição para, no fim, elevá-la e ajudá-la a seguir em frente.

- Como suplemento para a massagem, rosa attar e rosa absoluta são suaves o bastante para usar como perfume, e uma ou duas gotas esfregadas no interior dos pulsos envolve você em sua fragrância reconfortante. Qualquer um dos perfumes para elevar o ânimo descritos anteriormente (ver págs. 98-99) também podem ser aplicados. É benéfico banhar-se com óleos essenciais ou disseminá-los pelo ambiente.

- Outros óleos essenciais para o luto são benjoim e manjerona, que têm um efeito cálido e reconfortante sobre as emoções. A melissa é um excelente tônico para o coração, tanto física quanto emocionalmente, e, em épocas de luto, suas propriedades revitalizantes e antidepressivas ajudam a liberar o trauma e a dor. O hissopo pode ser bom quando a mágoa deixa você vulnerável emocionalmente; ele ajuda a demarcar fronteiras com relação aos outros e purifica psiquicamente os resquícios emocionais da tristeza.

Técnicas para aliviar a depressão

O termo depressão abrange uma gama variada de emoções com diferentes estados psicológicos, sentimentos e características físicas de comportamento. Uma pessoa deprimida pode ficar letárgica e apática, sentir-se entorpecida e fatigada o tempo todo, fazer pouquíssimas coisas, e talvez dormir a maior parte do tempo. Outra pode sentir muita tensão nervosa, ter dificuldade para dormir, ficar ansiosa quase o tempo todo e ter manifestações repentinas de atividade febril. Como é óbvio, esses dois casos requerem técnicas e remédios diferentes, assim como óleos essenciais diferentes.

Remédios úteis

- Quando a apatia e a letargia caracterizam a depressão, é necessário o uso de óleos essenciais revitalizadores e vivificantes. Nesse caso, tomar banhos com os óleos mais adequados é uma boa ideia, ao menos pela atitude positiva que você vai tomar, em vez de depender de outra pessoa para lhe fazer uma massagem, o que poderia aumentar sua passividade. A automassagem, contudo, pode ser útil – novamente por fazê-la tomar uma atitude para ajudar a si mesma.

- Os óleos essenciais mais apropriados para a depressão caracterizada por apatia e letargia são tanto estimulantes quanto antidepressivos. São eles: bergamota – talvez o óleo essencial mais ensolarado, animador e alegre –, gerânio, alecrim, juníparo e jasmim. Hortelã-pimenta pode desanuviar a cabeça e dissipar teias emocionais e mentais. Melissa pode ajudar você a encontrar um interesse renovado na vida.

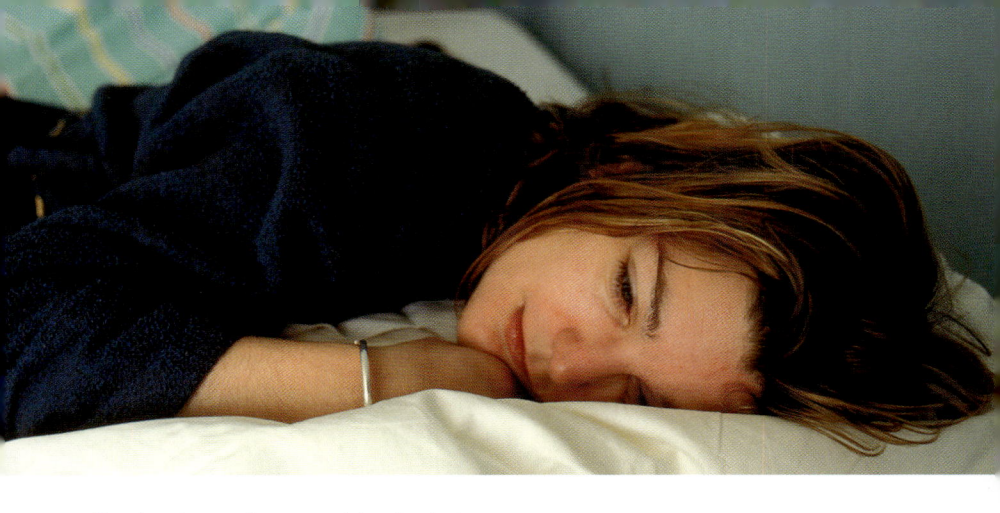

Experimente usar óleos essenciais estimulantes e antidepressivos para elevar seu estado de espírito.

- Quando a depressão é caracterizada por ansiedade e tensão nervosa, então é preciso usar óleos essenciais calmantes e soporíficos. Receber uma massagem corporal completa de um aromaterapeuta é provavelmente o melhor remédio no caso, mas disseminar óleos essenciais adequados no quarto e usá-los com regularidade nos banhos são bons suplementos.

- Os óleos essenciais mais apropriados nesse caso são tanto sedativos quanto antidepressivos. São eles: camomila-vulgar e romana, néroli, sândalo, ilangue-ilangue, olíbano e esclareia. Pôr não mais que uma gota de narciso, junquilho, flor de tília e flor de violeta numa combinação adiciona uma influência levemente hipnótica e profundamente calmante, que a ajuda a se ancorar na terra e achar o seu centro.

Técnicas para aliviar a raiva

A raiva é a mais destrutiva das emoções negativas e mesmo um único momento de raiva pode ter um efeito devastador sobre você e outras pessoas. A raiva pode ser descrita como furiosa, vermelha, avassaladora, súbita e violenta; é muitas vezes caracterizada por ser esmagadora e difícil de controlar. Ela afeta mente, corpo, sentimentos e espírito e age entre eles de modo interdependente. Por exemplo, a raiva pode ser provocada por um fígado congestionado e, por sua vez, provocar hipertensão. A falta de confiança e o fato de se sentir magoada e insegura podem causar o surgimento da raiva como uma estratégia de autodefesa.

Algumas escolas de pensamento sugerem que é melhor liberar a raiva (por exemplo, gritando com a outra pessoa), mas isso apenas agrava o problema, normalmente incitando os outros à raiva. É muito melhor conter a raiva, acalmar-se – praticando a tolerância, a compaixão e a bondade consigo mesma –, transformá-la e restaurar a harmonia. Deixar a raiva passar em vez de despejá-la sobre os outros é uma boa maneira de lidar com ela.

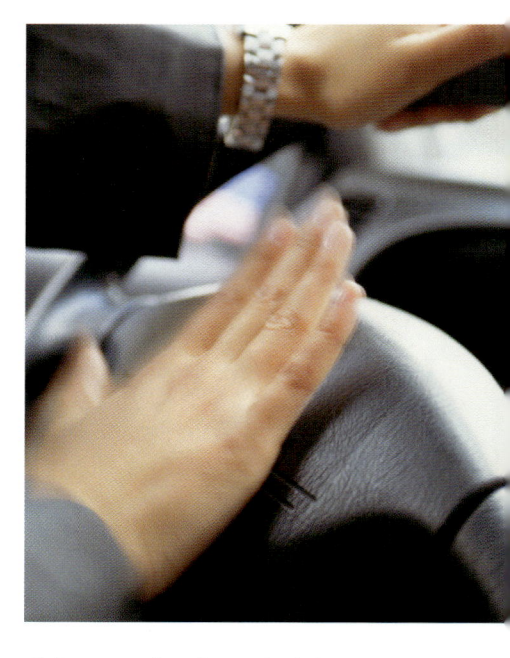

Cheirar camomila-vulgar pode ajudar você a se acalmar. Mantenha um pouco em seu carro.

Remédios úteis

- Há diversos óleos essenciais eficazes para lidar com a raiva. A camomila-vulgar (também chamada de "camomila-azul" por causa de sua cor azul-escura surpreendente) é especialmente calmante. A influência tranquila do azuleno (um dos componentes da camomila-vulgar) acalma o pico vermelho da raiva. A doçura calmante do ilangue-ilangue ajuda a dissipar a fúria da raiva, enquanto o rosa absoluta e o rosa attar abrem e suavizam o coração enfurecido.

- Pelo fato de a raiva se manifestar tão rapidamente, sentir o aroma do óleo essencial direto do frasco é uma técnica útil para efeito imediato. Um longo banho tépido que contenha óleos essenciais calmantes, com tempo suficiente para ficar sozinha, refletir e se acalmar, é ideal para contrabalançar a raiva. Se você sabe que determinado acontecimento provavelmente vai desencadear a raiva, aplique um perfume calmante com antecedência (ver págs. 102-103).

- A precursora da raiva plena – a irritabilidade – pode ser aquietada e acalmada antes que fique fora de controle. A irritabilidade é tratada especialmente com lavanda, manjerona, benjoim, cipreste e sândalo.

Técnicas para aliviar o estresse

Um pouco de estresse e tensão são úteis para ajudá-la a conseguir atingir seus objetivos e podem ser inspiradores para um trabalho criativo. Se você ficar relaxada demais, vai parecer que está descansando ou em férias e isso pode dificultar o cumprimento das tarefas. Contudo, estresse demais é uma queixa comum nos dias de hoje e, quando o estresse e a tensão se tornam avassaladores, você precisa de algumas técnicas para ajudar a relaxar.

O estresse começa na mente e nas emoções, mas rapidamente passa para o corpo físico, causando tensão nos músculos, respiração curta e acelerada, dores de cabeça, insônia e falta de apetite. Uma vez instalado no organismo, o estresse deve ser aliviado física, emocional e mentalmente. Procure evitar excesso de álcool e cafeína. Mesmo que pareçam ajudar em curto prazo, eles estressam o corpo ainda mais e são, portanto, contraproducentes.

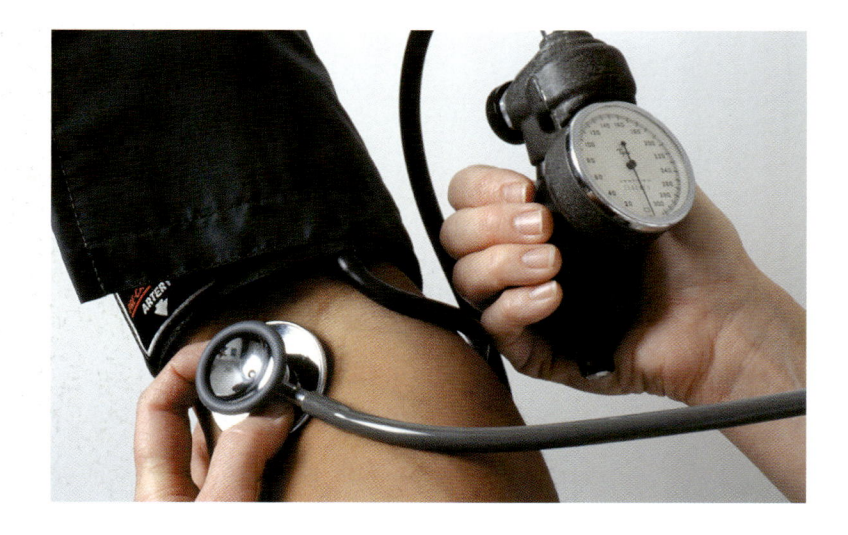

Remédios úteis

- A massagem é o melhor modo de aliviar a tensão física. Visite um aromaterapeuta com regularidade se achar que está se sentindo estressada frequentemente. Uma massagem corporal completa com óleos essenciais apropriados dissipa o estresse físico, acalma a mente e as emoções e, assim, ajuda a evitar que ele ressurja rapidamente.

- A automassagem também pode ser benéfica para aliviar o estresse. Concentre-se no pescoço, ombros e peito e, se tiver dor de cabeça, massageie também o couro cabeludo. Escolha os óleos essenciais que sejam eficazes contra músculos tensos como lavanda, alecrim, manjerona e camomila-romana. Inclua óleos emocionalmente calmantes que também sejam sedativos para acalmar a mente, como bergamota, néroli, rosa attar, benjoim, esclareia, jasmim, melissa e sândalo.

- Tomar banho com óleos essenciais calmantes também dissipa o estresse da mente, das emoções e do corpo. Use olíbano para ajudar a aprofundar a respiração, o que propicia calma e relaxamento. Gerânio é fundamentalmente estabilizador, de modo que, se precisar ficar ativa depois do banho, você ainda terá energia. Tomilho é bom para fadiga e exaustão; ele ajuda a reanimar a mente e o corpo e também estimula o apetite.

Medir a pressão é uma boa precaução para monitorar a saúde se você sofre de muito estresse.

Técnicas para aliviar a tristeza

Enquanto o luto normalmente é uma condição aguda com uma causa específica, a tristeza e a melancolia são muitas vezes sentimentos generalizados e crônicos, não raro sem uma causa perceptível de imediato. É claro que você pode se sentir triste ao ouvir más notícias ou sobre fatalidades, mas se elas não forem tão graves para causar pesar, então a tristeza normalmente é breve e não realmente um problema.

As pessoas podem se sentir tristes às vezes, sem saber por que; elas se sentem para baixo, abatidas, pesadas e desanimadas. Quando ocorre esse estado de ânimo, a alegria e a luz da vida parecem sumir e é difícil se livrar desse sentimento melancólico e desesperador. Podemos perceber que certas pessoas têm uma disposição melancólica, uma tendência a se sentirem tristes e desanimadas sem uma razão aparente, mas quase todos podem se sentir tristes sem razão de tempos em tempos.

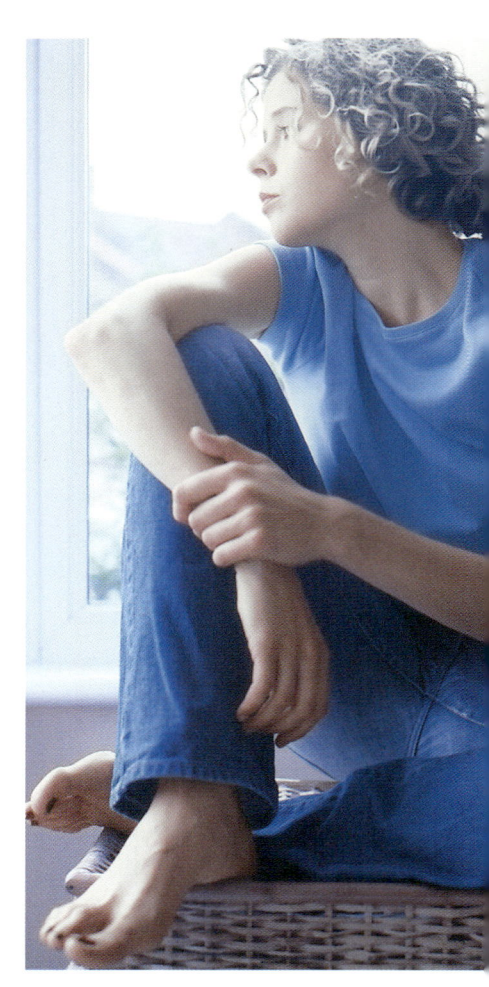

Remédios úteis

- Um dos melhores remédios, se você estiver se sentindo triste, é disseminar óleos essenciais estimulantes. A natureza nebulosa dos sentimentos é contrabalançada pela criação de uma atmosfera generalizada de fragrâncias animadoras. O efeito suavizador e estimulante do manjericão ajuda a dissipar a fadiga mental e a melancolia. Bergamota traz luz e inspira bastante alegria, enquanto o patchuli conforta a tristeza num nível profundo e o jasmim eleva o ânimo.

- Outra técnica útil para combater a tristeza é usar um perfume estimulante, reaplicá-lo diversas vezes durante o dia e antes de ir para a cama à noite. Cercar-se de uma fragrância que eleva o espírito durante um período vai dissipar a tristeza suave e naturalmente. Escolha perfumes que incluam néroli, rosa absoluta, lavanda, gerânio ou ilangue-ilangue; esses óleos essenciais com fragrâncias florais adoráveis têm um efeito animador com o passar do tempo.

- Às vezes um aroma pronunciado e puro pode ajudar a aliviar a tristeza e, se as abordagens sutis sugeridas não estiverem funcionando, então vale a pena tentar algo um pouco diferente. Hortelã-pimenta e tomilho são tônicos para os nervos, revigorantes, refrescantes e muito estimulantes. Eles podem dissipar a tristeza ao acalmar a mente e as emoções.

Uma técnica eficaz para aliviar a tristeza é disseminar óleos estimulantes num aromatizador com vela para cercá-la de fragrâncias alegres.

Técnicas para combater a falta de energia

Há uma diferença sutil entre estar cansado e sentir falta de energia, embora esses dois estados muitas vezes se confundam. Enquanto o cansaço é causado por uma atividade longa e talvez extenuante – seja mental ou física –, a falta de energia pode afetar você logo pela manhã, antes de começar o dia.

A falta de energia afeta você mental, emocional e espiritualmente, e também num nível mais físico, com sintomas de relutância e lentidão. Pode ter uma causa física simples, como falta de alimentação adequada, mas não raro existem também causas subjacentes. É nessa esfera que os óleos essenciais podem ajudar. Falta de energia pode ser a maneira de o corpo lhe dizer que você está cansado fisicamente e

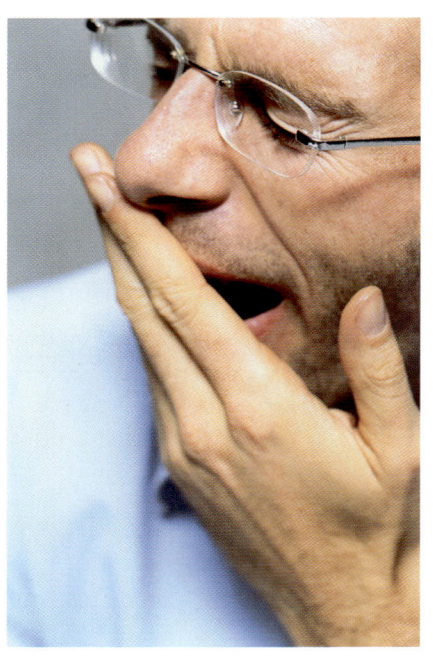

A falta de energia pode ser o modo de o corpo avisar que você precisa de férias, mas usar óleos essenciais estimulantes pode ajudar a elevar os níveis de energia.

precisa de um bom descanso. Embora, nesse caso, umas férias ajudem a restaurar os níveis normais de energia, você precisa, em primeiro lugar, encontrar meios de evitar que o cansaço o afete tanto.

Remédios úteis

- Verificar seus hábitos de sono pode ser útil. Talvez você vá para a cama muito tarde e cansado demais, tendo assim dificuldade para dormir ou talvez sofra de insônia e acorde se sentindo cansado e com falta de energia. Se esse for o caso, você precisa usar óleos calmantes e sedativos à noite para ajudar o sono, e óleos estimulantes de manhã para elevar os níveis de energia.

- Lavanda é excelente para ajudar a dormir bem e facilmente, e manjerona, camomila-romana e camomila-vulgar, néroli, esclareia e sândalo são todos úteis. Tome um banho aromático (não muito quente) antes de ir para a cama e pingue uma ou duas gotas de lavanda no travesseiro.

- Pela manhã use óleos essenciais estimulantes para iniciar o dia com boa energia, o que vai ajudar a sustentá-lo durante o dia. Se você começar com falta de energia, ela vai apenas piorar. Colocar óleos essenciais no piso antes de entrar no chuveiro é uma boa técnica. Alecrim e manjericão são estimulantes e refrescantes e seu perfume é revigorante se combinados com óleos cítricos.

Técnicas para aliviar o nervosismo

O nervosismo, a tensão e o estresse são as reações do corpo a fatores externos estressantes. Essa gama vai desde o estresse físico provocado por um acidente de carro, passa pelo estresse causado pela música em volume alto do seu vizinho, até as preocupações no trabalho e ansiedade nos relacionamentos.

Se o fator estressante se prolongar por qualquer período de tempo, o corpo reage superando a reação inicial de estresse e se adaptando à situação. O organismo parece funcionar muito bem na superfície, mas as glândulas suprarrenais e o sistema imunológico ficam extenuados e o resultado é o nervosismo. Num prazo longo seu corpo fica incapaz de lidar com isso e você pode ficar doente, tendo desde uma irritação cutânea até um ataque cardíaco.

A tensão nervosa é caracterizada por uma sensação geral de desassossego: você se torna inquieta, tensa e irritável e desenvolve problemas de comportamento como impaciência, tiques nervosos e crispações. Se você reconhece tais sintomas, é aconselhável mudar a situação antes de ficar doente. A aromaterapia é extremamente benéfica para quem sofre de tensão nervosa.

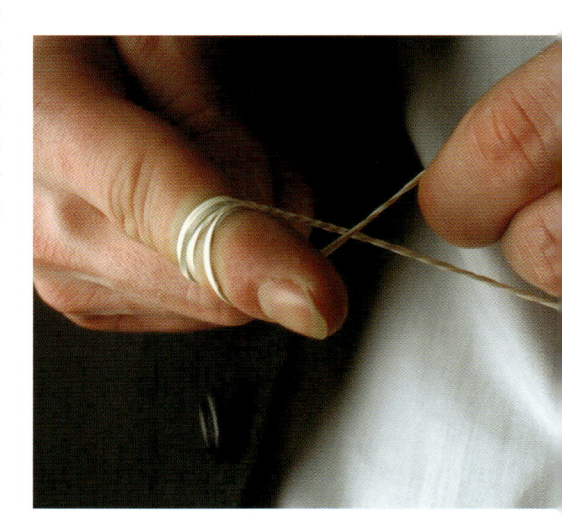

Remédios úteis

- O melhor remédio é se submeter com regularidade a massagens aromaterápicas completas para o corpo, em que o organismo relaxa profundamente durante um tempo. A automassagem é benéfica entre os tratamentos. Massageie o pescoço, ombros, peito, abdômen e os pés tanto quanto possível.

- Há muitos óleos essenciais sedativos e antidepressivos à sua escolha para combater o nervosismo. São eles: camomila-romana, rosa absoluta e rosa attar, néroli, esclareia, jasmim, vetiver, lavanda, pau-rosa e manjerona. Os óleos essenciais que têm um efeito tônico e fortalecedor sobre as glândulas suprarrenais são também benéficos, principalmente alecrim e gerânio.

- Tomar banhos com óleos essenciais calmantes à noite propicia relaxamento e, se o corpo relaxa adequadamente antes do sono, então seus próprios poderes de autocura podem fazer efeito. É bom usar um perfume para os estados de espírito durante o dia – calmante, estimulante ou que inspire confiança – bem como aspergir óleos calmantes no quarto.

A agitação pode ser um sintoma de nervosismo. Experimente usar seus óleos favoritos sedativos e antidepressivos para acalmar os nervos.

Aromaterapia e personalidade

Há várias maneiras de escolher óleos essenciais. Quando há uma indisposição física a ser tratada, o foco deve ser principalmente as propriedades físicas deles. Por exemplo, se você tem uma dor de garganta, então escolha um óleo essencial que combata a infecção bacteriana que está causando o problema como lavanda, benjoim, tomilho ou pau-rosa.

Em outras ocasiões, os óleos essenciais são selecionados mais por suas propriedades cosméticas de cuidados com a pele, suas qualidades antidepressivas e animadoras, ou por serem sedativos ou estimulantes. Uma breve consideração holística é sempre dada quanto ao modo como o óleo essencial afeta você como um todo, mas nem sempre essa é a principal preocupação.

Sua personalidade amadurece

Depois que você já tiver alguma experiência no uso de óleos essenciais, é interessante escolhê-los conforme sua personalidade. Ela não é um esquema estático de quem você é: transformações sutis ocorrem à medida que a vida passa e você é afetada pelas experiências. Sua personalidade amadurece e cresce, assim como sua mente e seu corpo.

Essa mudança da personalidade se reflete na avaliação dos óleos essenciais. Quando você primeiro se deparou com eles, decidiu rapidamente de quais gostava, quais a faziam se sentir bem e de quais não gostava e nem podia suportar o cheiro. Contudo, a percepção não raro se altera com o tempo. Um óleo que você adorava pode perder a atração e outro que nunca a encantou pode, de repente, se tornar seu favorito.

Essa observação sugere que eles podem refletir diferentes aspectos da sua personalidade. Escolher os óleos essenciais individuais e combinações que têm uma afinidade com quem você é nessa altura da vida, é um modo maravilhoso de usar o poder sutil deles. Cada um de nós é uma personalidade única, alteran-

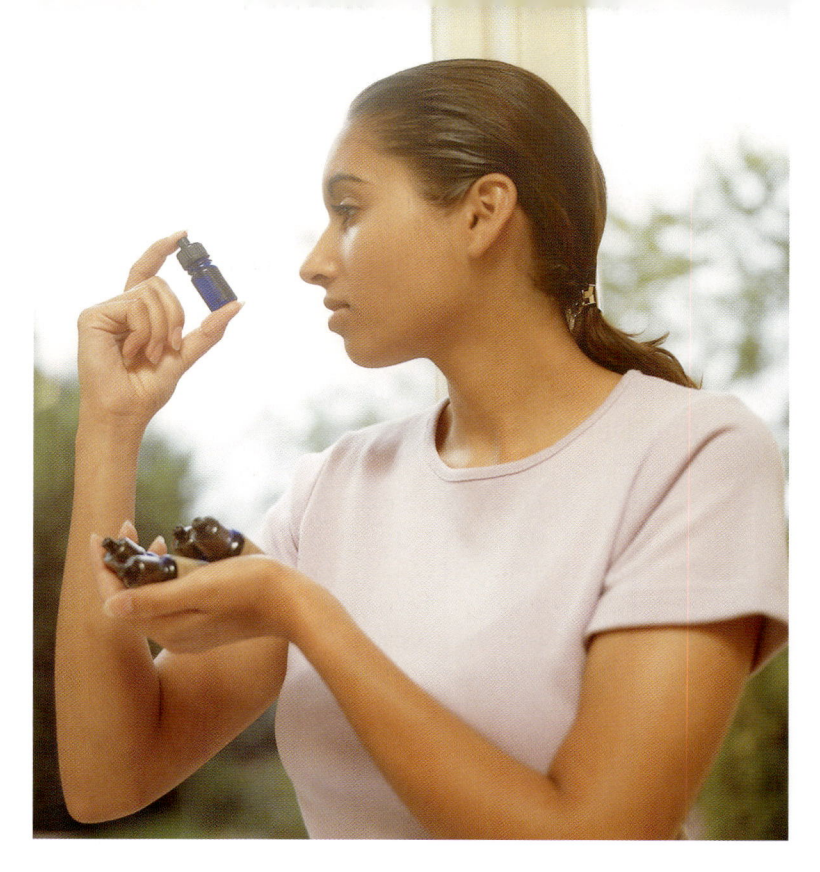

Escolher óleos essenciais que reflitam sua personalidade é uma abordagem interessante do uso da aromaterapia.

do-se e se transformando com o tempo. Selecionar óleos essenciais que reflitam as forças e emoções positivas e que ajudem a corrigir as fraquezas e negatividades aprofunda seu autoconhecimento.

Crie sua combinação personalizada

Sua combinação personalizada representa sua identidade fragrante. Sua mistura única é composta dos óleos essenciais com os quais você sente grande afinidade, que combinam com seu ritmo pessoal e refletem o modo como você encara o mundo. Conforme você amadurece, essa combinação pode se alterar levemente para refletir as mudanças de sua personalidade. De vez em quando você vai precisar substituir um óleo essencial por outro, mudando sua mistura delicadamente.

Reserve algum tempo para refletir um pouco sobre si mesma, seu caráter, disposição, crenças e valores, hábitos e tendências, pontos fortes e fracos. Pense simultaneamente nos óleos essenciais. Assim que pensar num deles, separe-o.

Sua identidade fragrante reflete sua essência. Experimente usar sua combinação pessoal como perfume.

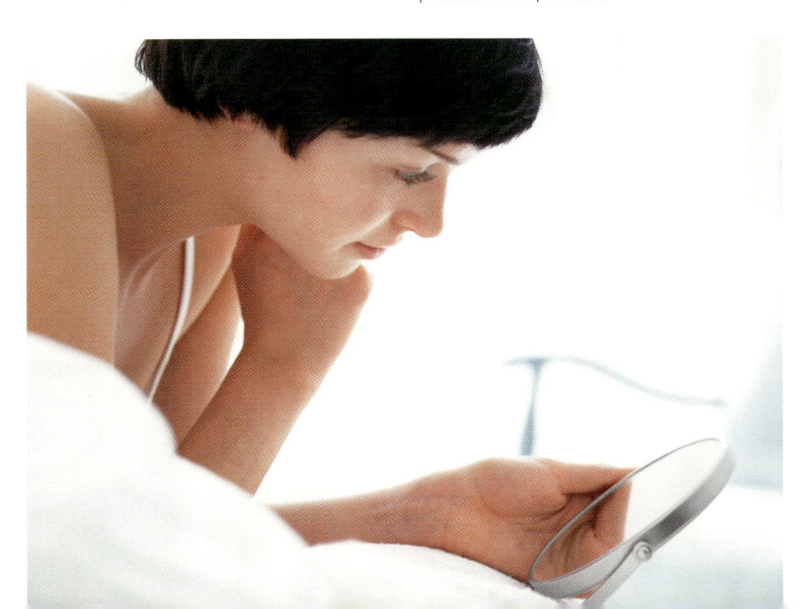

Como transformar sua combinação pessoal num perfume

VOCÊ VAI PRECISAR DE:
Um frasco roll-on de 10 ml, com uma esfera inserida • 10 ml (2 c/c) de óleo de amêndoa ou jojoba • Óleos essenciais à sua escolha (até 50 gotas).

COMO FAZER

1 Encha meio frasco com óleo de amêndoa ou jojoba e acrescente os óleos essenciais que você escolheu.

2 Agite bem, acabe de encher o frasco com o resto dos óleos carreadores e agite de novo. Deixe a mistura amadurecer por pelo menos alguns dias. Uma semana ou duas é o tempo ideal.

Pegue um cotonete para cada óleo essencial e pingue duas gotas numa das extremidades. Marque cada um, para não se confundir. Cheire um de cada vez; se gostar, conserve-o; do contrário, descarte-o. Segure dois ou três cotonetes debaixo do nariz e os abane. Achou a mistura harmoniosa? Ela reflete sua personalidade? Continue experimentando até achar a mistura certa para sua combinação perfeita.

Ao criar sua mistura personalizada pela primeira vez, limite-se a cinco óleos essenciais. Isso vai lhe dar a chance de explorar todos os aspectos da sua personalidade sem muita complicação. Depois que tiver se acostumado com o processo, você pode aos poucos aumentar o número de óleos essenciais – continue até chegar a oito ou dez.

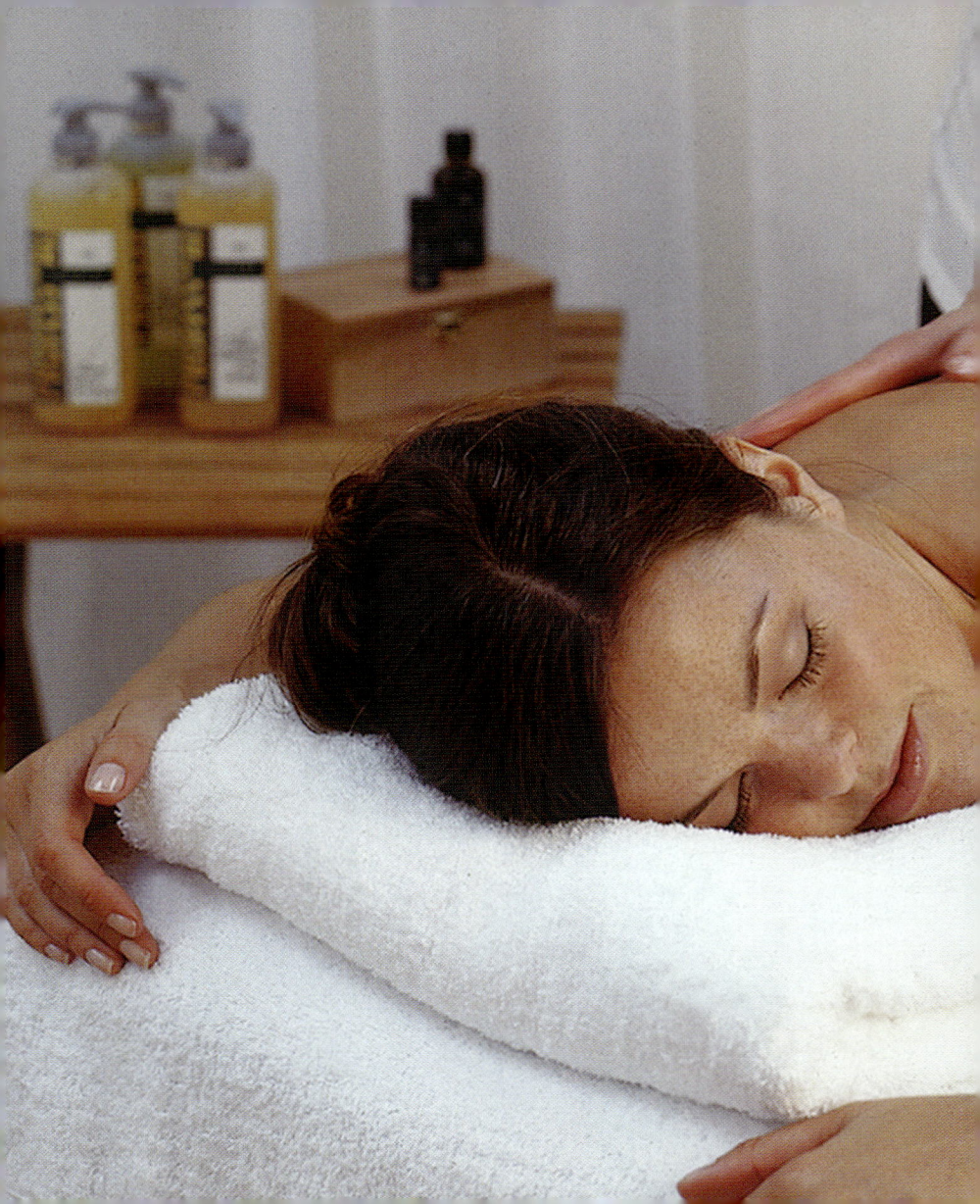

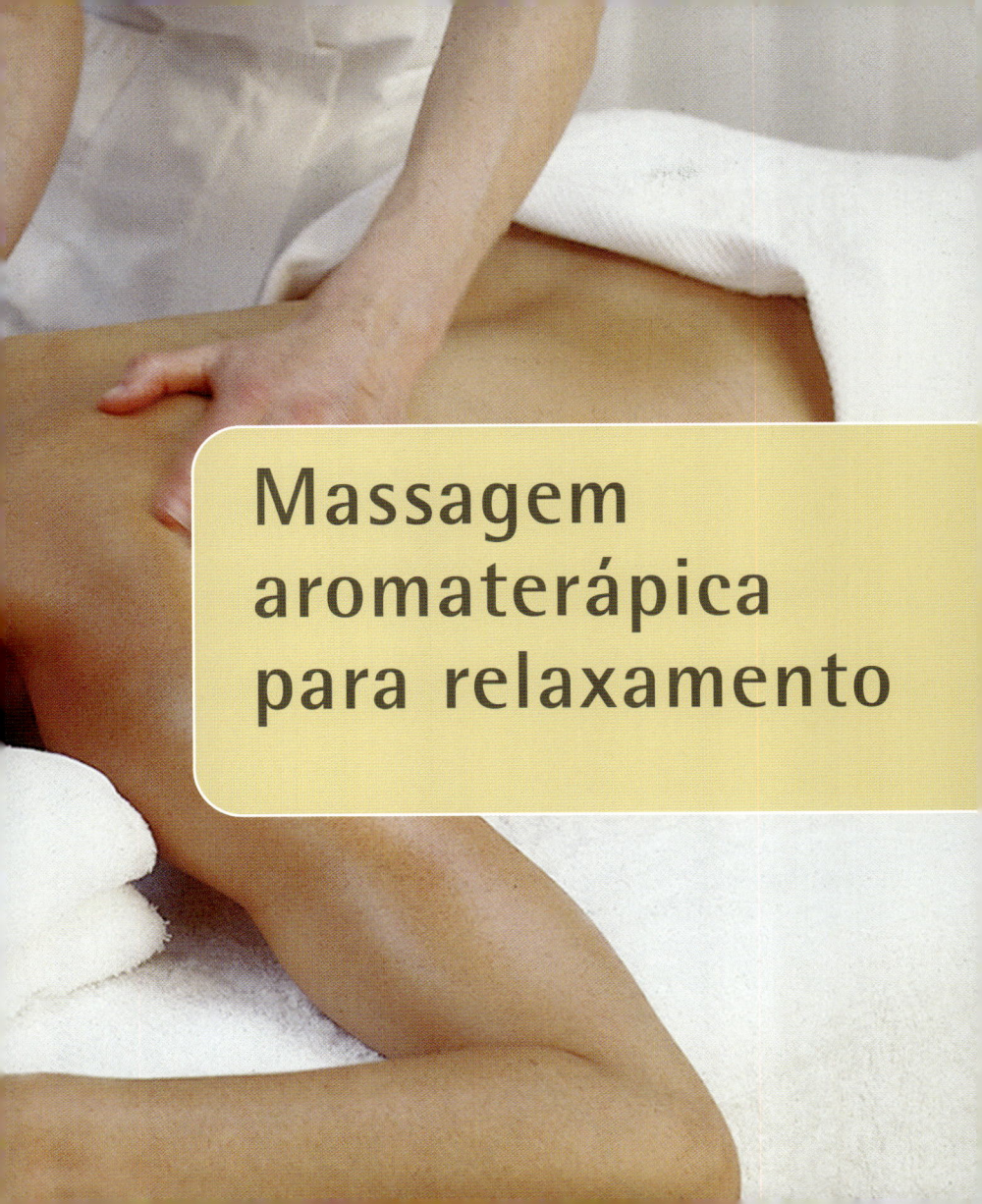

Massagem aromaterápica para relaxamento

Massagem aromaterápica

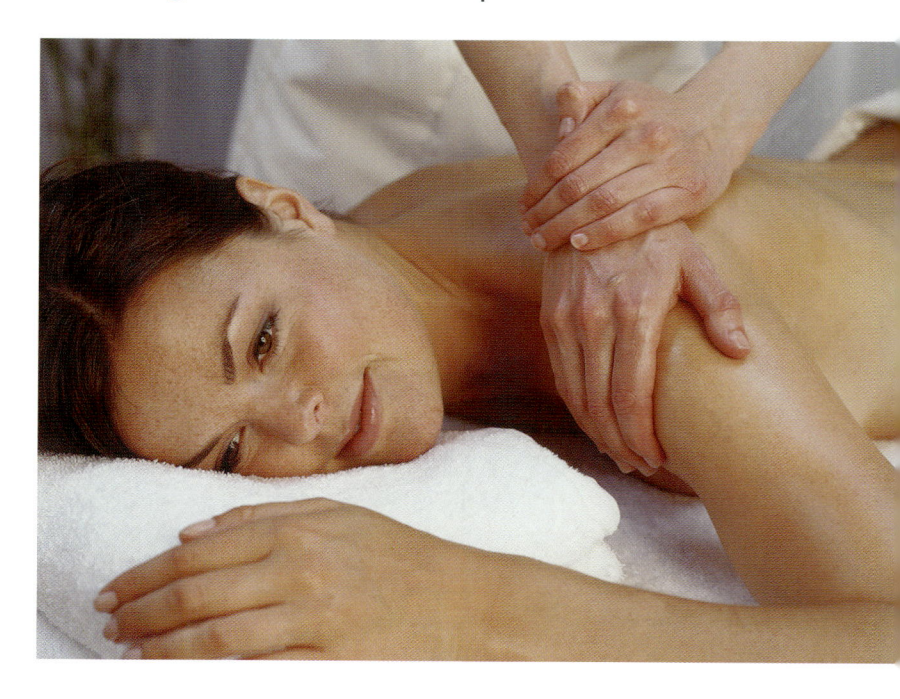

Uma massagem no corpo todo feita por um aromaterapeuta qualificado e experiente é o ápice dos tratamentos aromaterápicos. A combinação potente do toque curativo, dos movimentos suaves, da massagem mais profunda nos músculos tensos e do trabalho energético, juntos com o poder terapêutico dos óleos essenciais, é insuperável.

Uma massagem no corpo todo feita por um aromaterapeuta experiente é uma experiência das mais agradáveis.

No entanto, as técnicas de massagem apresentadas nesta seção podem ser imensamente benéficas. A automassagem (ver págs. 164-167) e uma massagem simples em amigos e na família podem ser gratificantes. Instruções claras e detalhadas de movimentos e técnicas fáceis são dadas nas páginas a seguir.

Há muitos benefícios na massagem aromaterápica, tanto físicos quanto emocionais, espirituais ou energéticos. No nível físico, os diferentes movimentos aliviam a dor, aumentam as circulações sanguínea e linfática, ajudam a eliminar toxinas e a relaxar músculos cansados e tensos. No nível emocional, acalmam a mente e os sentimentos e propiciam um relaxamento profundo. Segue-se uma sensação meio inexplicável de bem-estar e conexão, que representa os benefícios espirituais e energéticos.

Conhecendo seu corpo

Antes de aprender a massagear o corpo, é importante saber como agem seus componentes e quais são suas funções. Embora a massagem seja efetuada na superfície do corpo, ela age nos músculos superficiais logo abaixo e afeta os músculos mais profundos, os órgãos e outros sistemas do organismo.

Em certos casos, as massagens são contraindicadas e não se deve nunca massagear alguém com uma doença grave. Aprender sobre o corpo ajuda a entender quando a massagem é benéfica e quando não é. As breves descrições a seguir da maior parte do corpo humano (ver págs. 136-153) devem lhe fornecer informações suficientes para que você faça massagens simples em si mesma e nos outros, com conhecimento, compreensão e confiança.

Você vai aprender vários movimentos básicos (ver págs. 160-163) que pode usar nos diversos tipos de massagens descritos nesta seção. Instruções passo a passo e ilustrações dão uma ideia clara de como cada movimento deve ser executado. Há também informações sobre os diferentes óleos vegetais usados como óleos carreadores para massagens (ver págs. 154-157), e algumas combinações clássicas de óleos essenciais para massagens (ver págs. 174-181).

Os músculos

Os músculos permitem que o corpo se movimente por meio da interação entre os ossos e as articulações. Enquanto o esqueleto é um arcabouço de ossos que dá ao corpo rigidez suficiente para se manter de pé, os músculos ligados aos ossos permitem o movimento. Esses músculos são conhecidos como voluntários, pois podemos controlá-los conscientemente; são os músculos que entram em ação quando queremos nos mexer.

Os músculos voluntários são conhecidos também como músculos estriados (ou seja, com fibras), pois ao microscópio eles têm uma aparência fibrosa, e como músculos esqueléticos, pois são ligados ao esqueleto. Os músculos voluntários são diretamente afetados pela massagem e são, portanto, de primordial importância para o terapeuta. Contudo, há dois outros tipos de músculos que são indiretamente afetados pela massagem.

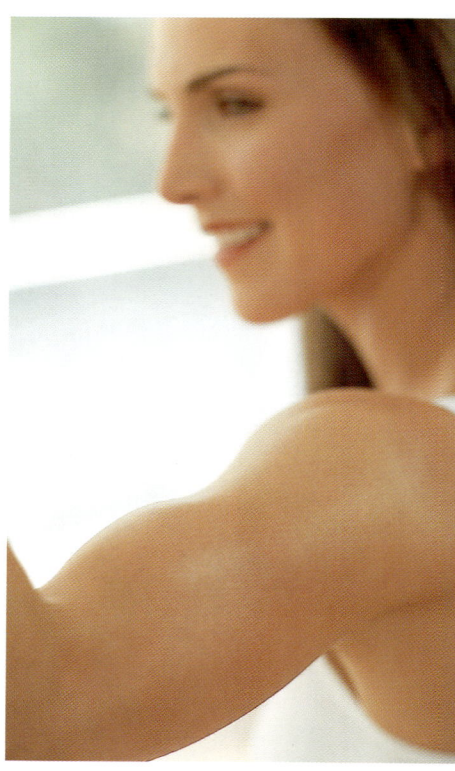

Os músculos dos braços são constituídos de músculos estriados e esqueléticos.

Os músculos involuntários – como o nome indica – não estão sob nosso controle consciente. Também conhecidos como viscerais, eles constituem os órgãos internos do corpo e são chamados também de músculos lisos, pois ao microscó-

> **Como a massagem pode ajudar**
>
> - À medida que envelhecemos ou se não nos exercitamos o bastante, perdemos aos poucos o tônus muscular e os músculos ficam flácidos. A massagem pode ajudar a melhorar o tônus um pouco, mas o exercício é mais benéfico nesse caso. Antes de começar a massagem, sinta os músculos em horas diferentes para aprender a diferença entre o tônus muscular normal e os músculos tensos e flácidos.
>
> - Ao massagear, você trabalha os músculos voluntários sob a pele e os tecidos conjuntivos. Há sempre uma leve tensão nos músculos (chamada tônus muscular), que mantém os ossos do esqueleto no lugar. Após exercícios prolongados ou vigorosos, ou má postura, os músculos se tornam tensos, fatigados e doloridos. A massagem alivia a dor e a tensão e aumenta a circulação, ajudando a dissipar os resíduos produzidos no músculo devido a um esforço extenuante.

pio têm aparência lisa e lembram uma folha de papel. O músculo cardíaco é um músculo altamente especializado que constitui o coração.

Esses músculos são indiretamente afetados pela massagem por meio do relaxamento do corpo todo. O uso, pela massagem aromaterápica, de óleos essenciais antiespasmódicos relaxa os músculos involuntários, e os óleos essenciais com propriedades cardiotônicas fortalecem o coração.

O sistema esquelético

O sistema esquelético abrange todos os ossos do esqueleto. O esqueleto fornece uma estrutura ereta para o corpo e os ossos duros protegem seus delicados órgãos vitais. Embora a massagem não afete diretamente os ossos, há um efeito indireto sobre o sistema esquelético, pois ela libera a tensão nos músculos que sustentam o esqueleto.

Há várias razões importantes para saber onde os principais ossos e músculos estão localizados. Por exemplo, você não deve confundir um músculo muito tenso em espasmo (que pode ser tão duro quanto um osso) com o próprio osso. A massagem profunda não é feita diretamente sobre os ossos, pois isso pode ser doloroso e desagradável. Portanto, certa familiaridade com a localização dos principais ossos ajuda a evitar a confusão entre músculos e ossos.

Onde dois ossos do corpo se encontram, sempre há uma articulação. Os músculos, tendões e ligamentos que mantêm o corpo posicionado permitem o movimento das articulações. Isso significa, por exemplo, que podemos nos inclinar usando as articulações do quadril e dos joelhos. Essas articulações (chamadas sinoviais) são as que têm mais mobilidade e compreendem os cotovelos e os tor-

Como a massagem pode ajudar

- A massagem em volta das articulações é importante, pois os músculos que mantêm os ossos unidos fazem um grande esforço. Contudo, deve-se tomar cuidado para não pressionar os ossos – apenas as conexões musculares. Isso é mais bem entendido pelo modo como massageamos a coluna: os movimentos são todos feitos nos músculos que ficam dos lados da coluna e não nas vértebras.

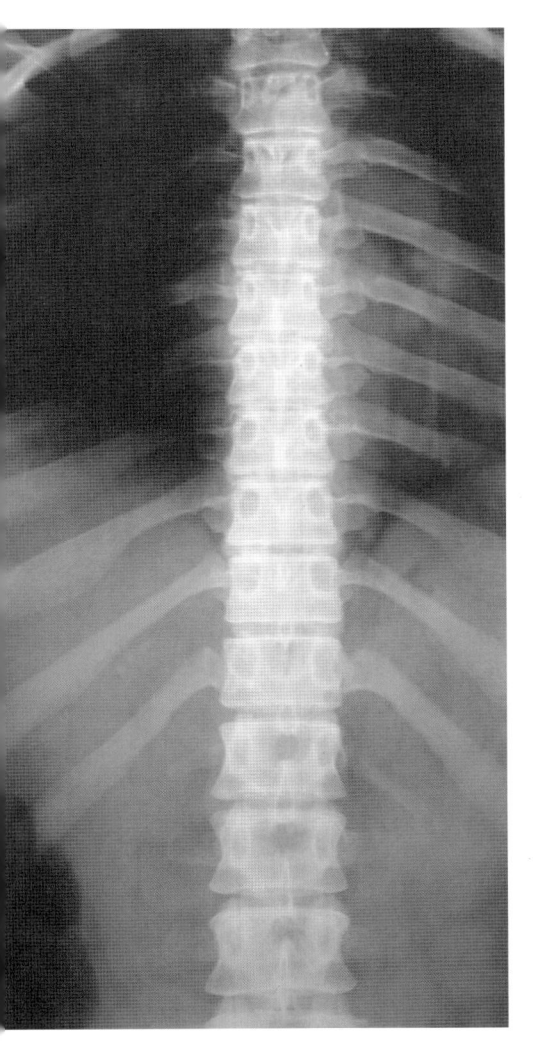

nozelos. As articulações sinoviais secretam o fluido sinovial, um lubrificante que permite movimentos fáceis da articulação, evitando o uso excessivo e o dilaceramento.

Os discos de cartilagem que ficam entre as vértebras da coluna permitem um movimento flexível limitado e são conhecidos como articulações cartilaginosas. A cartilagem é flexível e rija e atua para proteger a medula espinhal dentro das vértebras (e as próprias vértebras) do choque de movimentos como corridas ou saltos.

A coluna é composta de três seções de vértebras de diferentes tamanhos, o que permite suficiente flexibilidade ao movimento.

O sistema cardiovascular

O sistema cardiovascular compreende o coração, as veias e artérias, e sua função básica é assegurar a circulação adequada do sangue pelo corpo. Quando o sangue arterial chega a cada célula do corpo, açúcares, ferro, sais, oxigênio – e partículas de óleos essenciais – são trocadas por resíduos como dióxido de carbono, ureia e ácido lático. Esses resíduos então circulam nos pulmões, rins e pele e são excretados através da respiração, urina e suor.

O coração é o mais vital dos órgãos do corpo e é fundamental para nossa existência. Também é o músculo mais forte e trabalha continuamente – dia e noite – desde o instante em que nascemos até a hora da nossa morte. O coração bombeia sangue através do corpo, levando sangue oxigenado dos pulmões para todas as partes do corpo, e o sangue sem oxigênio do corpo aos pulmões, para oxigenação.

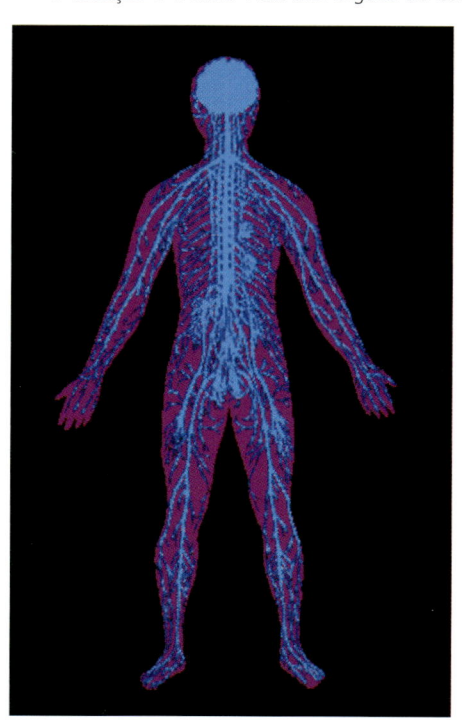

O grande número de artérias e veias do nosso corpo fornece sangue oxigenado e retira o sangue sem oxigenação.

Como a massagem pode ajudar

- O coração se beneficia da massagem aromaterápica, pois os tratamentos regulares relaxam o corpo todo e reduzem o estresse e a tensão que podem contribuir para pressão alta, derrames cerebrais, angina e ataques do coração. Os óleos essenciais cardiotônicos são alecrim, lavanda, rosa, hortelã-pimenta, alho e manjerona.

- A pressão sanguínea varia de acordo com a atividade, alimentação, ingestão de cafeína, estresse emocional e outras causas, mas a pressão normal varia entre 100/60 e 140/90. A pressão elevada de maneira não natural é chamada de hipertensão. É benéfica a massagem aromaterápica com óleos essenciais relaxantes e calmantes como manjerona, ilangue-ilangue e lavanda, que podem suavemente baixar a pressão sanguínea. Cápsulas de alho também são benéficas.

- A pressão baixa não natural, chamada de hipotensão, também se beneficia da massagem aromaterápica com óleos essenciais como alecrim e tomilho, que podem suavemente aumentar a pressão sanguínea.

Qualquer problema no sistema cardiovascular requer atenção médica. Contudo, a massagem aromaterápica, juntamente com mudanças no estilo de vida, pode ajudar a evitar o surgimento de problemas cardiovasculares e estimular a circulação. As veias varicosas são um problema cardíaco secundário e massagens de qualquer tipo sobre elas são contraindicadas.

O sistema respiratório

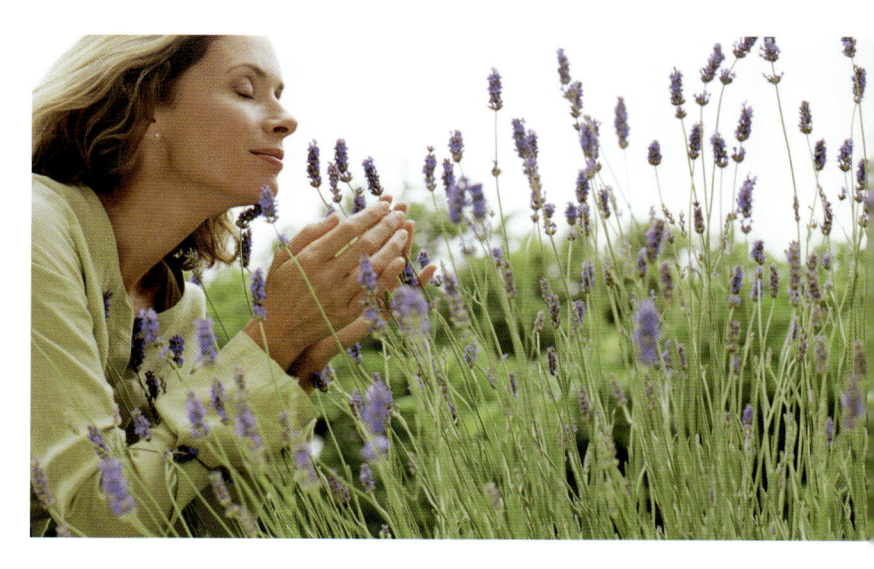

O sistema respiratório compreende o nariz, a faringe (garganta), a laringe, a traqueia, os brônquios, os pulmões, os alvéolos e o diafragma. A ordem desses componentes segue o caminho do ar inspirado pelo nariz, descendo pela traqueia para os pulmões, mais a elevação do diafragma. Com a expiração, a ordem é invertida e o diafragma abaixa. O verdadeiro processo de respiração é a troca de oxigênio e dióxido de carbono entre a atmosfera e as células do corpo.

Todas as partes do sistema respiratório são usadas para se apreciar o aroma maravilhoso da lavanda fresca.

O nariz é onde ocorre o processo olfativo. Isso significa que, quando inalamos uma partícula aromática como um óleo essencial, ela é primeiramente dissolvida no muco na parte superior do nariz e então entra em contato com as

Como a massagem pode ajudar

- A massagem aromaterápica no peito, abdômen, diafragma e na parte superior das costas beneficia diretamente o sistema respiratório, especialmente quando há resfriado, tosse ou outro problema respiratório. As tosses repetidas podem causar tensão em todo o peito e a massagem relaxa esses músculos tensos. Certos óleos essenciais como cedro, cipreste, esclareia e eucalipto têm propriedades antiespasmódicas, o que significa que relaxam os bronquíolos nos pulmões.

- Óleos essenciais como sândalo, que tem propriedades calmantes, suavizam e aliviam mucosas irritadas ou inflamadas. Quando você tem resfriado ou tosse, as mucosas se inflamam e ficam irritadas, e a massagem e inalações com óleos essenciais calmantes podem aliviar os sintomas.

células olfativas, também localizadas no mesmo lugar. Então, as longas fibras nervosas ligadas às células olfativas (chamadas axônios) levam a mensagem aromática ao bulbo olfatório, situado no córtex cerebral.

O nariz é uma parte importante do processo respiratório. Ao mesmo tempo em que é o órgão do olfato, ele filtra o pólen e a poeira e aquece e umedece o ar antes que ele chegue aos pulmões. Durante a massagem, os óleos essenciais são inalados, captados pelo olfato e então viajam para os pulmões, de onde são distribuídos pelo corpo. Ao mesmo tempo, eles entram no corpo através de sua aplicação na pele.

O sistema reprodutor

Esta seção se dedica exclusivamente ao sistema reprodutor da mulher, pois a massagem aromaterápica e outras aplicações dos óleos essenciais têm muito a oferecer nessa área. A aromaterapia pode ser benéfica para o ciclo menstrual, concepção e gravidez, parto e menopausa. O sistema reprodutor masculino é muito menos complexo e a aromaterapia tem menos a lhe oferecer.

O sistema reprodutor feminino compreende os ovários que produzem os óvulos, as tubas uterinas que levam os óvulos até o útero, vagina, vulva e glândulas mamárias (seios). Ele produz os óvulos, secreta os hormônios sexuais, propicia um lugar seguro para o esperma fertilizar os óvulos e desenvolver um bebê, faz o bebê nascer e produz leite para nutrir o bebê.

Tratamentos regulares feitos por um aromaterapeuta qualificado durante a gravidez são bastante benéficos para o bem-estar das gestantes.

Como a massagem pode ajudar

- A massagem aromaterápica pode ser útil para mulheres grávidas (ver págs. 214-215 para massagens suaves durante a gestação).

- A aromaterapia também é útil para os problemas menstruais e da menopausa. O ciclo menstrual consiste da fase estrogênica (que ocorre desde a menstruação até a ovulação) e da progesterônica (da ovulação até o início da menstruação). Durante a primeira fase, certos óleos essenciais que contêm hormônios de plantas semelhantes ao estrogênio são benéficos e podem ajudar a normalizar os ciclos irregulares. São eles: esclareia, cipreste, erva-doce e gerânio. É melhor diminuir seu uso durante a fase progesterônica.

- O cipreste pode aliviar as dores e reduzir o fluxo sanguíneo excessivo. Manjerona, lavanda, camomila-romana, camomila-vulgar e esclareia podem aliviar ciclos dolorosos. Massagem abdominal suave e compressas quentes sobre o abdômen são os melhores métodos de aplicação.

- A menopausa ocorre, para a maioria das mulheres, no final dos 40 e no início dos 50 anos. Algumas quase não têm sintomas, mas muitas sofrem com ciclos difíceis, calores, depressão e insônia. O gerânio é um estabilizador hormonal, enquanto a rosa tonifica e purifica o útero, e o cipreste ajuda a aliviar o fluxo menstrual excessivo. Esses óleos podem ser usados em massagens, em banhos e em compressas quentes sobre o abdômen.

O sistema digestório

O sistema digestório compreende o trato digestório e os órgãos anexos. O trato digestório começa com a boca, seguida pelo esôfago, estômago, intestino grosso, intestino delgado, reto e ânus. Os órgãos anexos são as glândulas salivares, fígado, vesícula biliar e pâncreas. As funções do sistema digestório são a ingestão de comida, o peristaltismo (contração de músculos involuntários para a movimentação do alimento), digestão e absorção, quando o alimento é fragmentado e assimilado pelo organismo, e a defecação dos resíduos produzidos.

O ditado "você é o que você come" se refere à qualidade da alimentação, mas igualmente importante é o modo como o alimento é ingerido e digerido. Não importa o quanto sua comida seja saudável; se você comer demais, muito depressa ou tiver um problema digestivo, os nutrientes não são absorvidos apropriadamente pelo corpo.

A aromaterapia pode ajudar o processo digestivo, mas lembre-se de não ingerir os óleos essenciais por via oral. Há poucas exceções: pastilhas para garganta e tosse, que contêm pequenas quantidades de anis, hissopo, eucalipto e hortelã-pimenta. Pastilhas com óleo essencial de hortelã-pimenta

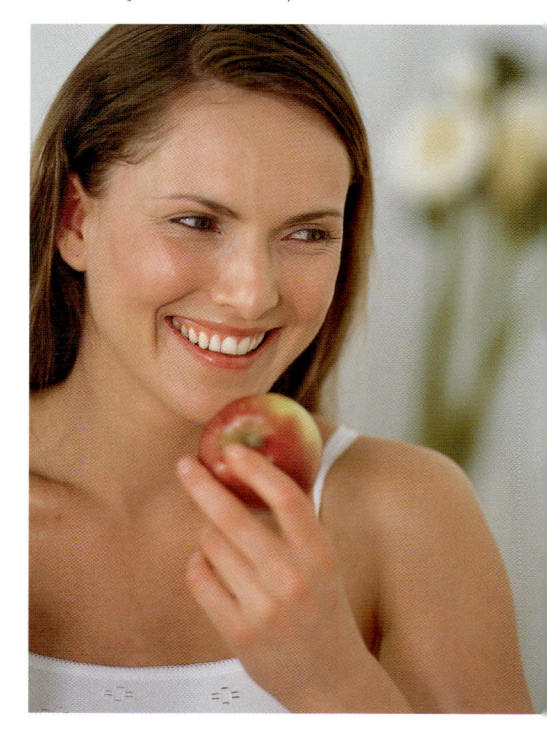

Como a massagem pode ajudar

- As queixas digestivas mais comuns são diarreia, prisão de ventre e formação de gases. Os óleos essenciais com propriedades antiespasmódicas ajudam a relaxar a musculatura lisa que reveste o intestino e facilitam a liberação dos gases. Os melhores óleos antiespasmódicos nesse caso são erva-doce, gengibre, anis, laranja-doce e hortelã-pimenta, massageados suavemente sobre o abdômen.

- A diarreia é causada normalmente por uma passagem rápida demais do alimento pelo intestino. As causas principais são medo, infecções virais, bactérias, venenos, comida estragada e reações alérgicas. Se o medo tiver provocado a diarreia, é bom usar néroli numa suave massagem abdominal, em banhos ou cheirá-lo num lenço de papel. Eucalipto é bom para infecções virais e camomila-romana, para reações alérgicas. A prisão de ventre, causada pela passagem lenta demais do alimento, pode ser tratada com massagem firme no abdômen no sentido horário usando-se manjerona, alecrim, pimenta-do-reino ou erva-doce.

são úteis para a digestão e podem ajudar na síndrome do intestino irritável. Contudo, a massagem aromaterápica e compressas quentes sobre o abdômen são muitas vezes mais eficazes.

Ter uma dieta saudável, com muitas frutas frescas,
ajuda a manter a boa saúde e a pele maravilhosa.

O sistema nervoso

O sistema nervoso é bem complexo e funciona como a rede de comunicação do corpo, seu centro e controle. Ele é dividido em duas partes principais – o sistema nervoso central (SNC) e o sistema nervoso periférico (SNP) – embora haja ainda várias subdivisões. O sistema nervoso opera por meio de energia eletroquímica. Suas funções principais são perceber mudanças no ambiente e no corpo, avaliá-las e então iniciar a ação, seja por contrações musculares ou secreções glandulares.

O SNC compreende o cérebro e a medula vertebral. O SNP abrange os processos nervosos ligando o SNC aos músculos e glândulas. O SNP se subdivide em sistemas aferentes e eferentes e, estes últimos, em sistema nervoso somático e sistema nervoso autônomo (SNA). O SNA é dividido em sistemas simpático e parassimpático.

O sistema simpático atua na resposta do corpo ao perigo. Esses nervos causam boca seca, dilatam as pupilas, estimulam o suor e aumentam a respiração e as batidas cardíacas, numa preparação para lidar com o perigo. O sistema parassimpático monitora os processos do corpo na vida normal e diária e seus nervos regulam a respiração, batimentos cardíacos, digestão etc.

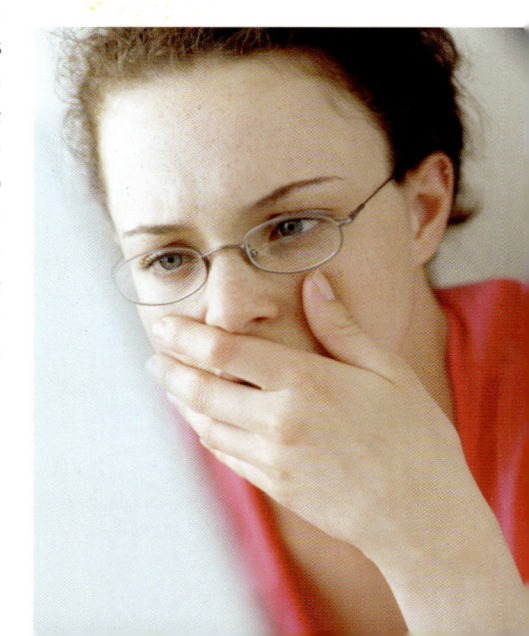

Como a massagem pode ajudar

- A aromaterapia tem um efeito poderoso sobre o sistema nervoso. A massagem com os óleos essenciais apropriados pode reduzir ou eliminar a dor, reduzir os níveis de ansiedade, aliviar os espasmos musculares e a tensão e propiciar sensações generalizadas de calma, relaxamento e bem-estar.

- Certos óleos essenciais são nervinos, o que significa que têm um efeito tônico e fortalecedor sobre o sistema nervoso. Tônicos estimulantes nervosos são fortalecedores e bons para estresse, fraqueza e choque. São eles: raiz de angélica, vetiver, hortelã-pimenta, manjericão e capim-limão. Nervinos sedativos acalmam o estresse e a tensão e são néroli, sândalo, bergamota, lavanda e camomila-romana.

- Os óleos essenciais analgésicos aliviam dor muscular, dores de cabeça etc. Os analgésicos diminuem a dor ao reduzir a atividade das extremidades dos nervos sensoriais. Massagens e compressas frias e quentes são as aplicações comuns, mas, para queimaduras, lavanda pura (talvez o melhor analgésico) deve ser aplicada na região afetada. Outros analgésicos são eucalipto, manjerona, alecrim e hortelã-pimenta.

Os óleos essenciais com propriedades estimulantes tônicas para os nervos devem ser inalados imediatamente depois do choque sofrido, para ajudar a aliviar os sintomas.

O sistema imunológico

O sistema imunológico é a nossa autodefesa contra literalmente milhões de micro-organismos que continuamente tentam invadir e ocupar nosso corpo. Células sanguíneas especializadas, juntamente com o sistema linfático (ver págs. 152-153), formam o sistema imunológico. Algumas das defesas do corpo são não específicas e nos protegem contra micróbios nocivos, enquanto outras têm como alvo agentes invasores específicos.

Os micro-organismos ou micróbios que tentam nos invadir podem ser vírus, parasitas, bactérias ou fungos. Nem todos são perigosos; muitos são benéficos para o ambiente externo e outros coexistem pacificamente dentro de nós. Por exemplo, a variada flora no nosso sistema digestório tem um papel importante no bom funcionamento da digestão. Quando ela é destruída – por exemplo, ao tomarmos antibióticos –, é recomendável ingerirmos bacilos vivos para substituí-la.

Como a massagem pode ajudar

- A aromaterapia é benéfica para o sistema imunológico, pois os óleos essenciais auxiliam e fortalecem a resposta imunológica do corpo com uma dupla ação. Alguns óleos essenciais com propriedades antimicrobianas combatem os micróbios, enquanto outros, imunoestimulantes, aumentam as defesas naturais do corpo. Alguns óleos essenciais têm as duas propriedades, como melaleuca, lavanda, manuka, ravensara, eucalipto e bergamota. Massagens, inalações e compressas são úteis, dependendo das circunstâncias individuais.

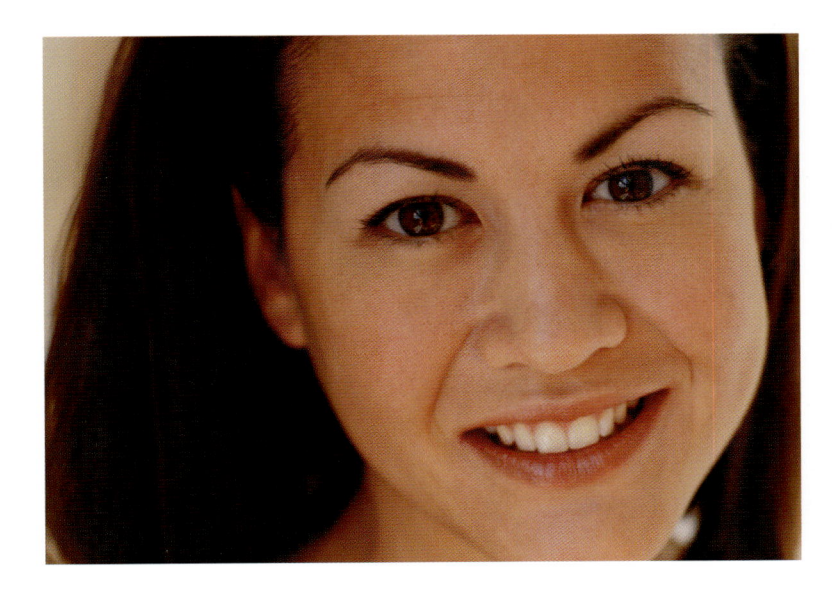

Quando um micro-organismo perigoso entra no corpo, o sistema imunológico responde com uma cadeia de reações. Células brancas grandes, chamadas fagócitos, detectam o organismo estranho, envolvem-no e o matam, embora muitas vezes a própria célula também morra. Podemos ver isso numa ferida infeccionada, em que o pus é formado por bactérias e células brancas mortas.

Usar óleos essenciais com propriedades antimicrobianas e imunoestimulantes em massagens melhora o sistema imunológico.

Os linfócitos fabricam anticorpos em resposta aos micróbios invasores. Esses anticorpos permanecem no sangue e, quando o mesmo micróbio tenta invadir de novo, os anticorpos já presentes o impedem. Quando temos anticorpos suficientes para impedir o surgimento de qualquer sintoma, diz-se que estamos imunes àquele organismo. As células T e as glândulas suprarrenais também desempenham um papel na defesa do corpo.

O sistema linfático

O sistema linfático é o sistema de limpeza do corpo, e ele corre – ao longo e mais além – paralelo ao sistema de circulação sanguínea. Contudo, ao contrário do coração que bombeia o sangue pelo corpo, o sistema linfático usa a pressão da atividade normal dos músculos em redor para fazer circular a linfa. A falta de exercícios e movimentos insuficientes dos músculos podem, portanto, afetar seu funcionamento. Por exemplo, a celulite é causada pela retenção de toxinas devida à fraca circulação linfática.

O sistema linfático é composto de uma rede de pequenos capilares, vasos maiores e dutos que transportam o fluido linfático, e dos nódulos linfáticos, que agem como filtros. O fluido linfático é semelhante ao plasma, mas contém menos proteína e mais linfócitos, que propiciam proteção imunológica contra infecções.

O sistema linfático funciona como o sistema de limpeza do corpo ao usar a pressão das atividades musculares.

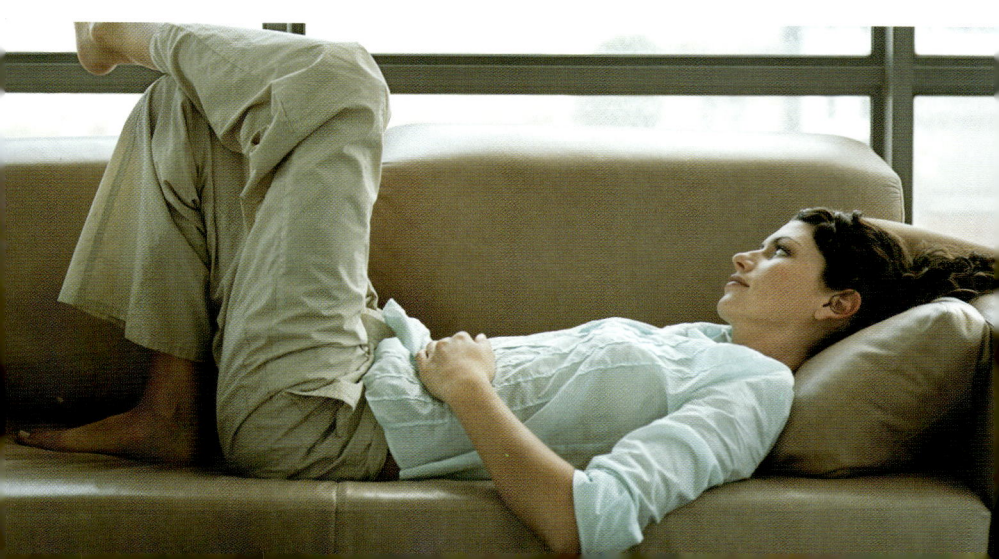

Como a massagem pode ajudar

- A massagem aromaterápica rápida e estimulante, que incentiva manualmente a circulação linfática, é bastante benéfica. Isso é especialmente verdadeiro para os que têm um sistema linfático preguiçoso, normalmente causado por exercícios insuficientes, pelo fato de se ficar de pé o dia todo ou sentada à escrivaninha. A massagem funciona das extremidades (por exemplo, das mãos para os braços, e dos pés para as pernas) para a direção da clavícula. Ali o sistema linfático deságua no sangue na veia subclávia, diretamente sob a clavícula. O abdômen também é massageado, pois há ali muitas glândulas linfáticas e vasos.

- Os óleos essenciais que têm propriedade depurativa (ou limpadora do sangue) são benéficos, pois incentivam a eliminação de toxinas, facilitando assim a pressão no sistema linfático. Os óleos essenciais depurativos são raiz de angélica, semente de cenoura, cipreste, grapefruit, erva-doce e junípero.

- Os óleos essenciais estimulantes da circulação e os diuréticos são também recomendados. Os estimulantes da circulação aumentam o fluxo da linfa e compreendem vários óleos essenciais condimentados, como pimenta-do-reino, flores secas de cravo-da-índia, cardamomo, gengibre, canela e alecrim. Os diuréticos aumentam o fluxo da urina ao estimular os rins e acelerar a eliminação de toxinas. São eles: grapefruit, limão, laranja-doce, gerânio, junípero e erva-doce.

Os óleos carreadores

Os óleos carreadores, ou óleos de base, são aqueles nos quais os óleos essenciais são diluídos antes da massagem. Compostos na sua maioria de ácidos gordurosos, os óleos carreadores usados em massagens de aromaterapia são todos de origem vegetal.

A maioria desses óleos é extraída de nozes e sementes. Eles são facilmente absorvidos pela pele e muitos têm propriedades terapêuticas. Os óleos carreadores de melhor qualidade são por pressão a frio e não refinados, e você deve tentar adquiri-los.

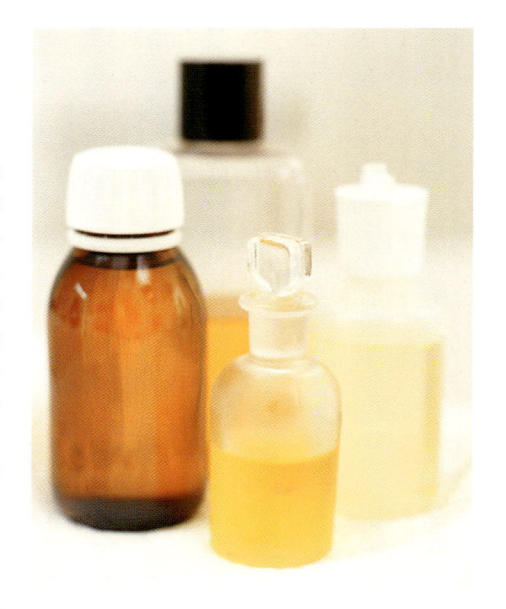

Se mantiver uma pequena coleção de óleos carreadores, você poderá escolher seu óleo carreador de acordo com as condições de sua pele.

Óleo de amêndoa doce

O óleo de amêndoa doce é amarelo-claro, quase sem odor e tem excelentes propriedades emolientes (suavizantes). É rico em minerais, vitaminas e proteínas e é amplamente usado em cosmética por suas propriedades terapêuticas. O óleo de amêndoa doce é especialmente apropriado para peles secas, sensíveis e irritadas. Ele amacia, revitaliza e nutre a pele e é um excelente lubrificante. É provavelmente o melhor óleo carreador para massagens com múltiplas finalidades.

Óleo de sementes de damasco

O óleo de sementes de damasco é de um amarelo ligeiramente mais escuro que o de amêndoa, e tem textura e aparência leves e sedosas. É bem absorvido pela pele, de modo rápido, o que o torna apropriado para massagens faciais e corporais. O óleo de damasco é especialmente indicado para peles maduras, secas, sensíveis e inflamadas.

Óleo de abacate

O óleo de abacate é de um verde vibrante e tem um aroma leve de nozes. É viscoso, mas penetra profundamente, e para massagem até 25% é normalmente misturado com um óleo carreador mais leve como o de amêndoa. O óleo de abacate, muito rico e nutritivo, é apropriado para as peles subnutridas, secas, desidratadas e maduras e pode ajudar a tratar eczema.

Óleo de calêndula

O óleo de calêndula é um óleo de infusão, o que quer dizer que as partes importantes da planta são postas em infusão num óleo carreador, transferindo a este suas propriedades. O óleo de calêndula tem excelentes qualidades curativas, ajuda a regeneração dos tecidos e é bom para irritações cutâneas, peles rachadas e irritadas, contusões e queimaduras de sol e age suavemente nas veias varicosas.

Óleo de cenoura

O óleo de cenoura também é um óleo de infusão, feito da raiz da cenoura. Não deve ser confundido com o óleo de semente de cenoura, que é um óleo essencial. O óleo de cenoura tem uma brilhante cor laranja e é rico em betacarotenos e vitaminas. É excelente para sinais leves de envelhecimento e para peles secas, com coceiras e inflamadas. É usado numa diluição de 10% com um óleo carreador mais leve.

Óleo de coco

O óleo de coco é sólido à temperatura ambiente, em seu estado natural e não fracionado, e é usado para fazer cremes para a pele e para adicionar brilho e lustro ao cabelo opaco. O óleo de coco fracionado refinado pode ser usado como um óleo de massagem bem leve e de rápida absorção.

Óleo de prímula

O óleo de prímula é conhecido também como o suplemento oral ácido gama-linolênico. Contudo, é também um óleo carreador muito útil por suas excelentes qualidades hidratantes. Viscoso e de tom amarelo-dourado, é melhor usá-lo numa diluição de 20% num óleo carreador mais leve, para pele seca e envelhecida e para tratar psoríase, tensão pré-menstrual e eczema.

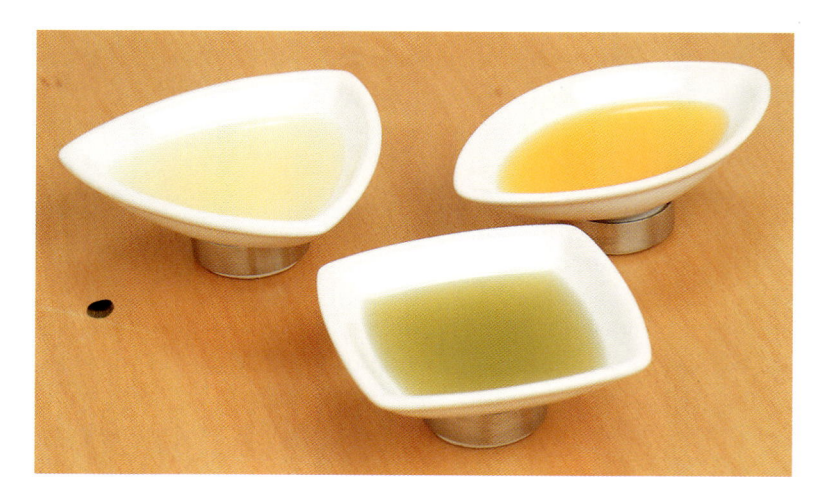

Os diversos óleos carreadores têm uma vasta gama de cores e viscosidade – alguns são quase transparentes enquanto outros são bem coloridos.

Óleo de semente de uva

O óleo de semente de uva está disponível só como óleo refinado, mas é um óleo de massagem muito usado, pois sua textura fina é facilmente absorvida pela pele. Ele é verde-claro e pode ser misturado com um óleo carreador mais pesado e nutritivo, para maior eficácia sobre a pele.

Óleo de avelã

O óleo de avelã é amarelo-claro e tem forte odor de nozes. É leve, facilmente absorvido pela pele e suavemente adstringente, o que o torna uma boa escolha para peles oleosas. Também é bom para peles inflamadas e pode ser misturado com outro óleo carreador para amenizar seu aroma.

Óleo de jojoba

O óleo de jojoba é, na verdade, uma cera líquida, embora atue como os outros óleos carreadores. Tem textura leve e penetra profundamente, sendo apropriado para todos os tipos de pele. A composição química da jojoba lembra bastante o lubrificante natural da pele, o que dá a esse óleo excelentes propriedades hidratantes e emolientes e o torna uma ótima escolha como óleo carreador para fins de aromaterapia.

Óleo de sementes de rosa

O óleo de sementes de rosa varia do amarelo-claro ao laranja forte, e é um óleo carreador cada vez mais popular devido às suas propriedades de regenerar os tecidos, o que pode ajudar a retardar os sinais de envelhecimento. Especialmente apropriado para peles secas, maduras, queimadas de sol e sem brilho, é melhor usá-lo numa diluição de 20% com um óleo carreador mais leve.

Preparação para a massagem

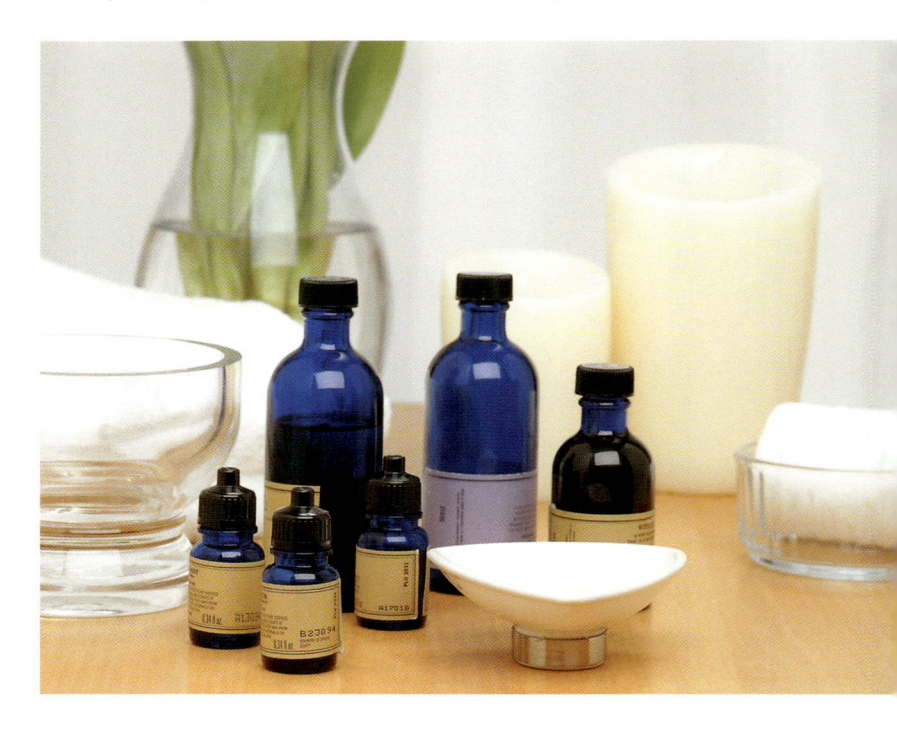

A massagem requer uma preparação adequada para ser eficaz e confortável para você ou para a pessoa a ser massageada. Na prática, se você não se preparou direito e no meio da massagem descobre que está sem toalhas, então deve parar e lavar as mãos antes de tocar qualquer coisa.

Antes de iniciar a massagem, veja se tem à mão todos os óleos carreadores e os essenciais, uma vasilha para misturá-los, toalhas e tudo o que for necessário.

Como se preparar

1 Providencie um cômodo reservado que seja silencioso, limpo e espaçoso. Ele deve estar alguns graus acima da temperatura normal, pois é preciso ficar sem roupa para receber a massagem e nem você nem a outra pessoa devem sentir frio. A pele massageada com óleo esfria rapidamente, portanto é importante um cômodo aquecido.

2 Certifique-se de que a iluminação seja suave, mas clara o suficiente para que você veja o que está fazendo. Luz indireta e abajures são melhores que luz no teto, para não ofuscar a pessoa que está deitada de costas.

3 Assegure-se de ter tudo o que precisa, inclusive tempo para não ter que se apressar. Você vai precisar de várias toalhas de diferentes tamanhos para cobrir as partes do corpo depois da massagem de cada uma. Uma toalha grande pode ser usada para cobrir um futon ou colchonete no chão, onde está sendo feita a massagem. Tenha várias almofadas à mão para se sentar e apoiar os joelhos se estiver massageando outra pessoa.

4 Escolha os óleos essenciais e misture-os em óleo carreador numa quantidade suficiente para as suas necessidades. Uma massagem corporal completa precisa de 15 a 25 ml (3-5 c/c), dependendo do tamanho da pessoa e do quanto a pele dela é seca. Use uma vasilha pequena e rasa em que você possa mergulhar facilmente a ponta dos dedos.

5 Prepare-se mentalmente para fazer a massagem. Veja se este livro está aberto na página certa, para o caso de precisar rever a sequência de movimentos.

6 Lembre-se de aparar as unhas, prender os cabelos e tirar anéis ou pulseiras antes de começar.

Técnicas de massagem

Efleurage

Efleurage é o alisamento básico que você usa inicialmente no corpo e repete durante toda a massagem. São movimentos longos e lentos, que aos poucos passam de leves para firmes. Esses movimentos iniciais cobrem o corpo com óleo aromático e propiciam uma sensação de relaxamento e calma.

A técnica da *efleurage* traz sangue à superfície do corpo. Ajuda na assimilação de nutrientes, estimula o movimento linfático e a eliminação de toxinas. Essa técnica introduz a massagem: é suave, não invasiva e aquece os músculos antes dos movimentos mais profundos. É a ligação entre as diferentes áreas do corpo e entre os movimentos mais profundos.

Como fazer a *efleurage*

1 Use a mão toda para fazer a *efleurage*, bem esticada, relaxada e com os dedos frouxamente juntos.

2 Use as duas mãos, uma ao lado da outra, para fazer movimentos calmos e ritmados para cima e para baixo na parte do corpo em que está trabalhando – por exemplo, para cima e para baixo nas costas e de cada lado da coluna.

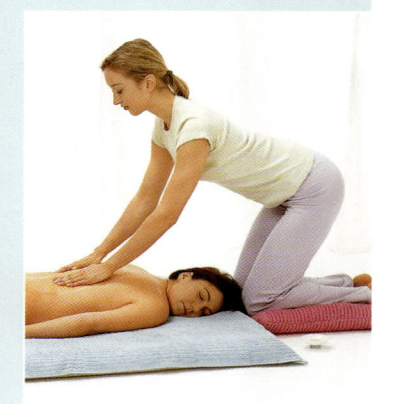

Petrissage

Petrissage é o movimento de amassar que trabalha os músculos. A técnica consiste em elevar o músculo com as mãos ou os dedos, repetidas vezes, suave e ritmadamente, apertando ou torcendo levemente, e depois relaxando.

A técnica da *petrissage* ativa os músculos, o que aumenta a circulação e melhora a atividade linfática. A tensão muscular é acalmada e relaxada. Sempre faça a *efleurage* durante vários minutos antes da *petrissage*, pois esta última é um movimento profundo.

A *petrissage* é feita apenas nas áreas da carne e dos músculos – nunca diretamente sobre o osso. É benéfica para os ombros, os lados das costas, a parte de trás e da frente das coxas, as panturrilhas e a parte superior dos braços.

Como fazer a *petrissage*

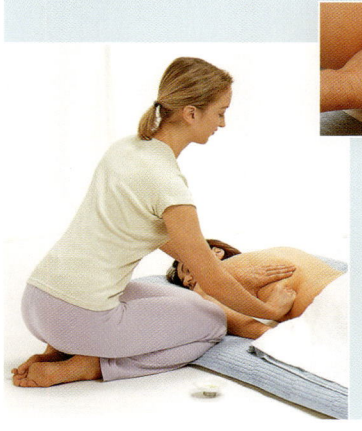

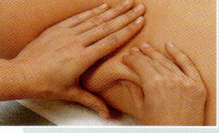

1 Coloque as mãos perto uma da outra de cada lado do músculo e levante, estique, belisque e relaxe. É como fazer massa de pão – um trabalho ritmado da carne e do músculo debaixo das suas mãos.

Fricção

Os movimentos da fricção são circulares, firmes e de esfregação. Eles são mais profundos do que na *petrissage* e são feitos apenas depois que a *efleurage* (e talvez um pouco de *petrissage*) aqueceu a área.

A fricção é feita com as pontas dos dedos ou polegares, embora em áreas difíceis, como as solas dos pés, se use os nós dos dedos. Comece devagar e aumente a pressão aos poucos, para que não haja dor ou resistência.

A fricção estica o músculo e os tecidos, afastando-os do osso, aumentando a circulação sanguínea e a linfática, e aliviando a tensão e a congestão.

Como fazer a fricção

1 Faça movimentos circulares amplos com as mãos espalmadas, começando pela parte superior e movendo-as na direção oposta, para causar um rubor cálido e liberar a tensão. Quando feita devagar, é reconfortante; se feita rapidamente, é estimulante.

2 Usando as pontas dos dedos ou polegares, faça círculos pequenos e firmes para cima nas laterais da coluna para liberar a rigidez e a tensão das costas e ajudar a eliminar as toxinas.

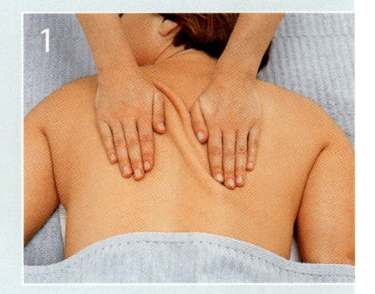

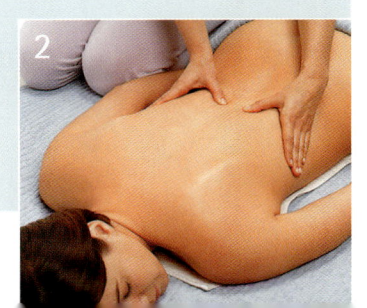

Técnicas especiais

> **Drenagem, *feathering* e massagem áurica**

• **Drenagem**. Ela ajuda o fluxo da linfa, auxiliando, portanto, a eliminação de toxinas. A drenagem simples é assim: gentilmente levante uma perna ou um braço e segure. Usando firmes movimentos de *efleurage*, massageie apenas numa direção, começando do tornozelo ou do pulso em direção ao centro do corpo.

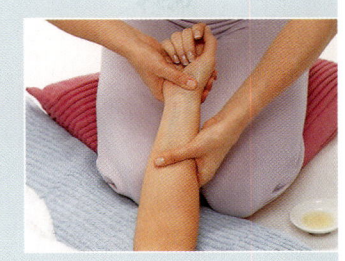

• *Feathering*. É um bom modo de terminar uma sessão de massagem, deixando a pessoa calma e com uma sensação de plenitude. Use um movimento bem leve feito com uma pressão suave das pontas dos dedos de uma maneira lenta e ritmada. Por exemplo, faça longos alisamentos para baixo, nas laterais da coluna.

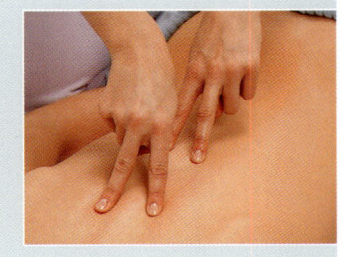

• **Massagem áurica**. Também é uma boa maneira de terminar uma sessão. Trabalha com a aura (ver pág. 92) e é feita sem contato físico algum. Depois do *feathering*, faça massagens áuricas a uma distância de 2,5 a 5 cm do corpo, abrangendo-o todo, da cabeça aos pés.

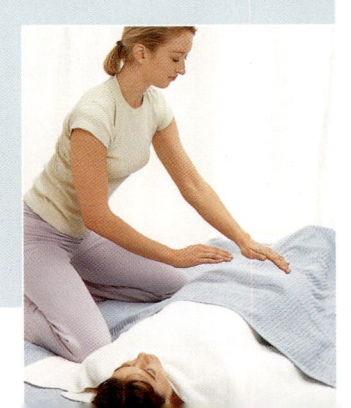

Automassagem

Antes de massagear outra pessoa, é uma boa ideia treinar um pouco de automassagem. Você vai desenvolver uma boa sensibilidade, aprender quanta pressão aplicar e como tocar e massagear um corpo com confiança e convicção.

A automassagem nunca é tão relaxante quanto uma massagem recebida de outra pessoa. Mesmo assim, é boa para relaxar a tensão muscular e o estresse em geral, e para propiciar uma sensação de calma e bem-estar. Também tem a vantagem de poder ser feita sem a presença de outra pessoa, de modo que você possa se massagear onde e quando precisar. Por exemplo, se tiver dor de cabeça sentada à frente do computador, levante-se e se estique e massageie os ombros e o pescoço (ver pág. 167).

A melhor automassagem é feita em casa usando uma combinação de óleos essenciais misturados num óleo carreador. Infelizmente você não pode massagear as próprias costas, mas pode alcançar a maioria das outras partes do corpo. Faça ao menos seis movimentos de *efleurage*, para cima e para baixo em cada parte do corpo, ou quantas vezes mais você quiser. Depois, faça *petrissage* e movimentos de fricção para aliviar a tensão muscular profunda.

VOCÊ VAI PRECISAR DE:

Um colchonete ou futon • Toalhas • Óleos essenciais de sua preferência, misturados em óleo carreador numa vasilha pequena.

Pernas e pés

A massagem nos pés é relaxante e a reflexologia é uma massagem especial para os pés, ótima para o corpo todo. Pernas cansadas também se beneficiam com essa massagem.

COMO FAZER

1 Sente-se confortavelmente num colchonete ou futon no chão, coberto com uma toalha. Tenha por perto a vasilhinha com o óleo. Tire as calças ou qualquer outra roupa das pernas e dos pés. Cubra as pernas e um dos pés com uma toalha.

2 Ponha óleo nas mãos e faça *efleurage* em todo o pé, aumentando a pressão. Passe para a *petrissage* e fricção na sola. Trabalhar com firmeza nos pés dá uma sensação boa. Termine com *efleurage* e repita no outro pé.

3 Descubra uma das pernas e ponha bastante óleo nas mãos. Faça longos movimentos de *efleurage* por toda a perna (na frente e atrás) até onde conseguir alcançar. Passe para a *petrissage*, mas evite a frente da perna abaixo do joelho. Faça algumas fricções na coxa se tiver celulite ou congestão, e termine com *efleurage*. Repita na outra perna.

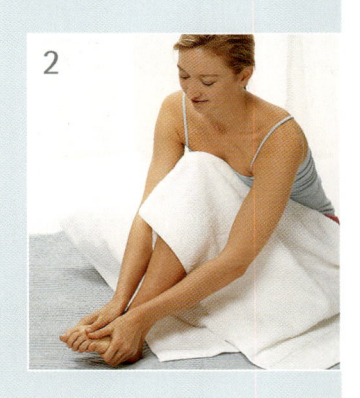

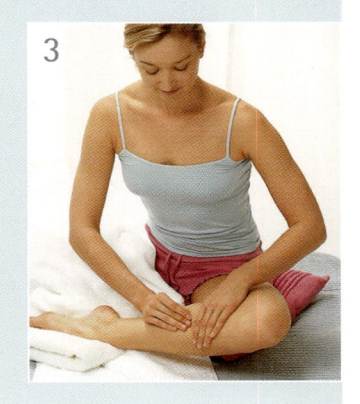

Mãos, braços e abdômen

As mãos trabalham duro o dia todo e vão agradecer uma massagem relaxante. O abdômen também se beneficia com a massagem, que ajuda a digestão.

COMO FAZER

1 Sente-se confortavelmente num colchonete ou futon no chão, coberta com uma toalha. Tenha por perto sua vasilha de óleo. Tire a roupa dos braços.

2 Ponha um pouco de óleo nas mãos e faça *efleurage* sobre as mãos, aumentando aos poucos a pressão. Passe para a *petrissage* e faça movimentos firmes de fricção nas palmas. Termine com a *efleurage*.

3 Ponha óleo numa das mãos e faça *efleurage* num braço, de cima até embaixo, passando para *petrissage* com uma mão só em toda a parte acima do cotovelo. Termine com a *efleurage*. Repita no outro braço.

4 Descubra o abdômen e passe óleo nas mãos. Faça movimentos circulares de *efleurage* sobre o abdômen e o diafragma no sentido horário, seguindo a direção da digestão. Faça *petrissage* nas laterais do abdômen e termine com *efleurage*.

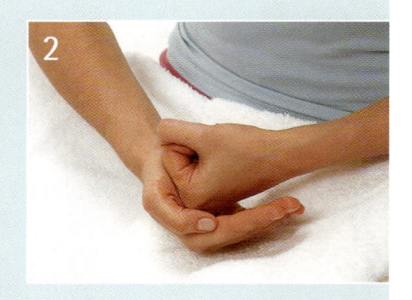

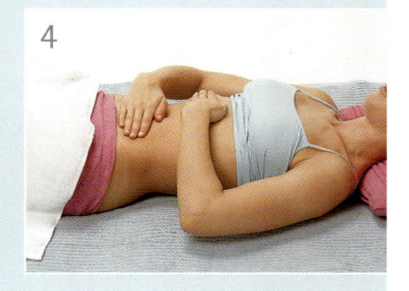

Pescoço e ombros

O pescoço e os ombros facilmente ficam estressados e tensos e se beneficiam com a massagem mais do que qualquer outra parte do corpo.

COMO FAZER

1 Sente-se confortavelmente num colchonete ou futon, coberta com uma toalha. Tenha por perto a vasilha de óleo. Tire a roupa da parte de cima do corpo e enrole uma toalha sobre o peito e o abdômen. Prenda o cabelo, se necessário, para que todo o pescoço fique exposto.

2 Ponha um pouquinho de óleo nas mãos e faça *efleurage* no pescoço e nos ombros, aos poucos aumentando a pressão.

3 Passe para a *petrissage* em um ombro e trabalhe os músculos com firmeza. Faça pequenos círculos de fricção nos músculos do ombro onde sentir que há tensão profunda. Repita no outro ombro. Termine com *efleurage*.

4 Coloque as pontas dos dedos atrás da cabeça, em cada um dos lados do pescoço e faça círculos de fricção para cima e para baixo. Evite pressionar as vértebras. Termine com *efleurage*.

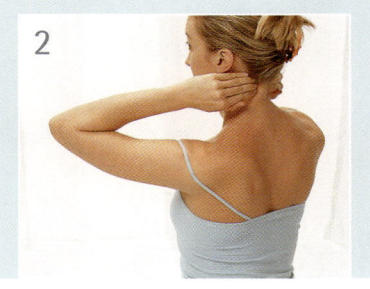

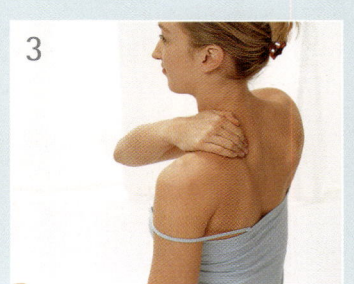

Aplicando uma massagem aromaterápica simples

Não seja ambiciosa demais em sua primeira massagem em outra pessoa – comece, por exemplo, com uma massagem nas costas. Para ficar confortável, experimente qual a melhor postura para você e mantenha as costas retas. Veja se todas as partes do corpo da sua amiga estão cobertas com toalhas, menos a parte a ser massageada.

Como fazer a massagem

VOCÊ VAI PRECISAR DE:
Um colchonete ou futon • Toalhas • Óleos essenciais à sua escolha, misturados num óleo carreador ou numa vasilhinha.

COMO FAZER

1 Peça à sua amiga para tirar a calça, segurando uma toalha para cobri-la, e depois para se deitar de barriga para baixo num colchonete ou futon coberto por uma toalha. Cubra o corpo todo com toalhas, depois cubra as costas e se ajoelhe ao lado.

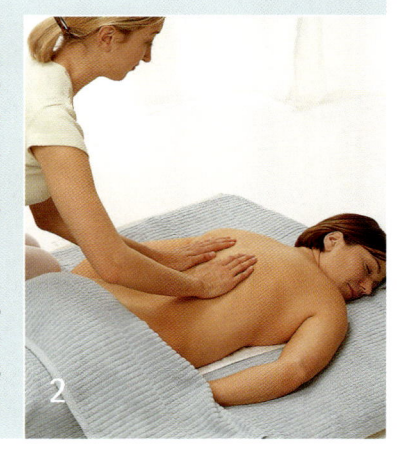

2 Ponha um pouco de óleo nas mãos e faça movimentos suaves de *efleurage* para cima e para baixo nas costas, usando uma mão em cada lado da coluna, gentilmente aumentando a pressão a cada vez.

3 Mova-se para um lado e faça *petrissage* para cima e para baixo num dos lados das costas. Mova-se para o outro lado e repita.

4 Faça pequenos círculos de fricções nos dois lados da coluna. Vá atrás da cabeça e faça grandes círculos de fricções, movendo as mãos em direções opostas sobre a parte de cima das costas. Faça *efleurage* nas costas e cubra com toalhas.

5 Descubra uma das pernas. Faça *efleurage* para cima e para baixo. Faça *petrissage* primeiro na coxa e depois na panturrilha. Faça *efleurage* na perna toda. Repita na outra perna.

6 Peça para a sua amiga se virar, mantendo as toalhas afastadas do corpo dela.

7 Descubra uma das pernas. Faça *efleurage* para cima e para baixo, tendo o cuidado de não pressionar o osso do tornozelo ou do joelho. Faça *petrissage* na coxa e pequenos círculos de fricção em volta do joelho. Faça *efleurage* na perna toda. Repita na outra perna.

8 Faça *efleurage* e depois *petrissage* num pé e círculos de fricção na sola. Repita no outro pé.

9 Descubra e faça *efleurage* para cima e para baixo num dos braços e na mão, depois faça *petrissage* na parte superior do braço e círculos de fricção na palma. Faça *efleurage* por todo o braço e depois repita no outro braço.

10 Descubra o abdômen e faça *efleurage* suavemente no sentido horário. Faça *petrissage* em cada lado do abdômen. Faça *efleurage* no abdômen.

11 Descubra os ombros e faça *efleurage* na parte de cima do peito, ombros e pescoço – trabalhando com as mãos por baixo –, faça *petrissage* nos ombros, depois *efleurage* como antes.

12 Termine fazendo uma massagem áurica ampla sobre o corpo todo.

Uma massagem íntima para amantes

A massagem aromaterápica é terapêutica, calmante e saudável, mas também pode ser sensual e erótica. Esse tipo de massagem sensual é uma forma maravilhosa de comunicação íntima e sem palavras entre amantes.

Quando os desejos sexuais entre os amantes não são urgentes, então preliminares lentas, sensuais e eróticas podem elevar o prazer dos parceiros. As massagens íntimas podem desempenhar um papel importante para os amantes e ser apreciadas por si mesmas e não apenas como prelúdio para o sexo.

Como fazer a massagem

VOCÊ VAI PRECISAR DE:
Velas, flores, música e objetos bonitos • Toalhas • Óleos essenciais sensuais e afrodisíacos à sua escolha (ver págs. 180-181), misturados num óleo carreador numa vasilhinha.

O QUE FAZER

1 Prepare o quarto providenciando um espaço íntimo com velas, flores, música suave e lindos objetos. Certifique-se de que o local é relaxante e confortável, e que você tem toalhas para cobrir a roupa de cama ou outra superfície que esteja usando. Tenha por perto a vasilha com os óleos essenciais.

2 Os dois podem ficar nus ou usar apenas roupas de baixo, mas use toalhas como você faria com qualquer outra massagem. Comece com seu parceiro deitado de bruços e descubra as costas dele.

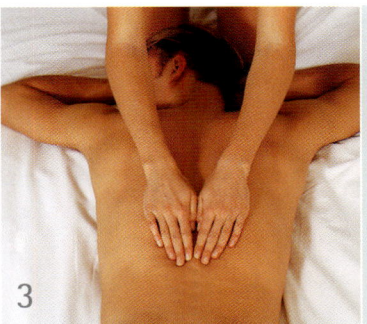

3 Ponha óleo nas mãos e se ajoelhe ao lado dele, ou perto da cabeça, ou sente-se nas nádegas dele se for confortável para ambos. Use as duas mãos para fazer *efleurage* lentamente para cima e para baixo das costas do parceiro, num fluxo ritmado.

4 Quando se sentir preparada para prosseguir, pergunte que parte do corpo ele gostaria de ter massageada a seguir. Muitas partes do corpo podem transmitir sensações eróticas, por isso não se concentre apenas nas óbvias zonas erógenas. Seja criativa e tenha o cuidado de fazer uma massagem amorosa e sensual.

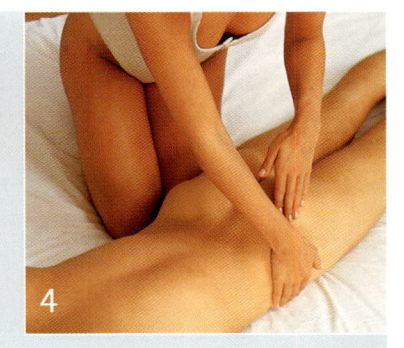

5 Deixe que a excitação sexual e o desejo surjam naturalmente – não force nada nem tenha expectativas preconcebidas. Às vezes a massagem íntima entre amantes não é sexual; pode ser calmante, amorosa e sensual sem necessariamente ser erótica.

6 Experimente trocar de lugar e incentive seu parceiro a massageá-la também. Diga-lhe do que você gosta, o que a faz se sentir bem e apenas participem da alegria de ter prazer com o corpo um do outro.

Uma massagem estimulante para os esportes

Uma massagem aromaterápica estimulante é benéfica antes e depois da prática de esportes e também ajuda o processo de desintoxicação do corpo, ao estimular o sistema linfático. Estimular o sistema linfático também é ótimo para a convalescença, pois ajuda a fortalecer o sistema imunológico depois da doença curada.

A massagem para os esportes é vigorosa e estimulante e, ao contrário das outras formas de massagem, não busca relaxar e acalmar. Ela tanto ajuda a preparar para a atividade esportiva, tonificando e aquecendo os músculos, quanto recupera o corpo depois, ao aliviar os músculos contraídos, tensos e muito trabalhados. A técnica da massagem esportiva também é um tanto diferente da massagem aromaterápica normal, pois é mais rápida, profunda e vigorosa. Contudo, ainda é uma massagem aromaterápica, já que você vai usar óleos essenciais para estimular, tonificar e purificar o corpo.

Como fazer a massagem

VOCÊ VAI PRECISAR DE:
Um colchonete ou futon • Toalhas • Óleos essenciais à sua escolha (ver págs. 176-177), misturados num óleo carreador numa vasilhinha.

COMO FAZER

1 Prepare seu amigo ou amiga como de costume. A massagem esportiva simples trabalha apenas as pernas, já que os membros inferiores fazem um bocado de trabalho durante o esporte. Descubra uma das pernas, passe óleo nas mãos e faça *efleurage* para cima e para baixo como na massagem normal. Então aumente a pressão e

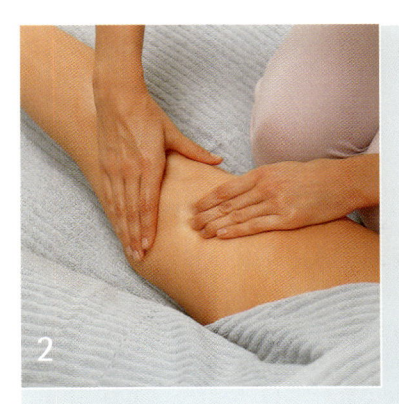

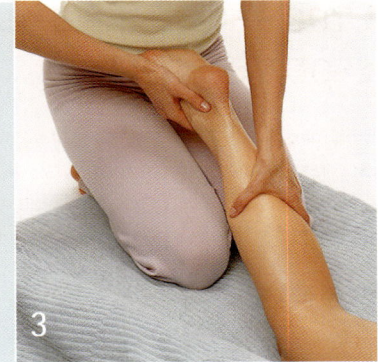

apresse os movimentos, tornando-os rápidos, vigorosos e um pouco mais profundos. Não aplique muita pressão sobre a parte de trás do joelho, pois isso pode machucá-lo.

2 Faça *petrissage* na coxa, usando uma técnica rápida e profunda, e depois faça alguns movimentos de fricção.

3 Passe para a panturrilha, evitando a parte de trás do joelho, e continue com a *petrissage* rápida. Gentilmente eleve a perna e faça alguns movimentos de drenagem.

4 Depois, faça *efleurage* na perna toda, cubra-a com uma toalha e repita na outra perna.

5 Peça para seu amigo ou amiga virar e descubra uma perna. Faça *efleurage* na perna toda, fazendo movimentos mais rápidos e profundos. Não aplique pressão sobre o joelho. Faça a *petrissage* e friccione a coxa, depois faça *efleurage* na perna toda, cubra-a e passe para a outra perna.

Combinações para massagens calmantes e relaxantes

Estas dez combinações clássicas para massagens são misturas testadas e aprovadas de óleos essenciais que propiciam calma e relaxamento. Você provavelmente vai descobrir duas ou três combinações favoritas a que vai recorrer muitas vezes, pois são as que têm um efeito especial sobre você.

Contudo, é bom experimentar a maioria de combinações possíveis e, para criar a sua, talvez você consiga alguma inspiração nas sugestões a seguir. Essas combinações devem ser misturadas a 20 ml (4 c/c) de óleo carreador ou adaptadas proporcionalmente.

Experimente criar sua combinação personalizada calmante e relaxante usando alguns dos seus óleos favoritos, ou os da sua amiga.

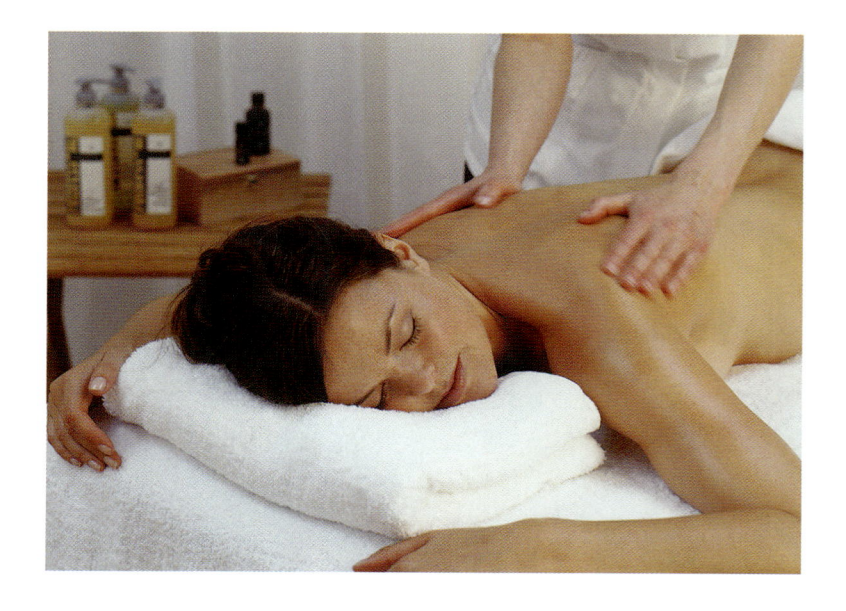

Combinações sugeridas

3 gotas de camomila-vulgar
5 gotas de lavanda
4 gotas de bergamota

5 gotas de néroli
5 gotas de lavanda
2 gotas de gerânio

4 gotas de lavanda
4 gotas de esclareia
4 gotas de melissa

5 gotas de rosa
4 gotas de olíbano
3 gotas de camomila-vulgar

6 gotas de néroli
3 gotas de gerânio
3 gotas de ilangue-ilangue

5 gotas de bergamota
4 gotas de manjerona
3 gotas de camomila-romana

4 gotas de olíbano
4 gotas de mirra
4 gotas de sândalo

4 gotas de esclareia
5 gotas de verbena
3 gotas de patchuli

5 gotas de petitgrain
4 gotas de jasmim
3 gotas de laranja-doce

5 gotas de mirra
5 gotas de rosa
2 gotas de pau-rosa

Combinações para prática de esportes e músculos contraídos

Estas combinações clássicas misturam óleos essenciais que podem ajudar a tonificar e aquecer os músculos, preparando-os para a prática de esportes ou de outra atividade vigorosa, e também a aliviar nós contraídos de tensão antes ou depois da prática esportiva.

As dez combinações a seguir têm mais odor de ervas e robustez do que de florais doces e delicados, de modo que muitos vão ser do agrado tanto de homens quanto de mulheres. Essas combinações devem ser misturadas em 20 ml (4 c/c) de óleo carreador ou adaptadas proporcionalmente.

Uma massagem aromaterápica rápida e profunda com uma dessas combinações depois de um exercício vigoroso alivia contração e nós dos músculos.

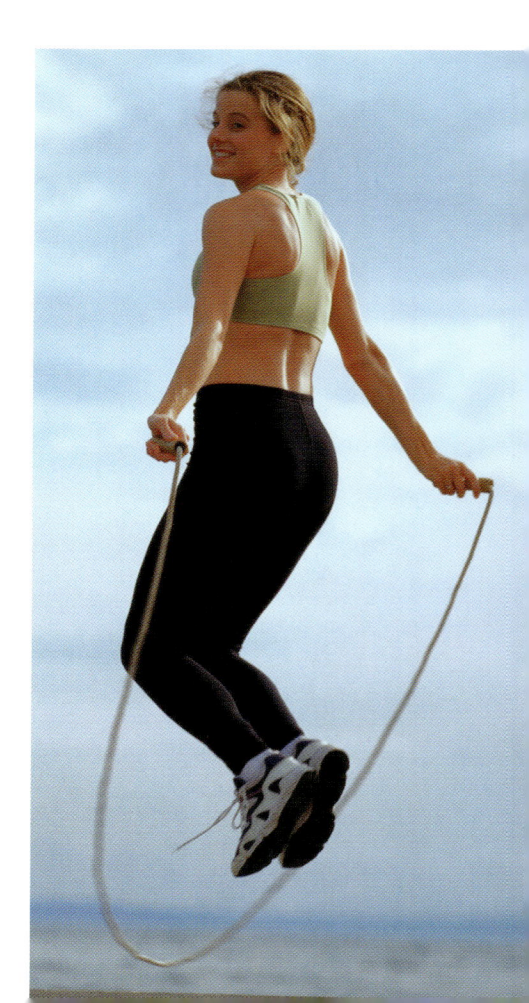

Combinações sugeridas

4 gotas de alecrim
4 gotas de lavanda
4 gotas de manjerona

4 gotas de pinho
4 gotas de cajepute
4 gotas de limão

5 gotas de tomilho
4 gotas de limão
3 gotas de pimenta-do-reino

5 gotas de manjerona
4 gotas de lavanda
3 gotas de camomila-vulgar

5 gotas de manjerona
4 gotas de cedro
3 gotas de noz-moscada

5 gotas de esclareia
4 gotas de pimenta-do-reino
3 gotas de capim-limão

5 gotas de manuka
4 gotas de junípero
3 gotas de grapefruit

5 gotas de lavanda
4 gotas de manjericão
3 gotas de camomila-romana

5 gotas de alecrim
4 gotas de esclareia
3 gotas de manjericão

6 gotas de limão
5 gotas de alecrim
1 gota de hortelã-pimenta

Combinações para massagens desintoxicantes e estimulantes

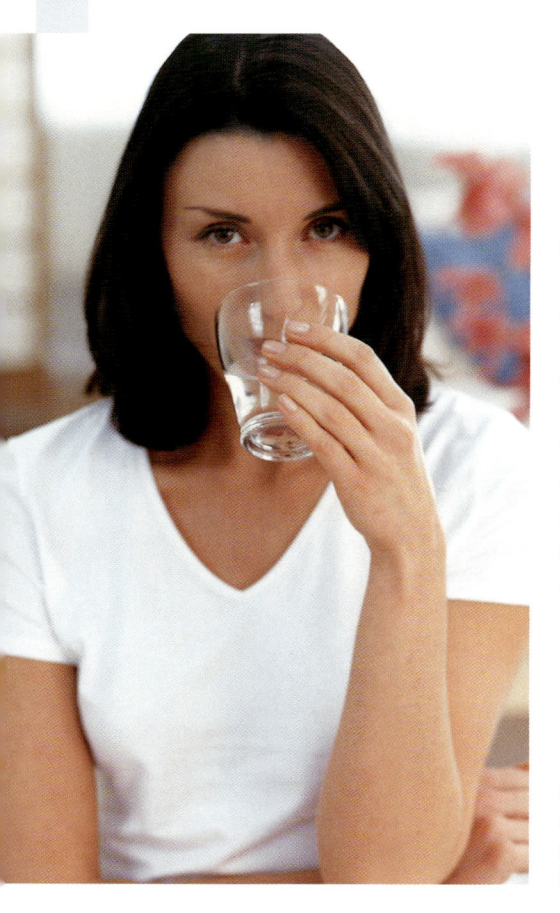

Estas dez combinações clássicas são úteis para uma limpeza profunda do corpo e podem também ajudar a reduzir a celulite, congestão e outros problemas tóxicos. Elas podem ser usadas numa massagem rápida antes de uma sauna, que é um método bem eficaz de se eliminar toxinas.

Usadas com regularidade, estas combinações ajudam o sistema linfático, os rins e o fígado. Beba bastante água pura ao usar os óleos essenciais desintoxicantes. Estas combinações devem ser misturadas em 20 ml (4 c/c) de óleo carreador ou adaptadas proporcionalmente.

Lembre-se de beber bastante água pura quando usar os óleos essenciais desintoxicantes para a profunda limpeza do corpo.

Combinações sugeridas

5 gotas de grapefruit
5 gotas de erva-doce
2 gotas de semente de cenoura

4 gotas de junípero
4 gotas de cistus
4 gotas de limão

4 gotas de junípero
4 gotas de alecrim
4 gotas de limão

4 gotas de alecrim
4 gotas de gerânio
4 gotas de erva-doce

5 gotas de gerânio
4 gotas de erva-doce
3 gotas de raiz de angélica

5 gotas de helicriso
4 gotas de pimenta-do-reino
3 gotas de semente de cenoura

5 gotas de junípero
5 gotas de lima
2 gotas de helicriso

4 gotas de limão
4 gotas de grapefruit
4 gotas de raiz de angélica

6 gotas de gerânio
4 gotas de erva-doce
2 gotas de raiz de angélica

5 gotas de junípero
5 gotas de cistus
2 gotas de hortelã-pimenta

Combinação para massagens estimulantes e afrodisíacas

Estas combinações clássicas para massagem são geralmente estimulantes e afrodisíacas quando usadas nas situações adequadas. Elas misturam alguns dos mais deliciosos óleos essenciais e é realmente um prazer usá-los.

As dez combinações também incorporam óleos essenciais antidepressivos que ajudam a aliviar a tensão nervosa, a ansiedade e a depressão. São combinações estimulantes clássicas, mas você pode experimentar diferentes combinações e proporções desses óleos essenciais. Estas combinações devem ser misturadas com 20 ml (4 c/c) de óleo carreador ou adaptadas proporcionalmente.

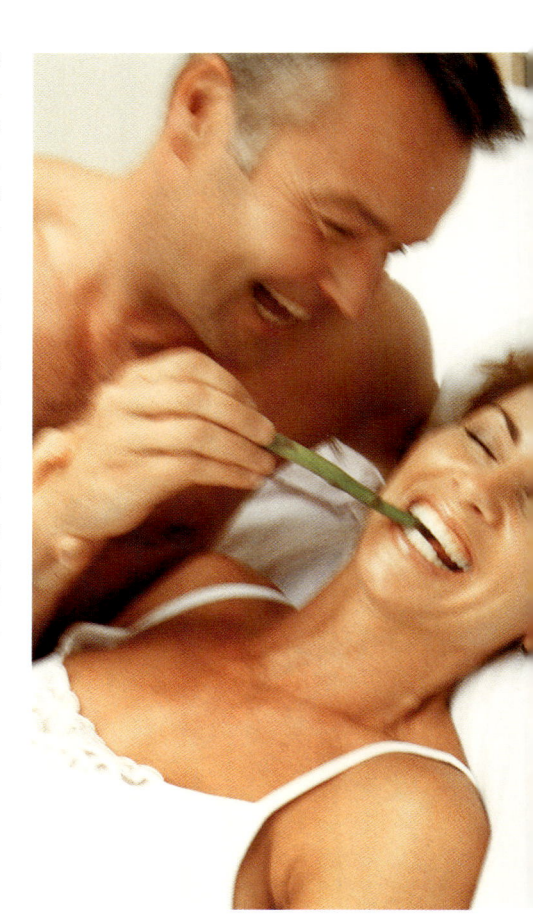

Estas combinações estimulantes e afrodisíacas contêm alguns dos mais deliciosos óleos essenciais.

Combinações sugeridas

4 gotas de bergamota
4 gotas de rosa attar
4 gotas de néroli

5 gotas de rosa absoluta
5 gotas de melissa
2 gotas de cardamomo

5 gotas de rosa absoluta
4 gotas de sândalo
3 gotas de patchuli

5 gotas de néroli
5 gotas de sândalo
2 gotas de esclareia

6 gotas de jasmim
3 gotas de melissa
3 gotas de ilangue-ilangue

5 gotas de néroli
4 gotas de rosa attar
3 gotas de jasmim

6 gotas de pau-rosa
4 gotas de rosa attar
2 gotas de ilangue-ilangue

5 gotas de rosa absoluta
5 gotas de bergamota
2 gotas de olíbano

4 gotas de sândalo
4 gotas de jasmim
4 gotas de bergamota

4 gotas de sândalo
4 gotas de patchuli
4 gotas de melissa

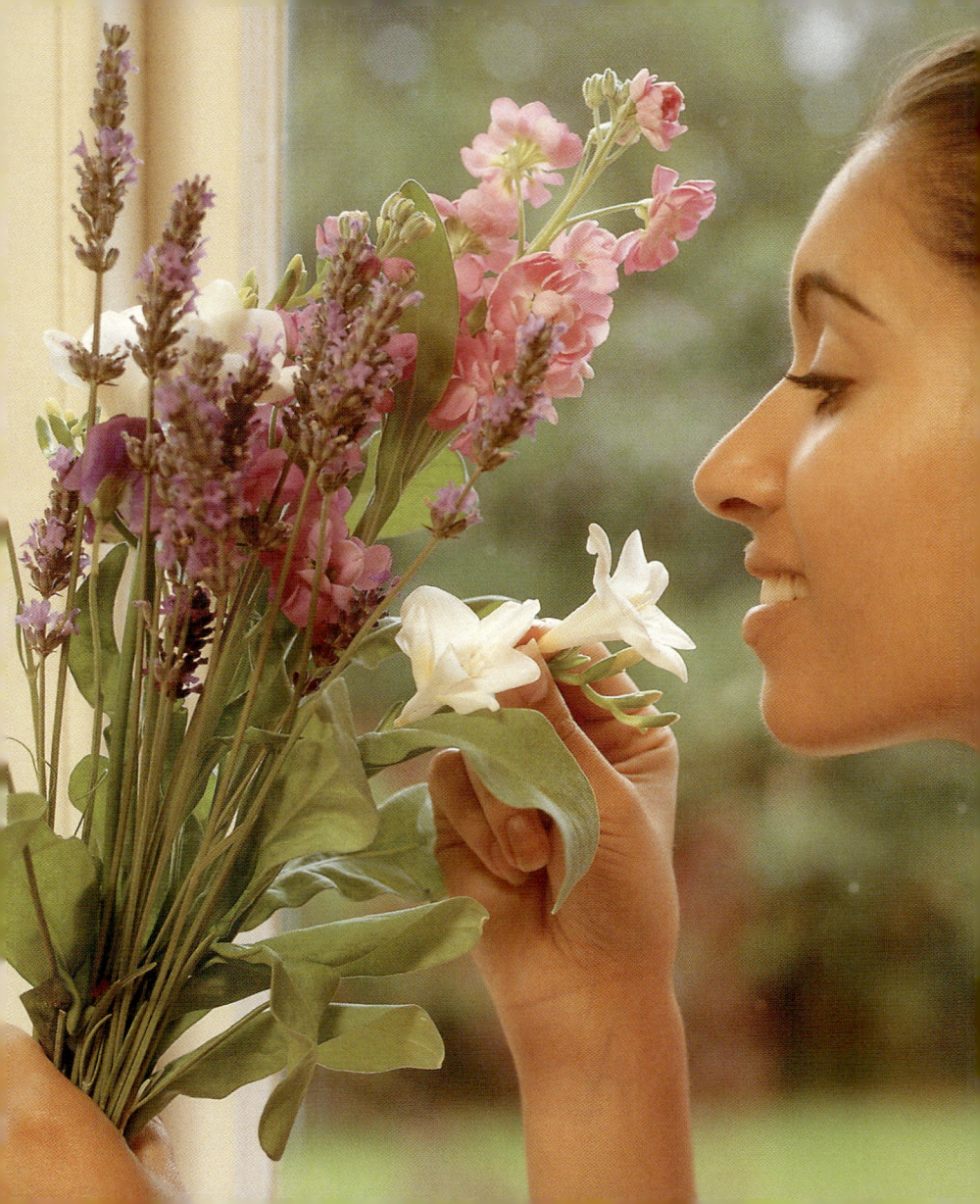

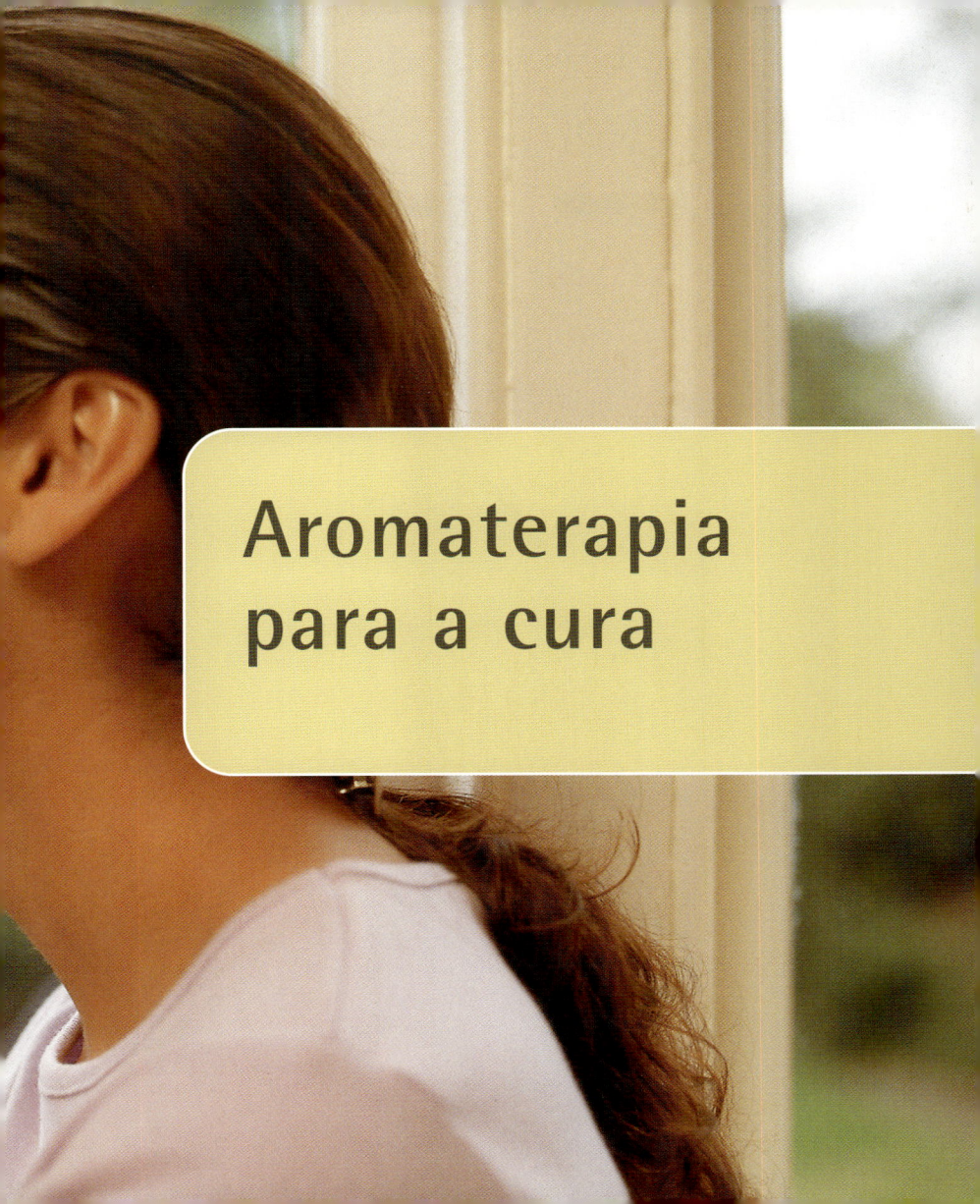

Aromaterapia para a cura

O poder terapêutico dos óleos essenciais

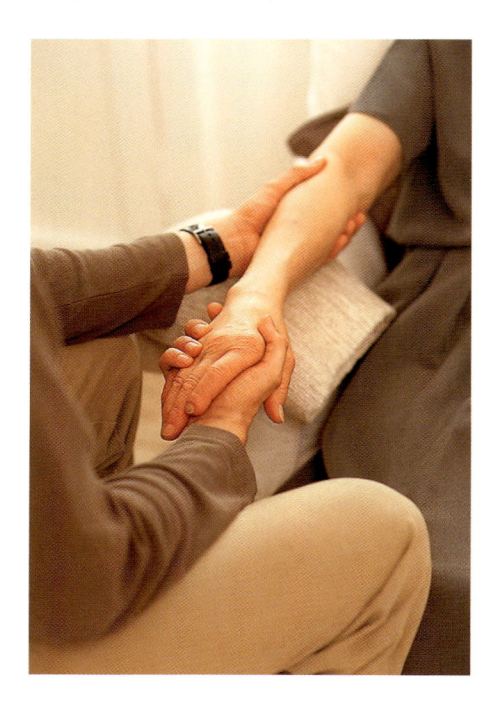

O poder de cura da aromaterapia pode beneficiar a todos, inclusive os idosos.

Esta sessão aborda as propriedades de cura dos óleos essenciais e como eles podem nos ajudar a recuperar – e manter – a saúde e o bem-estar. Uma grande parte desta seção abrange uma lista de doenças ou pequenos ferimentos, e também conselhos de como tratá-los usando óleos essenciais (ver págs. 194-209). Esse aspecto da aromaterapia com foco no bem-estar físico é bastante benéfico na vida diária.

Além de ajudar a curar no nível físico, uma sensação correspondente de satisfação e fortalecimento surge quando você se cuida com aromaterapia, e trata seus amigos e a família. Trabalhando dentro de uma estrutura holística, a aromaterapia ajuda-a a ser responsável pelos cuidados diários com a saúde. Isso remonta a algumas gerações, a um tempo em que era comum que a mãe ou a avó mantivesse um suprimento de remédios de ervas em casa e cuidasse da saúde da família.

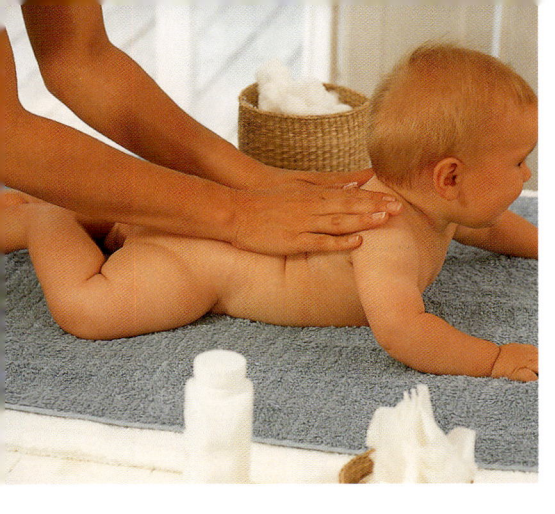

Fazer massagem em seu bebê é divertido e um modo maravilhoso de se conectar e criar vínculos com ele.

Aromaterapia médica

Na França, o poder de cura dos óleos essenciais é utilizado pelos médicos, que têm a possibilidade de fazer pós-graduação em aromaterapia. Eles praticam a aromaterapia médica, que é bem diferente da aromaterapia praticada no dia a dia, para aumentar o bem-estar.

A aromaterapia médica prescreve muitos óleos essenciais para uso interno. Os óleos são medidos e colocados numa cápsula de gelatina e tomados via oral, de acordo com a prescrição. Embora isso claramente não esteja no âmbito da terapêutica aromaterápica, que *jamais* prescreve o uso interno de óleos essenciais (exceto cápsulas de alho), a aromaterapia médica demonstra, contudo, a extensiva gama e o poder dos óleos essenciais no processo de cura.

Nesta seção você também vai aprender a usar aromaterapia para bebês, crianças, mulheres grávidas e idosos (ver págs. 210-217). Todos esses grupos são mais vulneráveis e requerem um tratamento mais suave e, às vezes, um pouco diferente dos utilizados em adultos saudáveis. Os óleos essenciais usados nessas pessoas são consideravelmente mais diluídos. Contudo, uma vez que você tiver aprendido as orientações para trabalhar com essas pessoas, a aromaterapia pode ser bastante benéfica para elas.

Técnicas simples de primeiros socorros

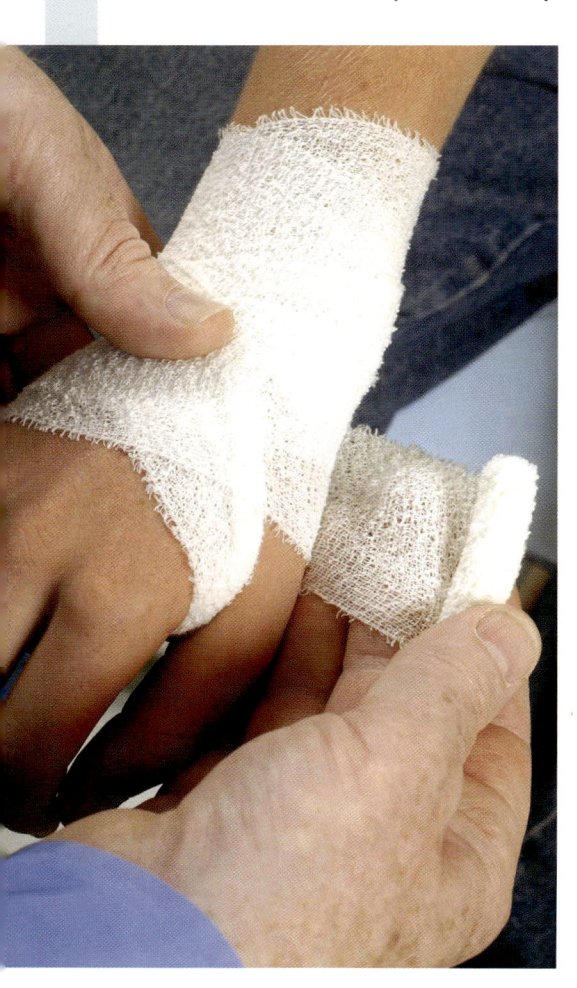

Os óleos essenciais podem ser usados para tratar um vasto leque de queixas comuns e desconfortos, doenças e ferimentos de menor gravidade. Você já aprendeu neste livro algumas técnicas de primeiros-socorros como massagens, banhos e vaporizações. Nas páginas seguintes, há detalhes de como fazer compressas quentes e frias, lavagens antissépticas e inalações de vapor. Ao lado, alguns conselhos gerais sobre o uso seguro de óleos essenciais para tratar indisposições, acidentes e doenças de menor gravidade.

Faixas de gaze são úteis para manter no lugar compressas quentes e frias.

Orientações de segurança

- Se você está tomando medicações receitadas por seu médico para uma queixa específica, precisa verificar com ele e com um aromaterapeuta qualificado se é seguro usar óleos essenciais juntamente com os remédios alopáticos. Por exemplo, se você tiver uma infecção no peito e estiver tomando antibióticos, é bom usar óleos essenciais em inalações de vapor, esfregações no peito e no banho, além dos antibióticos. Contudo, se estiver tomando outro remédio não conhecido e estiver incerta sobre sua finalidade, deve verificar com seu médico se é seguro usar os óleos essenciais com essa medicação.

- Já enfatizamos que você nunca deve tomar óleos essenciais por via oral. Outra área a evitar é a parte interna da orelha, e você jamais deve tentar pingar óleos essenciais (sejam puros ou diluídos) dentro da orelha. No entanto, os óleos essenciais podem ser de grande eficácia em compressas e massagens locais na orelha externa, para alívio da dor e para evitar que qualquer infecção se espalhe.

- Se você tem um ferimento pequeno, como um corte no dedo, é importante não entrar em pânico. Há sempre um certo choque ou pânico presente – embora leve – no caso de acidentes e essas necessidades devem ser levadas em conta. Contudo, se você agir calmamente e não entrar em pânico, pode aplicar o remédio aromaterapêutico apropriado com segurança.

Compressas

Usar óleos essenciais para fazer compressas aromaterápicas é fácil. Tanto as quentes quanto as frias são eficazes para aliviar a dor e o inchaço e reduzir a inflamação. As compressas quentes são usadas para tratar articulações dolorosas (tanto artrite quanto reumatismo), dores crônicas nas costas, abscessos, dores de dente e ouvido. As compressas frias são usadas para dores de cabeça, diminuição da febre e como primeiros socorros para distensões, luxações, picadas de insetos, contusões e galos.

Alternar compressas frias e quentes é uma técnica de naturopatia que estimula o corpo a se curar por si próprio. Isso é especialmente eficaz para distensões graves e traz alívio da dor e cura mais rápida. Logo que o acidente acontecer, use compressas frias. No dia seguinte, alterne compressas quentes e frias, lembrando-se de começar com uma compressa quente e terminar com uma fria.

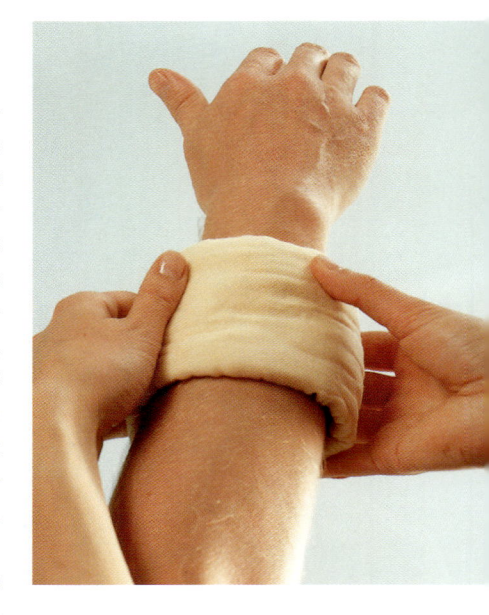

Uma toalha de rosto dobrada mergulhada em água fria ou quente, com a adição de algumas gotas de óleo essencial, serve como uma ótima compressa.

Fazer uma compressa quente é semelhante a fazer uma fria, exceto pelo fato de que a água deve ser o mais quente que você possa suportar. Seguindo a mesma técnica, substitua a compressa quente por uma nova quando a primeira tiver esfriado.

Como fazer uma compressa fria

VOCÊ VAI PRECISAR DE:
Uma vasilha • Cubos de gelo ou água gelada • 5 a 6 gotas de um óleo essencial apropriado • Uma flanela limpa ou outro pedaço de tecido absorvente • Envoltório plástico ou uma toalha.

COMO FAZER

1 Encha a vasilha com água gelada. Adicione cubos de gelo.

2 Despeje o óleo essencial escolhido na água – ele vai se espalhar, formando uma película na superfície.

3 Mergulhe uma toalha de rosto levemente na água de modo que ela absorva a maior quantidade possível do óleo essencial junto com um pouco de água.

4 Torça a toalha para retirar o excesso de água e coloque-a na área a ser tratada. Cubra a toalha com plástico e amarre-a, ou enrole uma toalha em volta, para manter a compressa no lugar.

5 Depois de uns cinco minutos, a compressa vai estar na temperatura do sangue e deve ser substituída por uma nova. Continue a renovar as compressas frias até que a dor tenha desaparecido.

Lavagens antissépticas

Todos os óleos essenciais são antissépticos, alguns mais do que outros. Isso significa que eles são excelentes antissépticos para limpar ferimentos, lavar os pés, fazer duchas e gargarejos. Cada uma dessas categorias usa óleos essenciais diferentes de diversos modos e em quantidades variadas, de acordo com o problema a ser tratado. Portanto, você precisa ter cuidado para não confundir os diferentes tipos de lavagens antissépticas.

Tipos de lavagens antissépticas

- Para limpar ferimentos, faça uma lavagem antisséptica do seguinte modo: encha uma vasilha com água morna ou quente, pingue 5 ou 6 gotas de óleo essencial e misture bem. Use cotonetes mergulhados na água para limpar suavemente a ferida e remover cuidadosamente partículas de sujeira e sangue.
- Para tratar frieiras, pé de atleta e verrugas nos pés, e para melhorar a circulação dos pés e da parte inferior das pernas, faça um escalda-pés. Você pode comprar um spa para os pés, que vai agitar a água, ou usar uma vasilha grande o suficiente para acomodar seus pés confortavelmente. Encha-a com água suficiente para cobrir os pés e depois adicione 6 ou 7 gotas de óleo essencial, misturando bem antes de mergulhar os pés na água.
- Para tratar candidíase e cistite, faça uma ducha antisséptica e lavagem local. A membrana delicada que recobre a vagina requer que você use apenas uma quantidade mínima de óleos essenciais. Misture 6 gotas de óleo essencial em 5 ml (1 c/c) de vodca e adicione isso a 500 ml de água fervida e esfriada. Agite bem antes de cada uso.
- Nunca use óleos essenciais perto dos olhos. Você pode usar águas florais de rosas e de centáurea para fazer compressas para os olhos e lavá-los com chá de camomila para tratar infecções como conjuntivite. Coloque um saquinho de camomila em água fervente e deixe que o chá esfrie. Retire o saquinho e use a infusão para lavar os olhos.

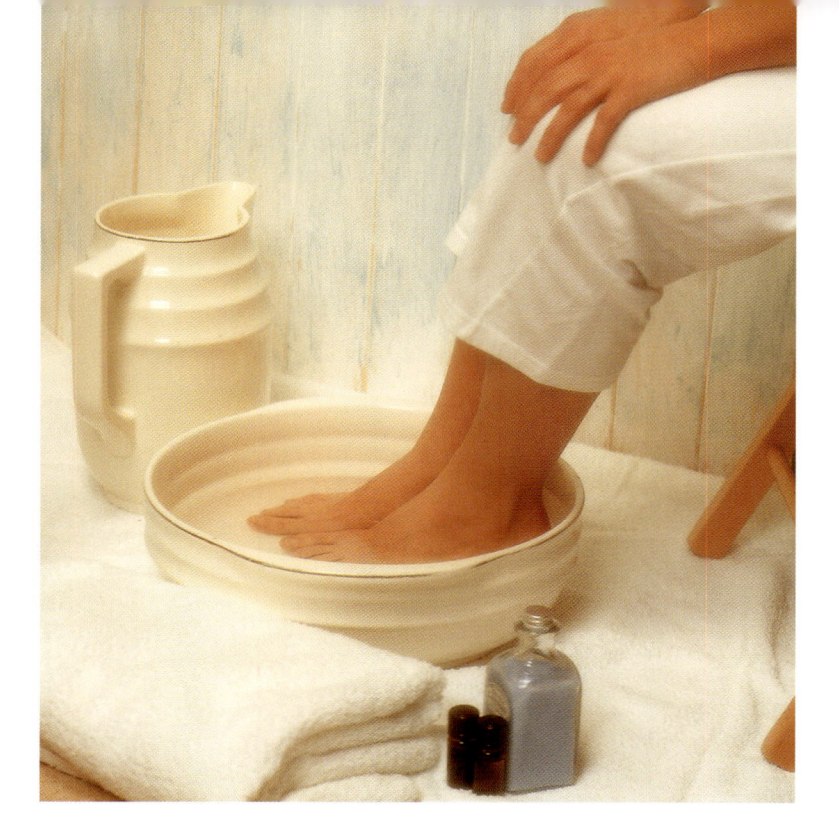

Um escalda-pés morno no inverno é uma ótima maneira de melhorar a circulação dos pés e da parte inferior das pernas.

- Para tratar dores de garganta, faça gargarejos. Pingue 1 ou 2 gotas de óleo essencial num copo de água morna e misture bem. Faça gargarejos com essa mistura durante alguns minutos e depois cuspa.

Inalação de vapor

As inalações de vapor são usadas há muito tempo para tratar resfriados, tosses, dores de garganta, sinusite, infecções no peito e outros problemas respiratórios. Antes da popularização dos óleos essenciais, usavam-se plantas que continham traços de óleos essenciais. A disponibilidade de óleos essenciais no mundo moderno, contudo, fez as inalações de vapor da aromaterapia muito mais fáceis e eficazes.

Já vimos como fazer vaporização facial (ver págs. 70-71). As inalações de vapor usam a mesma técnica. Contudo, a principal diferença reside em respirar

Como fazer uma inalação de vapor

VOCÊ VAI PRECISAR DE:
Uma vasilha grande • Água fervendo • 4 ou 5 gotas do óleo essencial apropriado • Uma toalha.

COMO FAZER

1 Encha a vasilha pela metade com a água fervendo e pingue dentro o óleo essencial escolhido.

2 Incline-se sobre a vasilha, cubra a cabeça com a toalha e respire profundamente pelo nariz durante alguns minutos, lembrando-se de manter os olhos fechados.

3 Você também pode usar uma sauna facial especial para fazer a inalação, adaptando a quantidade de óleo essencial se o recipiente de água da sauna for muito pequeno.

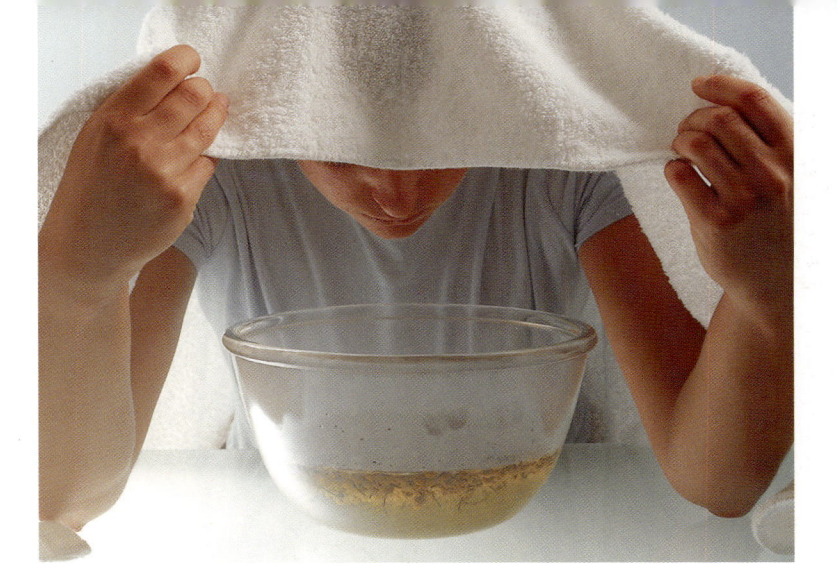

profundamente pelo nariz, especialmente se você tem um resfriado e os seios nasais bloqueados, para ter certeza de atingir a área afetada. Escolha também os óleos essenciais contra os sintomas da doença que você está tratando.

Inalações de vapor com óleos essenciais ajudam a aliviar os sintomas desagradáveis de resfriados, dores de garganta e tosses.

É aconselhável fazer inalações em crianças mais velhas, mas elas devem ser vigiadas o tempo todo para evitar que se queimem. As inalações aromaterápicas de vapor podem às vezes ser contraindicadas para pessoas com asma grave, febre do feno ou doenças respiratórias debilitantes. Se estiver em dúvida, faça a inalação durante meio minuto e espere para ver se ocorrem reações adversas. Se não ocorrerem, você pode aos poucos aumentar o tempo de inalação.

Alguns óleos essenciais podem ser muito fortes e provocar acesso de tosse. Se isso acontecer, afaste o rosto do vapor e respire fundo algumas vezes, depois volte à inalação.

Tratamentos para males específicos

As sugestões a seguir são para primeiros socorros e problemas leves. Se os sintomas não melhorarem ou se o problema é (ou se tornar) sério, procure ajuda médica imediatamente, pois seria irresponsabilidade – e até perigoso – continuar o autotratamento, ou o tratamento de familiares e amigos. No entanto, os tratamentos aromaterápicos sugeridos aqui podem ajudar muito com problemas e acidentes leves.

Dores de cabeça e enxaquecas

- Faça uma compressa fria usando lavanda e hortelã-pimenta. Aplique-a na testa e deite-se num cômodo escuro até a dor melhorar. Assim que a compressa atingir a temperatura do corpo, substitua-a por uma nova.
- Beba um chá calmante: flor de lima, verbena, erva-cidreira ou camomila.
- Massageie o pescoço com 3 gotas de manjerona misturadas em 5 ml (1 c/c) de óleo carreador. Enxaquecas e dores de cabeça são muitas vezes causadas por estresse e tensão, e uma massagem no pescoço com um óleo essencial morno como a manjerona pode reduzi-las.

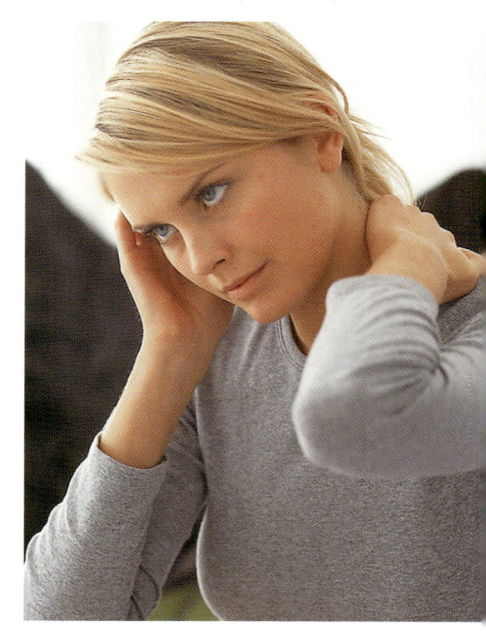

Caspa

Há dois tipos de caspa: a caspa seca simples, onde minúsculas partículas de pele seca saem em flocos da cabeça e ficam presas aos cabelos; e a que é conhecida como dermatite seborreica, em que a produção exagerada de sebo faz com que o excesso fique preso em partes do couro cabeludo, que podem infeccionar causando coceira, crostas e inflamação.

• Para a caspa seca, misture 3 gotas de melaleuca e 3 de lavanda a 10 ml (2 c/c) de óleo carreador, e faça uma massagem completa no couro cabeludo várias vezes por semana. Experimente também adicionar 4 ou 5 gotas de melaleuca ou lavanda a 5 ml (1 c/c) de um xampu suave e sem cheiro, usando essa mistura para lavar o cabelo.

• Para dermatite seborreica, siga o método citado, mas use bergamota, sândalo e capim-limão em vez de lavanda e melaleuca. Esses óleos essenciais ajudam a equilibrar a produção de sebo e o capim-limão é um tratamento eficaz contra dermatite.

Acne

Consulte os conselhos para pele oleosa (ver págs. 62-63) e acrescente os seguintes tratamentos.

• Toque levemente as espinhas várias vezes por dia com um cotonete onde foi pingada uma gota de óleo de melaleuca puro, aplicando-o com cuidado para não tocar a pele em volta.

• Se aparecer uma cicatriz depois que a espinha secar, aplique um pouquinho da seguinte mistura duas vezes ao dia: 2 gotas de néroli e 1 gota de lavanda misturadas a 5 ml (1 c/c) de óleo de calêndula.

Os efeitos debilitantes das dores de cabeça e enxaquecas podem ser aliviados com o uso de compressas frias e massagens no pescoço.

Dor de ouvido

• Aplique compressas quentes de lavanda e camomila-vulgar no exterior da orelha e em suas imediações. Deite-se num lugar tranquilo e substitua as compressas quando esfriarem, até a dor passar.

• Se os sintomas piorarem, é importante procurar um médico. Não introduza nada no ouvido, pois isso pode agravar uma possível infecção. Beba chá de camomila, pois é calmante e suavizante, além de atuar em harmonia com o óleo essencial da mesma erva.

Sinusite

• O melhor remédio são inalações de vapor regulares até cinco vezes por dia, usando um ou mais dos seguintes óleos: lavanda, melaleuca, benjoim, tomilho, eucalipto, hortelã-pimenta ou pinho. Esses óleos essenciais ajudam a desobstruir os seios nasais, aliviando assim a congestão, dores de cabeça e a dor ao redor dos olhos e na face. Eles também têm poderosas propriedades antissépticas para ajudar a evitar infecções.

Dor de dente

Há dois remédios aromaterápicos úteis que você pode usar como primeiros socorros para dor de dente antes de ir ao dentista.

• Ponha uma gota de óleo de cravo-da-índia num cotonete e aplique-o sobre o dente afetado. O cravo-da-índia é analgésico, ajudando a aliviar a dor e também é um poderoso desinfetante que previne infecções. Se houver uma cavidade de onde caiu uma obturação, pingue uma ou duas gotas de óleo essencial de cravo-da-índia num chumacinho de algodão e insira-o na cavidade.

• Aplique compressas quentes do lado de fora do rosto, perto da área afetada. Use camomila-vulgar ou romana, pois elas aliviam a dor e a inflamação.

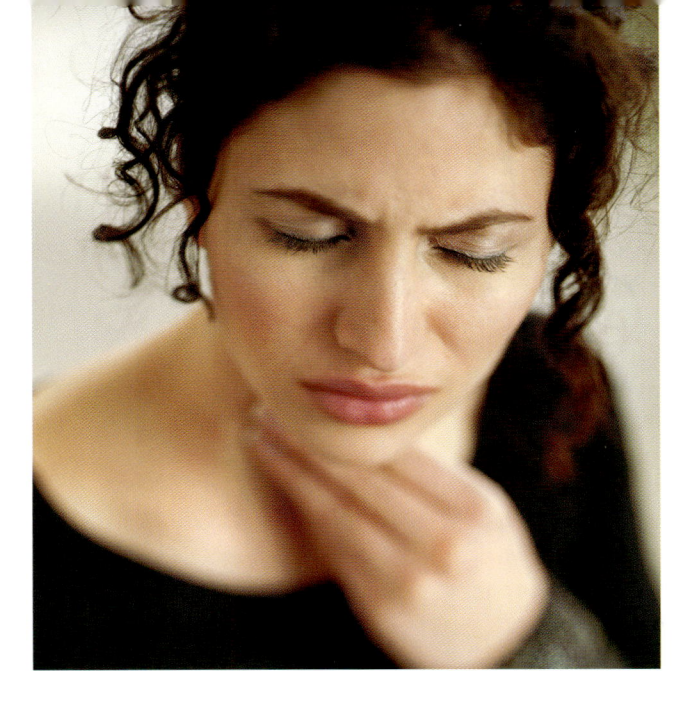

Uma xícara calmante de chá de ervas pode ser tomada para aliviar dor de garganta depois de fazer uma inalação de vapor e um gargarejo.

Laringite e dores de garganta

Laringite é uma inflamação aguda da laringe e muitas vezes aparece após um resfriado, tosse ou dor de garganta. Esta última pode ocorrer como parte de um resfriado ou por causa de uma infecção da garganta.

- O melhor tratamento para os dois problemas é fazer inalações de vapor regularmente até cinco vezes por dia, com benjoim, tomilho, pau-rosa, sândalo ou lavanda.
- Além disso, faça gargarejos usando 1 ou 2 gotas de tomilho num copo de água morna e gargareje entre as inalações para aliviar a dor.

Resfriados

- Para tentar prevenir um resfriado antes que ele comece, faça inalações de vapor com lavanda, eucalipto e melaleuca várias vezes ao dia. Use também esses óleos essenciais no banho.
- Se o resfriado se desenvolver, use um aromatizador com vela com lavanda à noite e alecrim durante o dia para combater a infecção e evitar que outras pessoas peguem o resfriado.
- Ponha algumas gotas de eucalipto ou eucalipto-limão num lenço de papel e cheire-o com frequência para ajudar a desentupir o nariz.

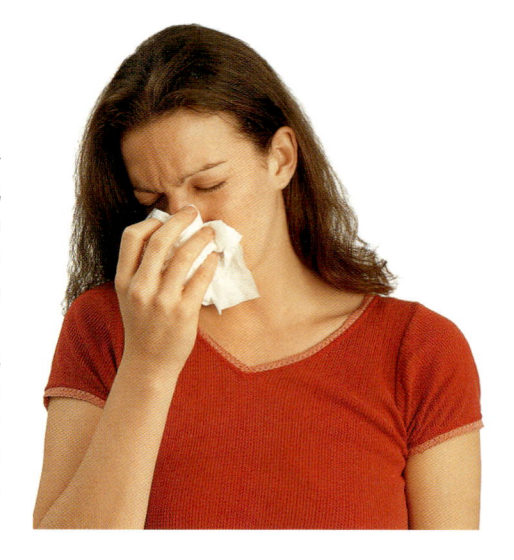

Se você estiver resfriada, inalações com vapor podem aliviar os sintomas.

- Tome uma cápsula de alho duas vezes ao dia e beba bastante líquidos, especialmente chá de camomila, sabugueiro ou hortelã-pimenta.

Herpes labial

O herpes labial é causado pelo vírus *Herpes simplex* tipo 1 e tende a aparecer quando você está enfraquecida ou tem um resfriado ou outra infecção. Você pode evitar o desenvolvimento do herpes labial se agir rapidamente.

- Ao primeiro sinal de herpes labial, use uma mistura de 2 gotas de bergamota, 2 de lavanda, 1 de eucalipto e 1 de melaleuca diluída em 5 ml (1 c/c) de vodca. Ponha delicadamente na ferida até que ela desapareça.
- Se a vesícula aumentar e se tornar dolorosa, alterne lavanda pura (aplicada com um cotonete) com a mistura sugerida.

Gripe

• Prevenir é melhor que remediar e, se você acha que está ficando gripada, tome um banho quente com 3 gotas de lavanda e 3 de melaleuca e vá para a cama imediatamente.

• Se sucumbir ao vírus, é preciso descansar na cama até sarar da gripe. Vaporize lavanda, melaleuca, alecrim e eucalipto num aromatizador com vela no quarto e beba bastante líquidos, especialmente chás de ervas.

Tosses

As tosses podem ser secas e irritantes ou "produtivas" (em que o ato de tossir elimina o excesso de muco).

• Benjoim, bergamota, sândalo, murta e tomilho têm, todos eles, qualidades expectorantes (ajudam a expelir o muco do sistema respiratório). Assim, use um ou mais desses óleos essenciais em inalações de vapor regulares, até cinco vezes por dia.

• Você também pode usar esses óleos no banho e em massagens locais na parte superior das costas, garganta e peito. Sândalo é especialmente bom para tosses secas persistentes. Lavanda, olíbano, mirra e manjerona são benéficos também.

Bronquite

É uma inflamação dos brônquios e pode ser um problema agudo, causado por uma infecção viral ou um problema crônico, normalmente ocasionado por fumo ou fatores ambientais.

• Faça inalações de vapor com os óleos essenciais sugeridos anteriormente para tosses.

• A umidade é útil para tosses e bronquite e você pode tentar descansar num quarto aquecido com uma chaleira elétrica fervida com frequência para umidificar a atmosfera até que os sintomas melhorem. Se a bronquite piorar e você tiver febre, procure um médico o mais rápido possível.

Asma

• Se você sofrer um ataque de asma, sente-se num lugar calmo e cheire lavanda, olíbano, bergamota ou camomila-romana diretamente do frasco ou de um lenço de papel umedecido com algumas gotas; ou use esses óleos essenciais para borrifar o ambiente.

• Não faça inalações de vapor, pois o calor pode agravar seu problema. Mas a umidade é benéfica e ferver várias vezes uma chaleira elétrica no quarto pode ajudar.

• Faça massagens regulares na parte superior das costas e no peito com qualquer dos óleos mencionados acima, usando 6 gotas misturadas em 10 ml (2 c/c) de óleo carreador para tentar diminuir a gravidade e a frequência dos ataques.

Febre do feno

A febre do feno é uma alergia ao pólen e causa coriza, olhos lacrimejantes e espirros.

• Ao primeiro sinal de sintomas, pingue algumas gotas de camomila-romana ou melissa num lenço de papel e cheire-o com frequência. Se isso não melhorar os sintomas, experimente fazer uma inalação de vapor com lavanda ou eucalipto, mas volte a cheirar o lenço de papel com os óleos se a inalação for muito forte.

• Use água de rosas gelada ou hamamélis numa compressa fria sobre os olhos e nariz.

• Beba chás de camomila e erva-cidreira para acalmar os sintomas da febre do feno.

Apreciar um campo cheio de flores selvagens e capim infelizmente pode causar os sintomas da febre do feno.

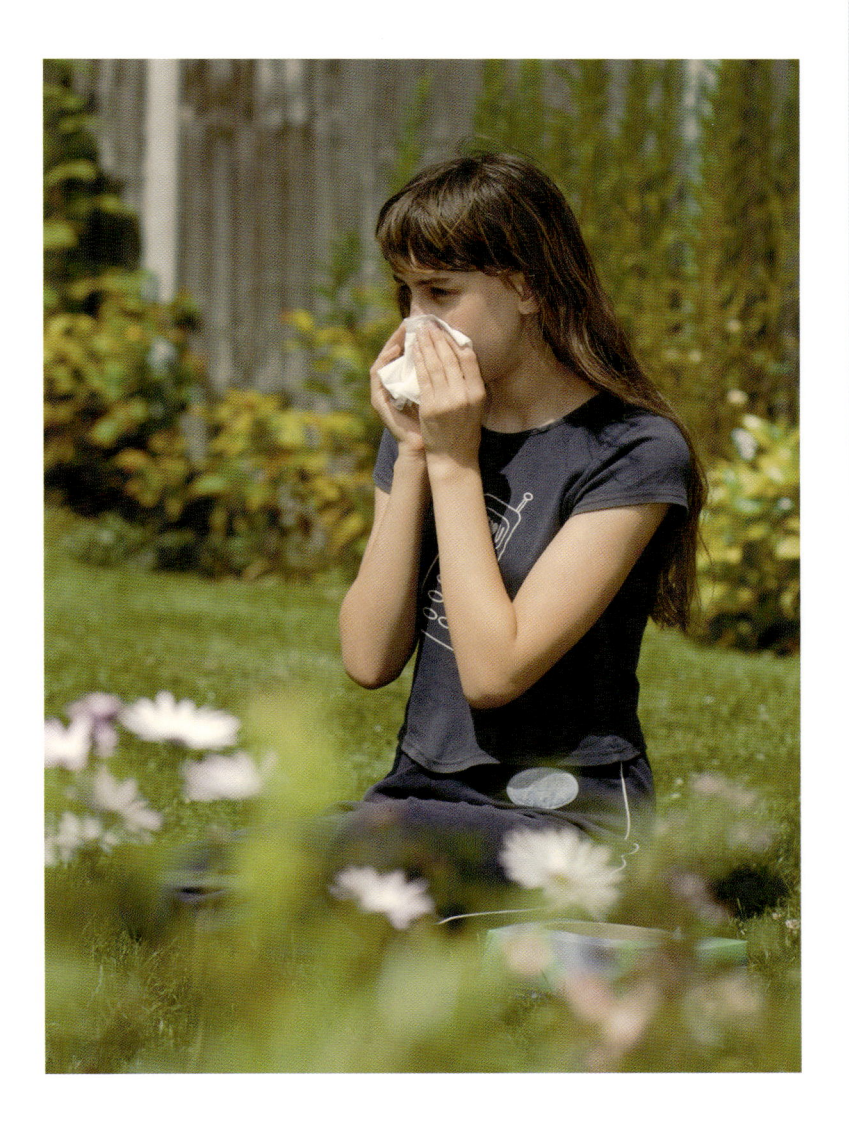

Eczema

O eczema é normalmente agravado por estresse e tensão nervosa, que também devem ser tratados. Os sintomas de pele vermelha, coceira e escamação são semelhantes a reações alérgicas e dermatite e os seguintes tratamentos aromaterápicos são apropriados para todos esses problemas.

• A massagem aromaterápica ajuda a aliviar o estresse e a tensão; assim, consulte um aromaterapeuta e faça automassagem sempre que possível.

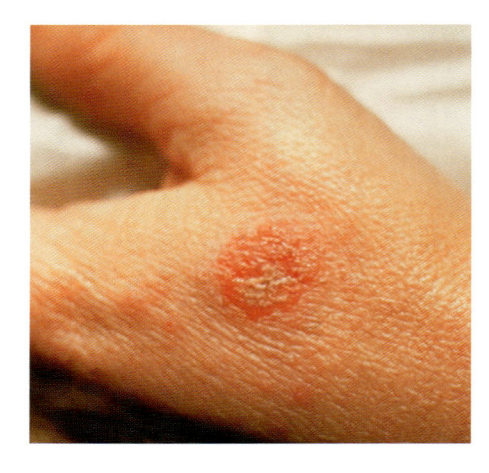

O eczema pode ser um problema debilitante para certas pessoas.

• Tome banhos aromáticos com regularidade com camomila-romana ou camomila-vulgar, gerânio, melissa ou lavanda, usando no máximo 5 gotas misturadas num pouco de óleo de prímula.

• Beba chá de camomila ou use saquinhos gelados com compressas nas áreas afetadas.

• Use uma loção corporal com uma diluição de 1% – 1 gota para 5 ml (1 c/c) – de camomila-vulgar e melissa na área afetada.

Queimaduras

A providência mais importante a tomar é imediatamente esfriar a pele, mergulhando a parte afetada em água gelada durante pelo menos cinco minutos.

- O tratamento de queimaduras é uma das raras ocasiões em que um óleo essencial – nesse caso, a lavanda – é aplicado puro na pele. A lavanda reduz a dor, propicia uma cura rápida e pode evitar o aparecimento de bolhas. Após esfriar o local com água, seque-o delicadamente, cubra-o com lavanda e repita o procedimento após meia hora, se necessário.

Contusões

- Um remédio eficaz de primeiros socorros é usar uma compressa fria de hamamélis para reduzir a dor e o inchaço. Depois, use compressas frias de erva-doce, hissopo ou lavanda.
- Se a contusão ainda estiver doendo na hora de dormir, adicione 3 gotas de lavanda a 5 ml (1 c/c) de óleo de calêndula e massageie suavemente a contusão.

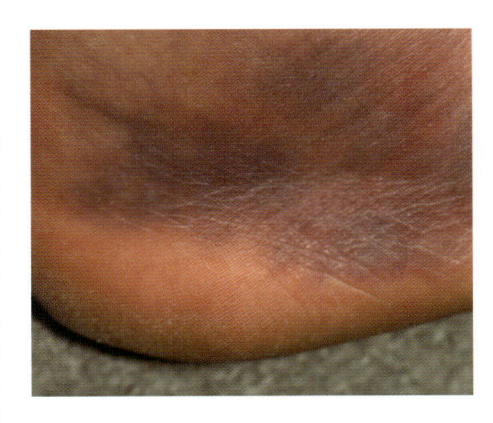

Se a contusão for grave e se espalhar, é melhor procurar um médico antes de tentar se automedicar.

Abscessos e furúnculos

- Para abscessos e furúnculos, o tratamento aromaterápico mais eficaz são repetidas compressas quentes de camomila-romana, lavanda ou melaleuca.
- Para tratar furúnculos, mantenha a área toda higienizada fazendo com frequência uma lavagem local antisséptica com lavanda ou melaleuca.
- Os furúnculos são uma inflamação de pele e melhoram com massagem desintoxicante e de óleos essenciais, como alecrim e junípero, que também podem ser usados no banho.
- Tome uma cápsula de alho duas vezes ao dia.

Cortes, feridas e esfolados

• Primeiro limpe a área afetada com uma lavagem antisséptica para remover toda a sujeira. Adicione 5 ou 6 gotas de melaleuca ou limão a uma vasilha de água morna, e limpe a área suavemente com um chumaço de algodão embebido na mistura.

• Você pode precisar de vários chumaços de algodão para limpar a área completamente.

• Depois que a ferida estiver limpa, pingue lavanda pura diretamente na área afetada. Se for preciso pôr um emplastro ou uma faixa, coloque algumas gotas de lavanda no emplastro ou na faixa antes de aplicá-los.

• Se a ferida ficar molhada depois de alguns dias e não sarar, mude o envoltório e use mirra ou melaleuca em vez de lavanda.

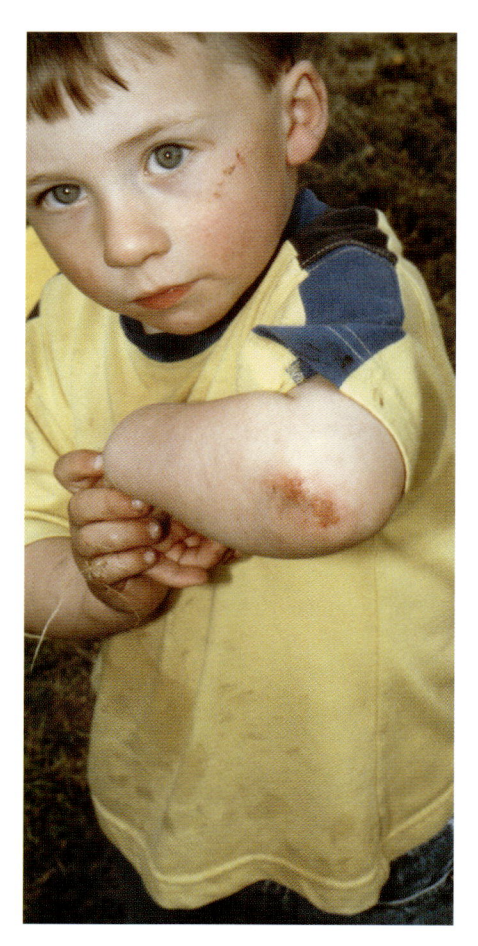

Pequenos cortes e esfolados em crianças saram depressa, especialmente com a ajuda de remédios aromaterápicos simples.

Luxações e distensões

- Faça compressas frias de lavanda ou camomila-vulgar e substitua-as várias vezes por novas compressas até que o inchaço desapareça e o nível inicial de dor tenha diminuído. Imobilize a articulação gentilmente para dar algum apoio durante a noite.
- No dia seguinte use a técnica de naturopatia de aplicar alternadamente compressas quentes e frias de lavanda, camomila-vulgar ou camomila-romana para ajudar no processo de cura.
- Durante os dias seguintes, observe o processo de cura, aplique compressas e imobilize quando for preciso.

Pequenas luxações e distensões podem ser dolorosas e incômodas, mas aplicar compressas aromaterápicas apressa o processo de cura.

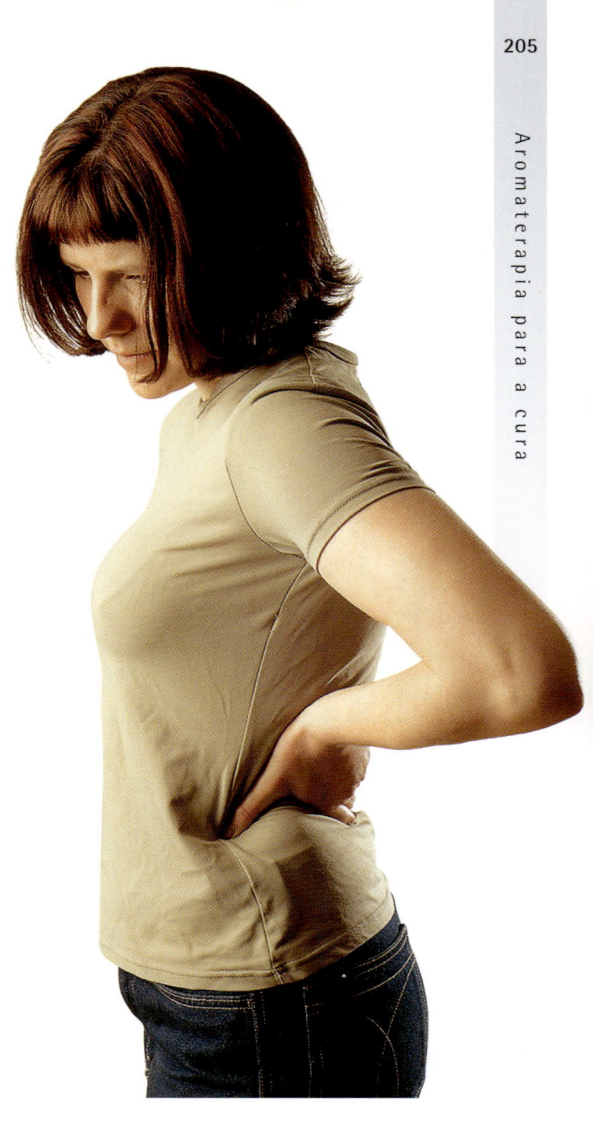

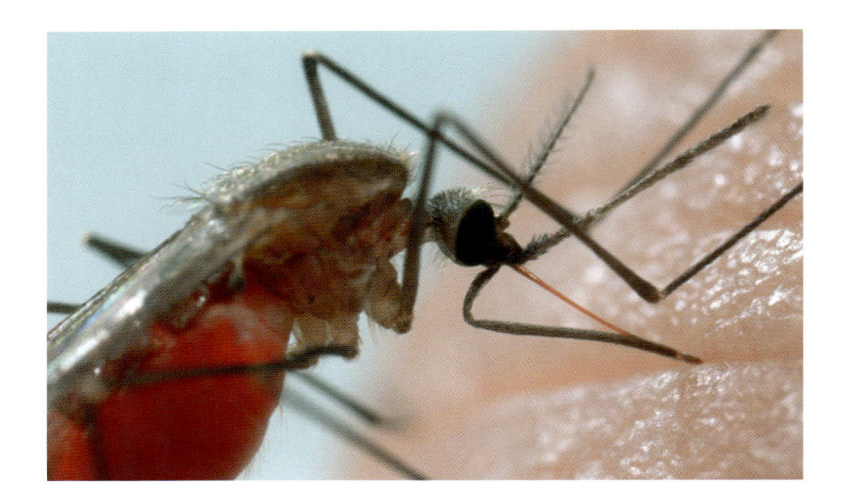

Picadas e mordidas de insetos

Antes de tratar uma picada de inseto, tire todo o ferrão usando uma pinça.

Certifique-se de ter removido o ferrão do inseto usando uma pinça, antes de aplicar o remédio aromaterápico.

• Para picadas de vespa e abelha, aplique repetidas compressas frias de hamamélis e lavanda, até que a dor imediata tenha passado. Depois aplique umas 2 gotas de lavanda ou melaleuca diretamente na picada, repetindo se necessário.

• Para picadas de mosquitos, aplique lavanda pura ou melaleuca conforme for preciso. Se a picada ficar inchada e dolorosa, aplique compressas frias de lavanda e camomila-vulgar.

Problemas digestivos

Problemas digestivos moderados compreendem flatulência, náusea e indigestão.

• Para tratar flatulência, experimente beber um copo cheio de chá de erva-doce entre as refeições. Também massageie o abdômen suavemente no sentido horário com qualquer um dos seguintes óleos essenciais, usando 6 gotas em 10 ml (2 c/c) de óleo carreador: manjericão, pimenta-do-reino, cardamomo, erva-doce, hissopo, manjerona, hortelã-pimenta e alecrim.

• Para aliviar a náusea, cheire hortelã-pimenta, lavanda ou gengibre direto do frasco ou de um lenço embebido com algumas gotas do óleo. Além disso, beba chá de hortelã-pimenta, camomila, erva-cidreira ou gengibre para ajudar a evitar o vômito.

• Para aliviar a indigestão, massageie suavemente o estômago e o plexo solar no sentido horário com 1 gota de manjerona, lavanda ou camomila-romana misturada a 5 ml (1 c/c) de óleo carreador. Se a indigestão for dolorosa, experimente uma compressa quente com os mesmos óleos essenciais e lentamente beba aos golinhos um chá de ervas como gengibre, hortelã-pimenta, erva-doce ou camomila.

TPM

A tensão pré-menstrual (também conhecida como síndrome pré-menstrual) afeta muitas mulheres em variados graus. A TPM ocorre costumeiramente alguns dias ou até uma semana antes da menstruação, mas, de vez em quando, os sintomas só surgem quando a menstruação já começou. As mulheres afetadas tendem a se tornar exageradamente emocionais e até irritáveis, chorosas ou as duas coisas.

• Quando for afetada pela TPM, use um perfume estimulante que contenha rosas, petitgrain, néroli ou camomila-romana.

• Vá a um aromaterapeuta para fazer uma massagem corporal completa ou faça automassagem e tome banhos aromáticos.

• Se você tem tendência à irritabilidade, use rosa attar, camomila-romana, cipreste e olíbano.

• Se costuma ficar chorosa, use rosa absoluta, jasmim, camomila-romana e melissa.

• Beba chás de camomila, erva-cidreira e verbena, que são relaxantes, calmantes e levemente sedativos e ajudam a aliviar a TPM.

Cólicas menstruais e retenção de líquidos

• Para aliviar a dor e o desconforto das cólicas menstruais, use várias vezes compressas quentes de manjerona e esclareia sobre o abdômen. Quando se deitar para descansar, beba uma xícara de chá de camomila. Um banho morno aromático com lavanda e rosa absoluta acalma e reconforta antes e durante a menstruação.

• A retenção de líquidos ocasiona uma sensação geral de intumescimento e pode incluir sintomas específicos de seios sensíveis e abdômen inchado. Para aliviar a retenção de líquidos, tome banhos mornos aromáticos com a seguinte mistura: 3 gotas de lavanda e 3 de esclareia misturadas num pouco de óleo de prímula. Você pode também misturar 2 gotas de lavanda, 2 de camomila-romana e 2 de esclareia em 5 ml (1c/c) de óleo de prímula e a mesma quantidade de óleo de jojoba e massagear suavemente o abdômen no sentido horário.

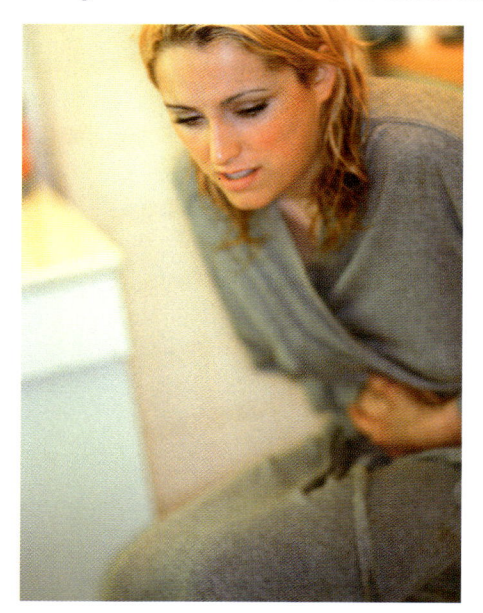

• Para ajudar a prevenir retenção de líquidos e outros problemas menstruais, vá a um aromaterapeuta para uma série de massagens de drenagem linfática. Depois, experimente fazer uma sessão mensal de drenagem linfática alguns dias antes de ficar menstruada.

A dor e o desconforto das cólicas menstruais podem ser aliviados usando-se compressas quentes de manjerona e esclareia sobre o abdômen.

Cistite
- Beba bastante água e chá de camomila aos primeiros sinais de cistite.
- Use uma cápsula de alho como supositório colocado no reto.
- Faça uma lavagem aromática com 3 gotas de bergamota e 3 de melaleuca em 500 ml de água fervida e resfriada. Use essa mistura frequentemente para lavagens locais, certificando-se de esfregar suavemente a abertura da uretra.
- Faça uma compressa quente usando bergamota, camomila e sândalo e coloque-a sobre o abdômen, renovando-a quando ela esfriar.
- Se o desconforto da cistite aumentar ou houver pus ou sangue na urina, consulte um médico imediatamente.
- Para ajudar a evitar cistite, tome banhos regularmente com melaleuca, lavanda, bergamota e camomila-romana.

Frieira (pé de atleta)
Essa irritante infecção por fungos entre os dedos dos pés responde bem a melaleuca, mirra e lavanda.
- Misture 3 gotas de qualquer um desses óleos essenciais a 5 ml (1 c/c) de vodca, e depois use essa solução para passar na área afetada. Depois de alguns dias, quando a pele tiver secado, use óleo de calêndula em vez de vodca com os mesmos óleos essenciais.
- Faça uma lavagem antisséptica com mirra e melaleuca num escalda-pés, para conservar os pés escrupulosamente limpos, o que evita a infecção.

Insônia
- Para combater a insônia, tome um banho morno, não quente, e adicione até 6 gotas, no total, de camomila-romana, néroli, olíbano e esclareia pouco antes de se deitar.
- Ponha umas duas gotas de lavanda no travesseiro.
- Beba chá de camomila.

Aromaterapia suave para bebês

Se você seguir as orientações da página seguinte, juntamente com as dicas de segurança para adultos (ver pág. 187), não só é bastante seguro usar aromaterapia em bebês, como também benéfico para eles e os pais. Especialmente quando um bebê tem dificuldade para dormir ou é agitado e inquieto, pois os óleos essenciais calmantes podem ajudá-lo a se acalmar e dormir, dando aos pais algum descanso.

Fazer massagem é um modo maravilhoso de se conectar com o bebê, e estudos demonstram que os bebês que recebem massagens com regularidade são mais saudáveis, dormem melhor e são menos ansiosos do que aqueles que não são massageados.

A massagem no bebê é uma maneira maravilhosa de pais e filhos realmente entrarem em conexão.

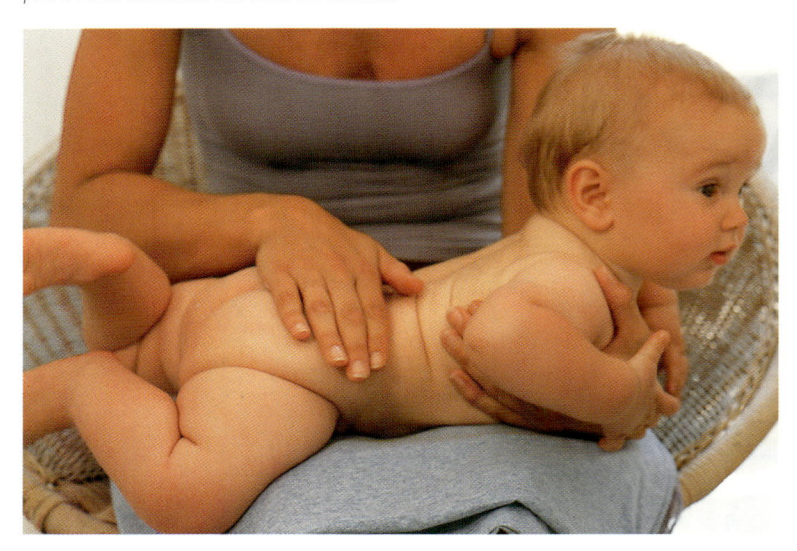

Orientações de segurança

- Você pode começar a massagear o bebê quando ele tiver uns 2 meses, mas não faça isso durante uma ou duas semanas antes e depois de o bebê ser vacinado.

- Para bebês com menos de 1 ano, use uma diluição de ½ por cento ou menos, e não mais do que 1 gota de óleo essencial no total, em qualquer das vezes. Use apenas camomila-romana, néroli, lavanda, mandarina ou rosa em bebês pequenos – evite todos os outros óleos essenciais.

- Para massagens em bebês, misture 1 gota de óleo essencial em 10 ml (1 c/c) de óleo carreador, e massageie gentilmente os braços, mãos, pernas, pés, costas, peito e estômago. Se o bebê der sinais de querer que você pare, faça isso, mas a maioria deles gosta da massagem. É improvável que você vá usar toda a mistura. Guarde o que sobrar num frasco de vidro escuro. Você pode usá-lo no dia seguinte em outra massagem ou no banho do bebê.

- Use apenas óleos essenciais diluídos no banho. A pele dos bebês é muito sensível e eles têm o hábito de colocar os dedos na boca e esfregar os olhos.

- Se um bebê está intranquilo e agitado, use camomila-romana ou néroli para massagem ou no banho. Para ajudar o bebê a dormir, use lavanda no banho ou para massagem, ou ponha uma gota nos lençóis ou no pijama dele.

Aromaterapia suave para crianças

Para os objetivos da aromaterapia, dividimos as crianças entre as que têm entre 1 e 5 anos e as mais velhas. Depois dos 14 anos, a criança pode ser tratada como um adulto. As crianças pegam todo tipo de doenças da infância e a aromaterapia é um modo eficaz de tratá-las, desde que você siga as orientações abaixo, juntamente com as orientações de segurança para os adultos (ver págs. 186-187).

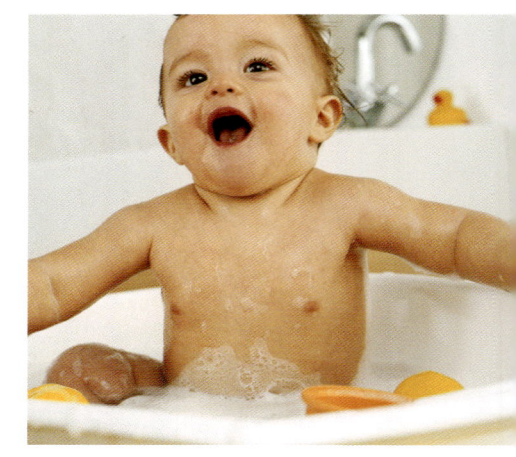

Certifique-se de misturar o óleo essencial num pouquinho de óleo carreador antes de adicioná-lo ao banho da criança.

Orientações de segurança

- Em crianças acima de 1 ano, use 0,5 ou 1 por cento de óleo essencial e não mais do que 3 gotas por vez. Além dos óleos essenciais usados em bebês (veja p. 210-211), você pode incluir murta e benjoim, pois ambos são óleos suaves e eficazes.

- Como acontece com os bebês, a camomila é um dos melhores óleos essenciais para usar em crianças. Suas propriedades calmantes e reconfortantes lhe granjearam o nome de "óleo essencial das crianças". Para falta de sono, irritabilidade, dores de barriga e erupção dos dentes, use camomila em massagens locais e banhos. Dilua os óleos essenciais em óleo carreador antes de usá-los no banho.

- Para crianças entre 6 e 14 anos, você pode usar de 1 a 1 ½ por cento de todos os óleos essenciais que não causem problemas à pele (ver a lista de óleos essenciais nas págs. 268-385).

- Tanto para crianças mais novas quanto para as mais velhas que tenham tosse e problemas no peito, use murta para massagem no peito numa diluição apropriada num óleo carreador. A murta é suave, mas eficaz e levemente sedativa, e a maioria das crianças gosta do seu cheiro limpo e refrescante. Você também pode usar murta, talvez misturada com lavanda, no banho, e num aromatizador com vela no quarto infantil. Contudo, assegure-se de que o aromatizador fique num lugar fora do alcance da criança.

- Lavanda e benjoim são adequados em inalações de vapor para crianças mais velhas em casos de resfriados, problemas nos seios nasais e dores de garganta. Vigie a criança o tempo todo para evitar que ela se queime e use apenas 4 gotas de óleo essencial na inalação.

Aromaterapia suave para mulheres grávidas

A aromaterapia é benéfica e reconfortante e propicia uma sensação de alegre bem-estar em mulheres grávidas; pode também ajudar a aliviar alguns dos desconfortos da gravidez. Uma das interessantes ligações entre a aromaterapia e a gravidez é que as grávidas têm um senso mais desenvolvido do olfato. Isso precisa ser levado em consideração na escolha dos óleos essenciais, pois é importante que a mulher aprecie o perfume da combinação.

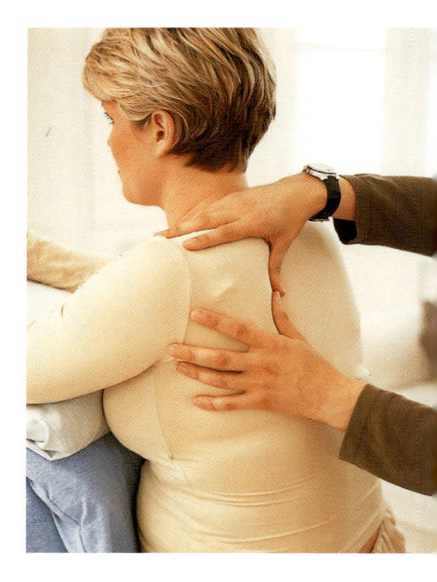

A massagem aromaterápica, especialmente na parte inferior das costas, traz conforto e alivia a dor das mulheres grávidas.

Orientações de segurança

- Recorra à lista de óleos essenciais (ver págs. 268-385) para informações completas sobre quais deles devem ser evitados. Os óleos a seguir são os favoritos, testados e aprovados, para uso na gravidez e podem ser utilizados com confiança e segurança: néroli, mandarina, petitgrain, vetiver, olíbano, gengibre, murta e sândalo.

- Certos óleos essenciais, que têm a propriedade emenagoga (que facilita e aumenta o fluxo menstrual), são contraindicados na gravidez. Esses óleos geralmente devem ser evitados, embora alguns (como lavanda, camomila e rosas) possam ser usados numa diluição baixa depois dos primeiros quatro meses. Durante a gravidez use apenas metade da quantidade habitual de óleos essenciais – por exemplo, 1 a 1 ½ por cento em massagens e 3 ou 4 gotas num banho.

- Dor nas costas (especialmente na região lombar durante o fim da gravidez) é uma queixa comum das grávidas. Como é incômodo se deitar de bruços para uma massagem nas costas, uma boa alternativa é se sentar numa cadeira com uma perna de cada lado e se inclinar para frente numa almofada. As costas podem, assim, ser massageadas com facilidade.

- Pernas e tornozelos cansados e levemente inchados são outra queixa comum que pode ser aliviada com massagem nas pernas. Fazer círculos em volta das articulações dos tornozelos também é muito bom.

- Os enjoos matinais melhoram com chás de ervas como gengibre, hortelã-pimenta e camomila. Cheirar óleo essencial de gengibre do frasco ou de um lenço pode ajudar, mas evite óleo essencial de hortelã-pimenta.

Aromaterapia suave para os idosos

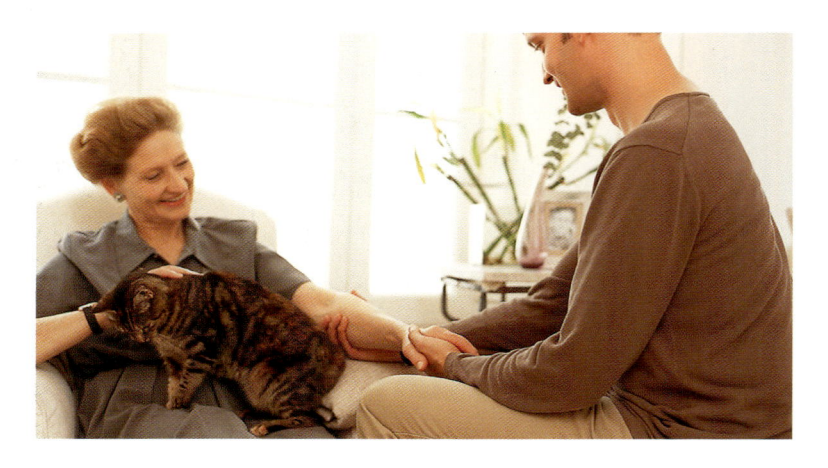

Fazer massagens aromaterápicas suaves numa pessoa idosa ajuda a prevenir a solidão.

Cuidar dos idosos pode ser gratificante e um número cada vez maior de aromaterapeutas está trabalhando em casas de repouso e hospitais. Se você tem um parente ou um amigo idoso, pode lhe oferecer alguns tratamentos aromaterápicos simples.

Toque e cuidado amoroso são especialmente importantes para os idosos e esse aspecto da aromaterapia deveria ser sua preocupação principal. Embora os tratamentos ajudem com as dores dos idosos e sejam benéficos por si sós, a idade avançada e o declínio do corpo são acompanhados, não raro, por medo e solidão. Isso quer dizer que fazer companhia, ser um ouvinte simpático e dar atenção carinhosa serão ações muito bem-vindas.

Orientações de segurança

- Ao tratar idosos, use a metade da porcentagem dos óleos essenciais usados nos adultos. Ao envelhecermos, nosso metabolismo é mais lento e a pele mais frágil; use pequenas quantidades de óleos essenciais. Os movimentos da massagem devem ser mais suaves, leves e gentis.

- É importante escolher óleos essenciais de que os idosos gostem. Alguns idosos – especialmente os homens – não gostam de perfumes florais e se sentirão mais à vontade com eucalipto e outros óleos essenciais conhecidos e com cheiro de remédio. Contudo, para os que gostam, os óleos essenciais ricos, exóticos e florais podem trazer de volta lembranças e redespertar os sentidos.

- Não se deve pedir a pessoas idosas para que tirem toda a roupa. Massagens nos pés, na parte inferior da perna, nas mãos e nos braços são, todas elas, benéficas para dores nas articulações e para melhorar a circulação. Para massagear o pescoço e os ombros basta fazer pequenos ajustes nas roupas. Escalda-pés com óleos essenciais estimulantes são bem-vindos, especialmente no inverno.

- Os idosos muitas vezes têm problemas para dormir e geralmente precisam de menos sono, mas com maior frequência. Para ajudar com a insônia, use óleos essenciais calmantes e sedativos no banho antes da hora de dormir, num aromatizador com vela ou purificador de ambientes, ou umas gotas num lenço ou no travesseiro. Lavanda e bergamota são geralmente apreciados, e ilangue-ilangue, sândalo, néroli, cedro, jasmim, rosa absoluta e rosa attar podem ser bem-vindos.

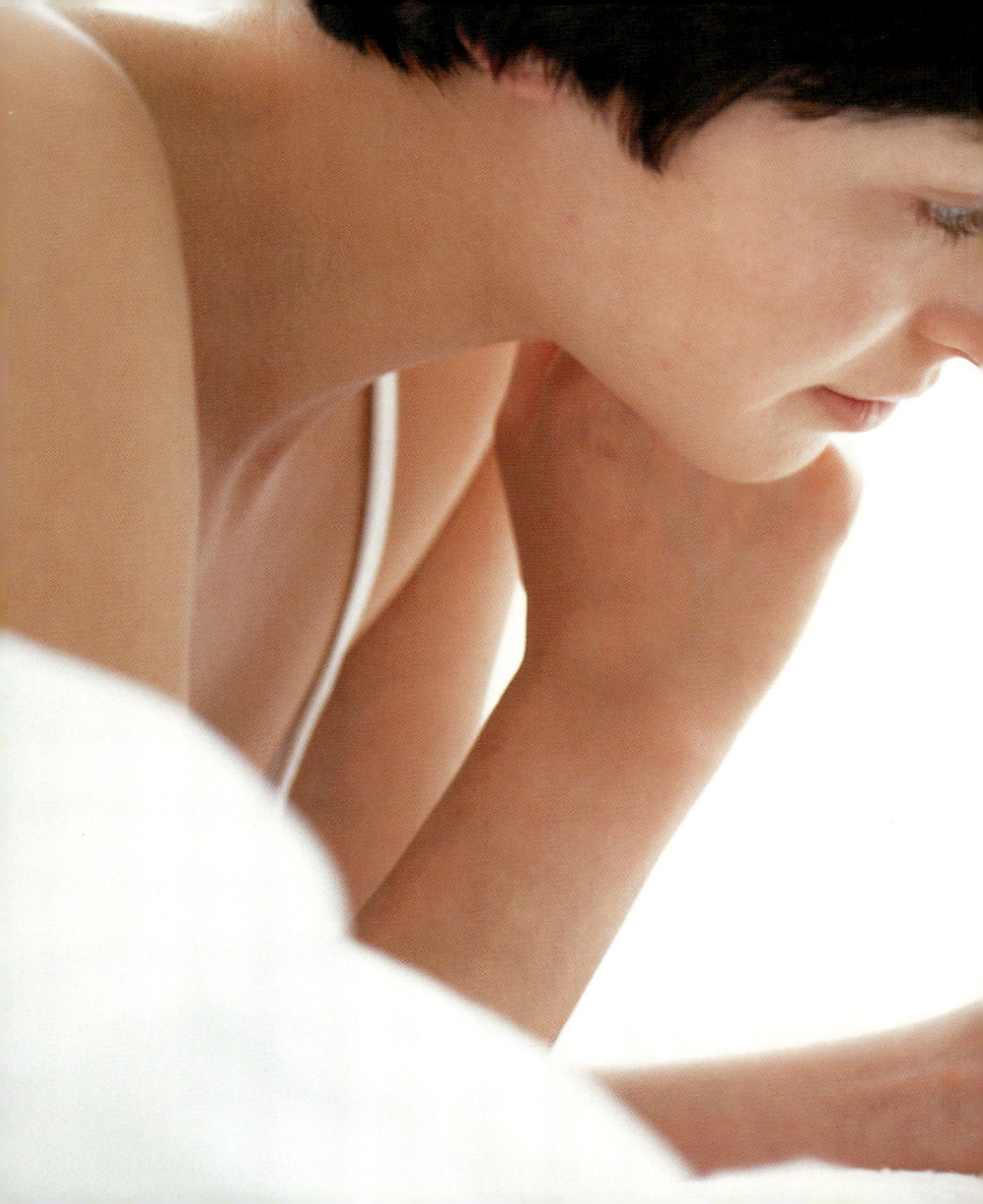

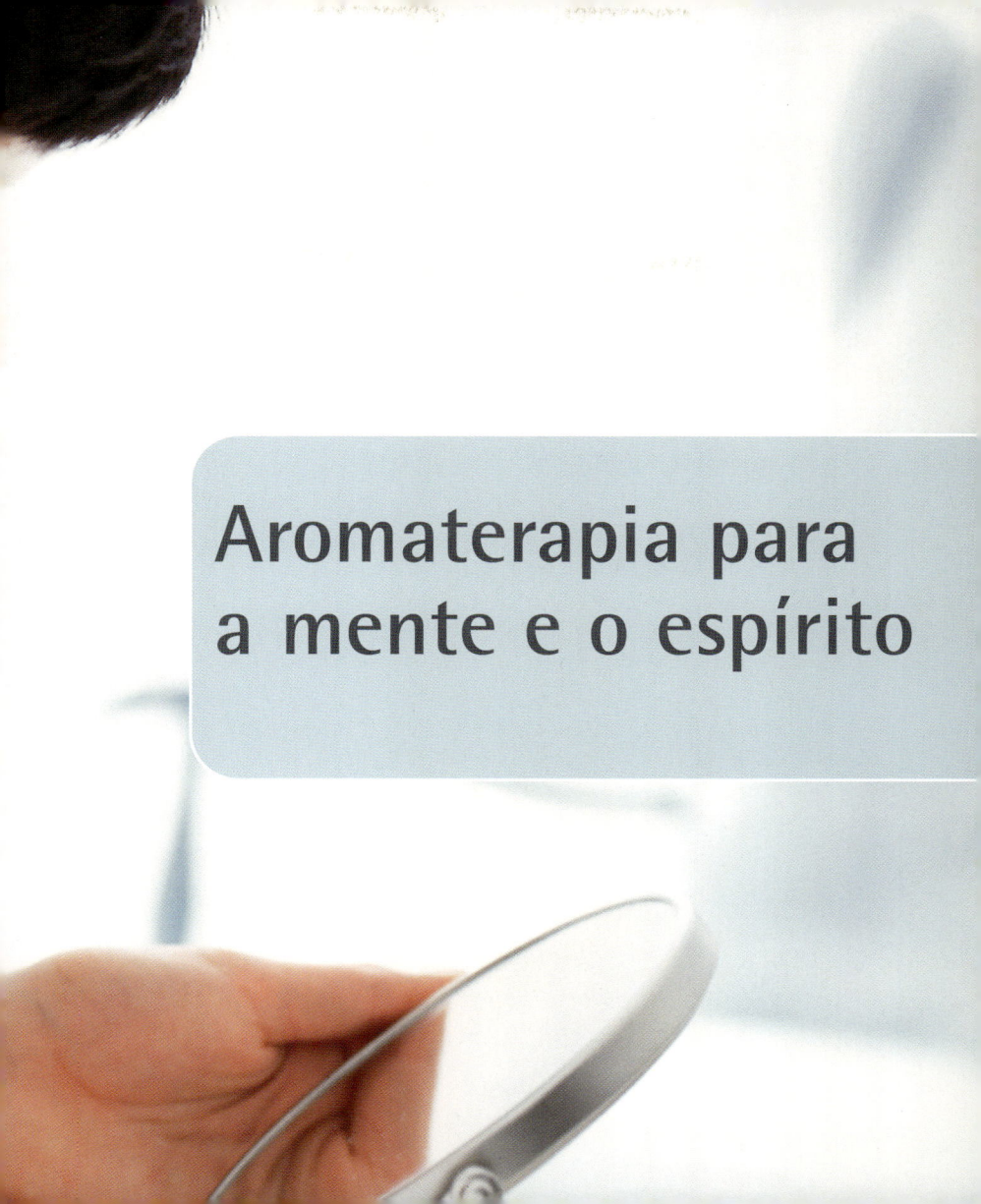

Aromaterapia para a mente e o espírito

Aromaterapia e meditação

Desde a antiguidade as plantas aromáticas vêm sendo usadas para fins religiosos e espirituais. Consideradas sagradas por suas propriedades mágicas de cura e perfumes sublimes, elas eram "sacrificadas" ao serem queimadas e terem sua fumaça aromática oferecida aos deuses. Essas cerimônias também favoreciam os sacerdotes, pois inalar a fumaça aromática muitas vezes levava a estados místicos e espirituais.

Incenso e outros componentes aromáticos ainda são ofertados nos altares em templos em toda a Ásia, partes da África e na América do Sul. Todos os tipos de incenso contêm uma proporção significativa de plantas aromáticas, que tradicionalmente incluem sândalo, cedro, junípero, olíbano, mirra, pinho, sálvia e cipreste. Elas são combinadas com outras substâncias aromáticas e com plantas locais, para rituais especiais, alucinógenos ou psicotrópicos.

A fumaça aromática do incenso pode ainda ajudar a criar um ambiente apropriado para meditação, introspecção, contemplação e oração. Contudo, num contexto moderno e mais secular, o uso de óleos essenciais individuais (ou combinações específicas) permite criar com mais precisão a atmosfera e o clima que você gostaria de obter para complementar e ajudar sua meditação.

O uso de óleos essenciais

O método mais eficaz de praticar a meditação com óleos essenciais é usar um aromatizador com vela – bem semelhante ao método antigo de sacrifício. Os aromatizadores vaporizam os óleos essenciais com eficácia, mas aos poucos, permitindo assim que a meditação acalme a mente durante alguns minutos antes de você ser afetado pelos óleos essenciais vaporizados na atmosfera. No entanto, você também pode usar um spray de ambiente, praticar meditação informal num banho aromático ou usar um perfume para elevar o ânimo, criado a partir de óleos essenciais apropriados para a meditação. Ou pode pingá-los num lenço de papel e colocá-lo no bolso de cima.

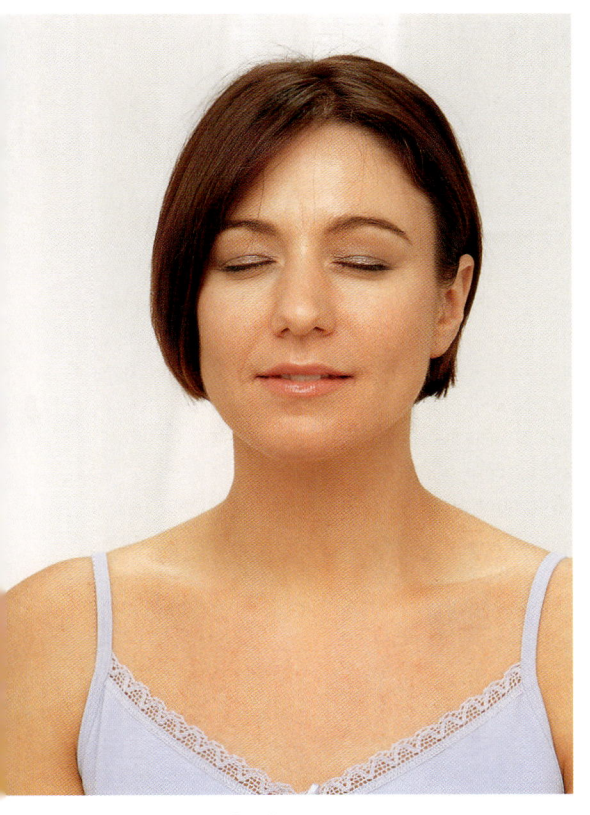

A meditação é um método maravilhoso para propiciar paz e calma, e a disseminação de óleos essenciais pode intensificar a experiência.

Você também pode meditar para ancorar e centrar as energias e para focar a mente antes de se submeter a uma massagem aromaterápica. Meditar durante uns dez minutos é um modo maravilhoso de se preparar para fazer uma massagem em si mesma ou em outra pessoa. Isso ajuda a se conectar com o eu interior, aprofunda a concentração e aumenta o período de atenção, o que pode melhorar sua técnica de massagem.

Óleos essenciais para a meditação

Antes de meditar com óleos essenciais, você precisa decidir se quer usar um aromatizador com vela, um vaporizador de ambientes ou um perfume para o estado de espírito meditativo. Usar um aromatizador com vela ou um elétrico é geralmente melhor, pois o efeito dos óleos essenciais é mais poderoso do que o dos perfumes ou vaporizadores de ambiente. Contudo, os perfumes meditativos são úteis se você deseja meditar ao ar livre ou praticar a meditação ao caminhar (ver págs. 230-231). Se quiser um efeito bem sutil, então um spray de ambiente é uma boa escolha.

Sprays de ambiente e perfumes meditativos

Você pode obter um efeito mais sutil ao usar um spray de ambiente. Escolha seus óleos essenciais como descrito acima, adicione-os à água em seu frasco de spray e agite bem. Borrife a área em que vai meditar pouco antes de começar.

Para usar o perfume para o estado de espírito meditativo, escolha seus óleos essenciais como descrito anteriormente. Misture-os no óleo carreador, depois aplique atrás da orelha, na base da garganta e na parte interna dos pulsos.

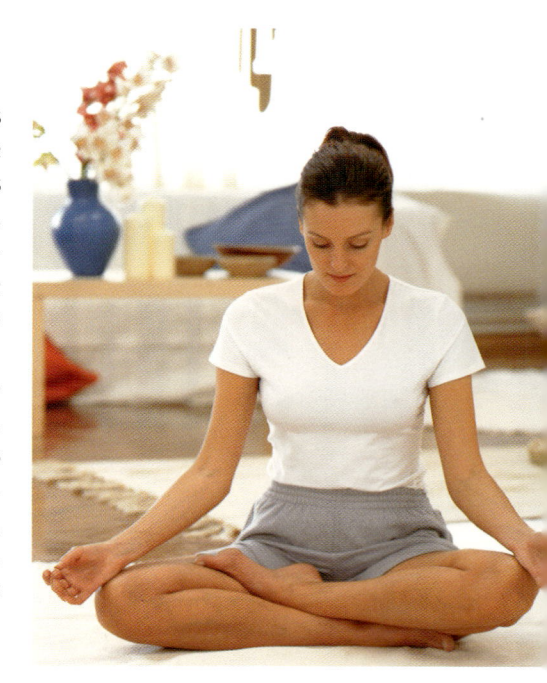

Como usar um aromatizador com vela

VOCÊ VAI PRECISAR DE:
Uma combinação de óleos essenciais à sua escolha • Cotonetes • Um aromatizador com vela ou um aromatizador elétrico • Fósforos ou um acendedor.

COMO FAZER

1 Primeiro, decida que óleos essenciais vai usar. Analise como está se sentindo e o que deseja obter com a meditação. Por exemplo, você pode se sentir cansada e querer se sentir renovada após a meditação e não adormecer. Nesse caso, poderá escolher um óleo essencial mentalmente estimulante como alecrim, cardamomo ou manjericão, e misturá-lo com algo animador como bergamota, laranja ou pau-rosa, e com um óleo para equilíbrio como gerânio.

2 Escolha 3 ou 4 óleos essenciais de acordo com seus sentimentos. Faça então o teste do cheiro, usando cotonetes para garantir que a combinação seja agradável.

3 Encha três quartos da vasilha do aromatizador com água fria e coloque os óleos essenciais flutuando no topo. (Esse método permite que você comece a meditação enquanto a água lentamente esquenta, de modo que os óleos se difundam aos poucos. Se quiser um efeito mais rápido, comece com água quente.)

4 Acenda a vela quando estiver pronta para começar a meditar.

É importante se sentar confortavelmente e com as costas retas durante a sessão de meditação.

Técnicas básicas de meditação

Diversas tradições espirituais usam a meditação, e em cada tradição existem várias técnicas. Por exemplo, no cristianismo há a tradição da contemplação solitária e também o silêncio, a repetição mental de um mantra: a palavra aramaica *maranatha*, que significa "Vem, senhor, vem senhor Jesus".

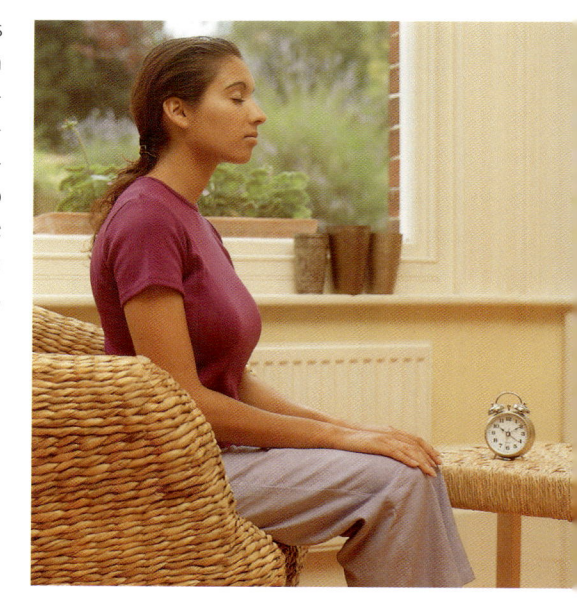

Você pode achar mais confortável se sentar numa cadeira, mas ainda assim precisa manter as costas retas.

Meditação serena

Esta técnica de meditação básica deriva da meditação budista chamada "serena permanência" ou "serena meditação". É apropriada para iniciantes e praticantes mais experimentados.

VOCÊ VAI PRECISAR DE:
Uma almofada ou uma cadeira de espaldar reto • Um despertador

COMO FAZER

1 Escolha um cômodo silencioso e se sente numa almofada ou cadeira. Cruze as pernas ou sente-se na almofada no chão, ou sente-se bem reta na cadeira. É importante manter as costas retas e poder se sentar com conforto.

2 Coloque o relógio para despertar dentro de 15 minutos e se esqueça do tempo. Relaxe a postura, mantendo as costas retas. Feche ou semicerre os olhos e ponha as mãos no colo.

3 Preste atenção na respiração, tornando-se consciente da sensação na ponta das narinas à medida que inspira e expira. Observe a respiração sem julgá-la. Não tente mudar o modo como respira, apenas observe.

4 Esse foco simples põe você em contato com o significado de estar viva. Tomar consciência do ritmo natural da respiração é calmante e inspira tranquilidade, pois respirar não exige um esforço consciente. O corpo respira sem que você note, na maior parte do tempo.

5 Quando sua mente vaguear pelos pensamentos e sentimentos costumeiros, suavemente volte a atenção para a respiração, sem julgar ou ser severa consigo mesma. É da natureza da mente que os pensamentos surjam e você está acostumada a deixar que sua mente pense livremente.

6 Quando o despertador tocar, abra suavemente os olhos e mude de posição, mas reflita durante alguns minutos sobre a meditação, antes de se levantar.

Meditação da atenção plena

Esta meditação é semelhante à meditação serena básica. Uma vez que a mente tenha se aquietado um pouco ao praticar a meditação serena, você pode começar a aprofundar o processo, tornando-se consciente do que vai no seu íntimo e daquilo que a rodeia no momento.

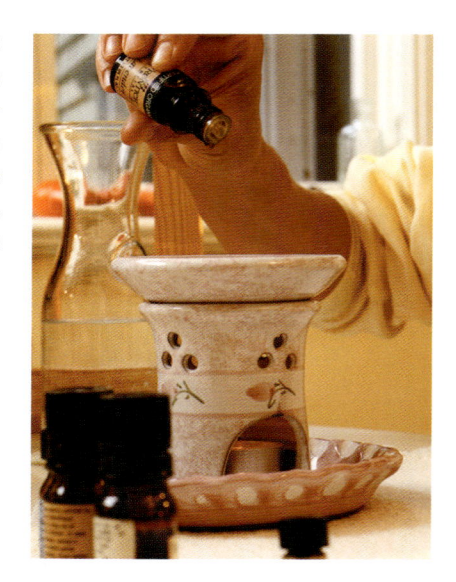

Preparar o aromatizador com os óleos essenciais antes da meditação é um ritual consciente que a prepara mentalmente para meditar.

Como fazer a meditação

VOCÊ VAI PRECISAR DE:
Uma almofada ou cadeira de espaldar reto • Um despertador.

COMO FAZER

1 Comece da mesma maneira que a meditação serena (ver págs. 224-225), sentando-se confortavelmente num cômodo silencioso, com as costas eretas e a postura relaxada. Ponha o alarme para

tocar dentro de 20 minutos, feche ou semicerre os olhos e ponha as mãos no colo.

2 Então, preste atenção na respiração, tornando-se consciente da sensação na ponta das narinas à medida que inspira e expira. Observe a respiração sem julgá-la. Não tente mudar o modo como respira, apenas observe durante alguns minutos.

3 Agora, deixe sua atenção se expandir gentilmente pelo corpo todo, tornando-se consciente de qualquer tensão ou dor. Esteja realmente em seu corpo e perceba como ele se sente. Note seu entorno, a sensação do ar em sua pele e os sons que surgem e desaparecem.

4 O objetivo desta meditação é estar no momento tão completa e autenticamente quanto possível. Isso significa estar consciente de todos os seus processos físicos, emocionais e mentais quando eles acontecem, mas não ser levada por eles. Se um som surge, simplesmente o perceba – não pense nele de jeito nenhum. Só observe os sons, pensamentos, sentimentos e sensações quando eles surgem e deixe-os ir embora.

5 Quando sua mente se deixar levar por pensamentos e sentimentos costumeiros ou você se distrair com um ruído, volte suavemente a atenção para a respiração por alguns minutos. Então pratique a meditação da atenção plena como descrito anteriormente.

6 Quando o despertador tocar, abra suavemente os olhos e mude de posição, mas reflita durante alguns minutos sobre a meditação antes de se levantar.

Meditação da observação pura

Depois de praticar a meditação serena e então aprofundar a prática com a meditação da atenção plena, você vai acabar conseguindo ter calma e clareza. Contudo, embora essa tranquilidade traga paz interior, você pode levar a meditação ainda mais longe com a meditação da observação pura e observar mais claramente o que está ocorrendo em sua mente.

A meditação da observação pura implica olhar bem de perto seus pensamentos e sentimentos, analisá-los e notar os padrões e as tendências habituais. Comumente identificamos essas sensações sem questioná-las. A meditação da observação pura nos ajuda a desapegar dos pensamentos e sentimentos e vê-los como conteúdos transitórios da mente, e não a mente em si.

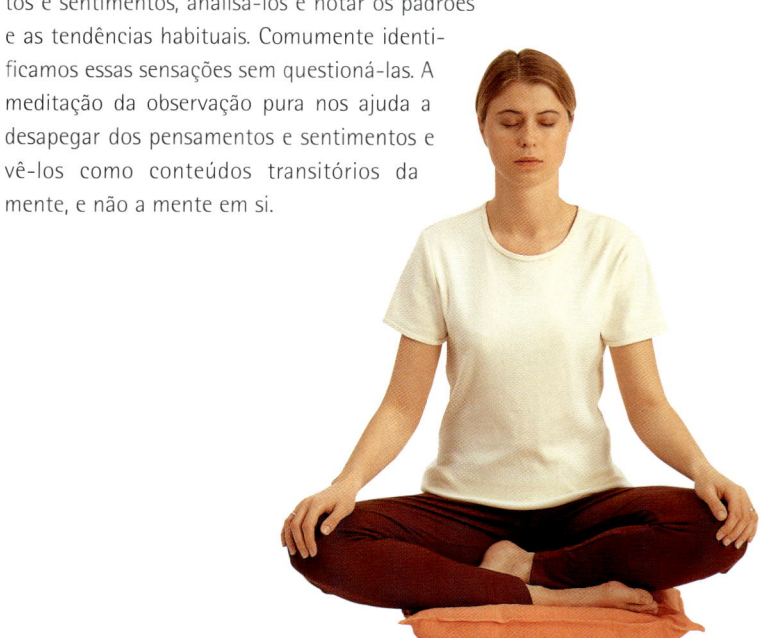

A meditação da observação pura é um desenvolvimento natural da meditação serena e aprofunda todo o processo de meditação.

Como fazer a meditação

VOCÊ VAI PRECISAR DE:
Uma almofada ou uma cadeira de espaldar reto • Um despertador.

COMO FAZER

1 Sente-se confortavelmente na sua postura habitual de meditação, ponha o relógio para despertar dentro de 20 minutos e depois observe a respiração, como na meditação serena (ver págs. 224-225), por alguns minutos.

2 Quando se sentir pronta, tome consciência dos pensamentos, sentimentos e sensações à medida que eles surgem e passam. Note como são fugazes e não substanciais, e como segui-los sem questioná-los não traz liberdade interior nem felicidade.

3 Agora dirija sua atenção para o que surgir em sua mente. Concentre-se vigorosamente no pensamento ou sentimento, indo além da atenção casual e superficial. Experimente analisar o pensamento, investigá-lo completamente e intuir alguma coisa a partir dele.

4 Quando ficar distraída e estiver seguindo pensamentos aleatórios, pare. Observe a respiração por alguns minutos para acalmar a mente e aprofunde a concentração. Então comece de novo a meditação da observação pura.

5 Ao praticar a meditação da observação pura, antigos sentimentos reprimidos podem vir à tona, o que pode ser doloroso. Se isso acontecer, lembre-se de que lembranças antigas são tão irreais quanto seus pensamentos. Não se detenha nelas – deixe que se vão, observe a respiração até ficar calma e então volte à meditação.

6 Quando o despertador tocar, passe alguns minutos observando a respiração em meditação calma. Abra suavemente os olhos, reflita sobre a meditação e demore-se para se levantar e voltar às atividades.

Meditação ao caminhar

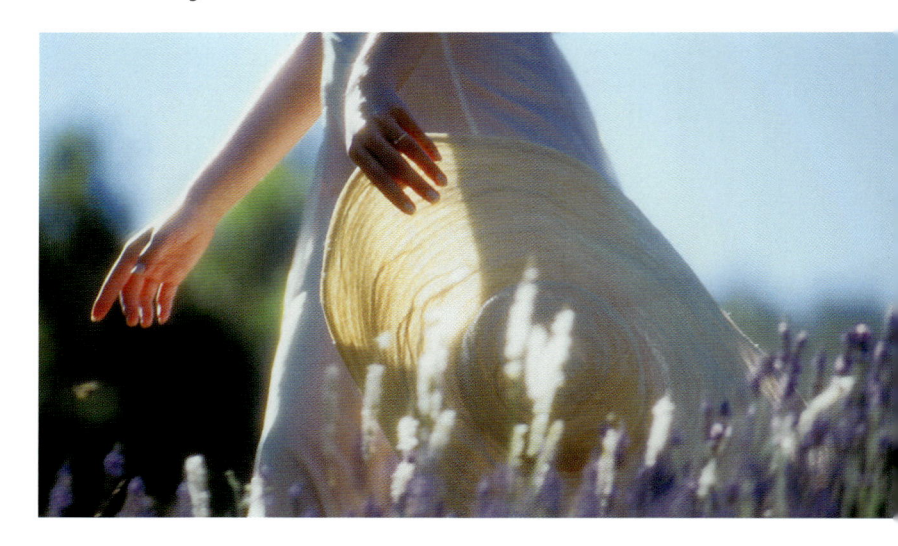

A meditação ao caminhar é muitas vezes alternada com a meditação sentada, e pode ser considerada uma postura alternativa e não uma atividade diferente. Se você tem dor

Praticar a meditação ao caminhar em meio a belas paisagens permite que você sinta uma comunhão com toda a vida.

nas costas ou nas articulações, a meditação ao caminhar permite que você medite tanto quanto quiser. É fácil usar óleos essenciais para essa meditação: ou pingue algumas gotas num lenço de papel ou use um perfume que induza à meditação.

A meditação ao caminhar não visa a chegar a algum lugar; o objetivo é simplesmente a caminhada. Ela é geralmente feita em linha reta, com uma pausa no fim, quando então você faz a volta e refaz seus passos. Embora possa praticar a meditação ao caminhar dentro de casa, praticá-la em meio à natureza – num lugar tranquilo e bonito – faz com que você sinta uma comunhão com toda a vida.

Como fazer a meditação

VOCÊ VAI PRECISAR DE:
Um lugar para caminhar de 5 a 10 m, ou ao ar livre, na natureza, ou num recinto espaçoso (se o problema for espaço, ande num círculo e use o ponto de início para fazer a volta) • Óleos essenciais à sua escolha num lenço de papel ou um perfume para elevar o ânimo.

COMO FAZER

1 Fique de pé no começo da linha e observe a respiração durante alguns minutos. Então lenta e deliberadamente levante um pé e mova-o para a frente, sentindo os músculos envolvidos. Coloque-o no chão, sentindo o calcanhar e os dedos separadamente, à medida que eles entram em contato com o solo.

2 Repita os passos para frente devagar até o fim da linha. Então faça uma pausa, e refaça seus passos. Mantenha os braços frouxos dos lados do corpo e os olhos focados abaixo, uns poucos passos à sua frente.

3 Enquanto caminha, esteja consciente de todas as sensações do corpo: sinta os músculos se movendo, a sensação do chão sob os pés, e a do vento no rosto. Esteja completamente presente durante a experiência toda.

4 Se ficar distraída por pensamentos ou para olhar algo, pare. Observe a respiração e pratique a meditação da atenção plena (ver págs. 226-227) antes de voltar a caminhar.

5 Depois de uns 20 minutos, pare no fim da linha e passe alguns minutos observando a respiração, antes de voltar às atividades.

Meditação da purificação

Se você fez algo que sabe que está errado – mesmo que tenha sido há muito tempo –, os sentimentos de culpa podem ficar à espreita em seu inconsciente, causando desconforto e sofrimento de tempos em tempos. Quando você descobre que fez algo errado, é fácil cair na armadilha da baixa autoestima. Assim, se se sentir deprimida por causa de uma ação negativa, recorde-se das ações positivas que fez, praticando também a meditação da purificação.

A essência dessa meditação é livrar-se dos seus erros, considerando-os meros pontinhos temporários na corrente da consciência, e não como parte intrínseca da sua natureza. Não são apenas as ações negativas que você purifica, mas o estado da mente subjacente à ação. Em outras palavras, você purifica o pensamento negativo.

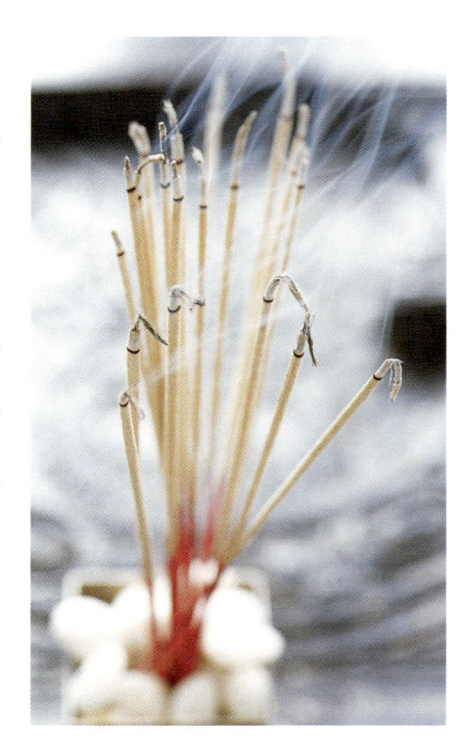

A antiga tradição de queimar montes de incensos aromáticos para a purificação ainda é útil nos dias de hoje.

Como fazer a meditação

VOCÊ VAI PRECISAR DE:
Uma combinação de óleos essenciais: experimente junípero, limão, flor de violeta, grapefruit, mirra, cipreste, mimosa, hissopo, manjericão e olíbano • Um aromatizador com vela ou elétrico • Fósforos ou um acendedor • Uma almofada ou uma cadeira com espaldar reto.

COMO FAZER

1 Pingue a combinação de óleos essenciais escolhidos na água do aromatizador (ver págs. 222-223) e acenda a vela.

2 Sente-se confortavelmente na costumeira postura de meditação, observe a respiração da meditação serena (ver págs. 224-225) durante alguns minutos, e perceba os óleos essenciais que está vaporizando.

3 Traga à mente uma ou mais ações negativas que tiver cometido no passado e que gostaria de purificar.

4 Sinta um arrependimento sincero e o remorso de ter praticado essas ações negativas e tome a decisão de jamais repeti-las. Então peça ao Criador ou à força espiritual apropriada para ajudá-la a manter a decisão.

5 Volte a observar a respiração. Na próxima expiração, visualize a energia negativa da sua má ação como a fumaça negra se dissipando na expiração. Então, visualize a força espiritual na forma da luz branca pura entrando no seu corpo durante a inspiração seguinte.

6 Repita durante algumas respirações, apreciando a vaporização dos óleos essenciais até sentir que a purificação acabou.

7 Termine observando a respiração por alguns minutos e demore para se levantar e voltar às atividades.

Liberte-se da raiva

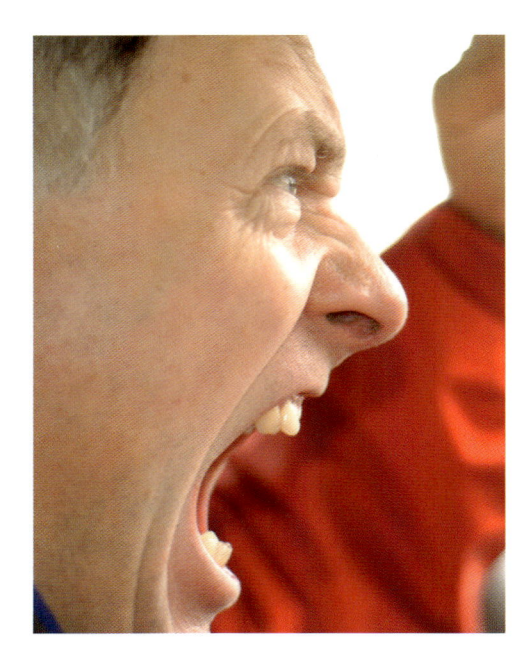

A raiva é uma emoção assustadora, repentina e violenta, mas meditar com óleos essenciais acalma e ajuda a liberá-la.

Não se pode dominar a raiva dando-se vazão a ela. Ela só pode ser transformada pela tolerância, compreensão e paciência. A meditação com óleos essenciais apropriados é um modo excelente de acalmar e lidar com a raiva, que é uma emoção complexa e pode ter causas diferentes, sutilmente interrelacionadas.

Por exemplo, se você tem raiva se lhe pedem para fazer algo que acha desafiador ou difícil, então sua raiva é alimentada pela insegurança e falta de autoconfiança. Nesse caso, escolha um óleo essencial como o jasmim para ajudar a criar confiança, juntamente com óleos para contrabalançar a raiva. Assim, da próxima vez que sentir raiva, aproveite para meditar.

Como fazer a meditação

VOCÊ VAI PRECISAR DE:
Uma combinação de óleos essenciais para ajudar a liberar a raiva: experimente camomila-romana, camomila-vulgar, ilangue-ilangue, benjoim, melissa, rosa absoluta, lavanda, manjerona, sândalo e olíbano • Um aromatizador com vela ou elétrico • Fósforos ou um acendedor • Uma almofada ou uma cadeira de espaldar reto.

COMO FAZER

1 Pingue a combinação de óleos essenciais escolhidos na água do aromatizador (ver págs. 222-223) e acenda a vela.

2 Sente-se confortavelmente na costumeira postura de meditação, observe a respiração na meditação serena (ver págs. 224-225) durante alguns minutos e tome consciência dos óleos essenciais que está vaporizando.

3 Se a raiva tornou a respiração mais rápida e curta, respire fundo e lentamente algumas vezes, sentindo o aroma dos óleos essenciais.

4 Permita que seus sentimentos raivosos aflorem, sem tentar reprimi-los ou julgá-los, mas sem se deixar levar por eles. Reconheça que está com raiva e procure libertar-se do sentimento.

5 Tome consciência dos óleos vaporizados penetrando em seu nariz e visualize-os viajando pelo corpo. Imagine-os acalmando a raiva, suavizando seu coração e aprofundando a respiração.

6 Não seja severa consigo mesma: os sentimentos raivosos surgem quando as causas da raiva estão presentes. Inspire sua raiva e deixe que ela se acalme, ajudada pelos óleos vaporizados.

7 Termine observando a respiração durante alguns minutos e demore-se para levantar e voltar às atividades.

Cultive a paciência

A paciência é uma atitude de calma interior em face de circunstâncias adversas, em que as coisas não estão do jeito que você quer. Ser paciente significa manter a calma apesar das condições difíceis e não reagir com irritação. Se você for impaciente, as coisas apenas vão piorar. A paciência permite que você avalie a situação com calma e tome medidas racionais para melhorá-la.

A meditação a seguir a motiva a enfrentar as circunstâncias que estão provocando sua impaciência. Ela ajuda a aceitar as coisas, se não puder mudá-las, e a encontrar uma saída, se houver. Da próxima vez que ficar impaciente, faça uma meditação para superar sua irritação e cultivar a paciência.

Consultar o relógio a todo o momento é um sinal de impaciência, mas a paciência pode ser cultivada através da meditação.

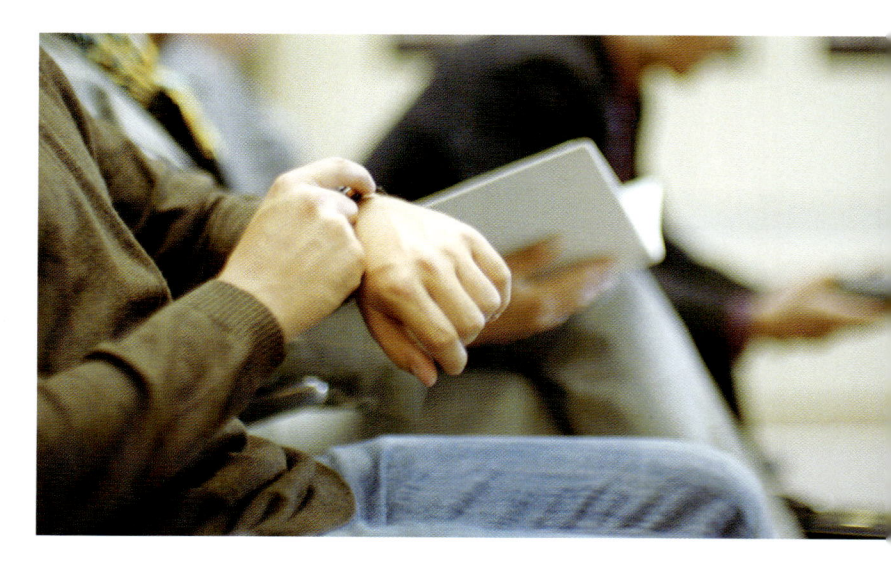

Como fazer a meditação

VOCÊ VAI PRECISAR DE:
Uma combinação de óleos essenciais para ajudá-la a se acalmar e ser tolerante: experimente cipreste, lavanda, camomila-romana, manjerona, petitgrain, raiz de angélica, néroli e olíbano • Um aromatizador com vela ou elétrico • Fósforos ou um acendedor • Uma almofada ou uma cadeira de espaldar reto.

COMO FAZER

1 Pingue a combinação de óleos essenciais escolhidos na água do aromatizador (ver págs. 222-223) e acenda a vela.

2 Sente-se confortavelmente na costumeira postura de meditação, observe a respiração em meditação serena (ver págs. 224-225) por alguns minutos e tome consciência do efeito dos óleos essenciais que está vaporizando.

3 Reflita sobre as circunstâncias que causaram a impaciência. Você pode fazer algo para melhorar isso? Se puder, aja com calma e inteligência, depois que houver terminado de meditar.

4 Se achar que nada do que fizer vai melhorar a situação, então você vai ter que transformar seus sentimentos de impaciência. Fique atenta ao modo como seu corpo está se sentindo e relaxe o estresse e a tensão. Respire profundamente e inale os óleos essenciais.

5 Analise bem como a impaciência faz você se sentir pior. As circunstâncias frustrantes já são ruins, mas deixar que a impaciência invada seu corpo não ajuda em nada. Decida aceitar a situação com firmeza e sinta os óleos essenciais lhe trazendo uma calma força interior.

6 Termine observando a respiração durante alguns minutos e demore-se para levantar e voltar às atividades.

Fortaleça suas decisões

Sempre que decidir empreender uma ação, você precisa ir até o fim. É bem fácil tomar decisões – como a decisão de Ano Novo de fazer regime – e então voltar aos velhos hábitos depois de alguns dias. Uma decisão requer coragem, determinação e dedicação, e a meditação com óleos essenciais ajuda-a a cultivar essas qualidades.

É melhor praticar essa meditação com regularidade – o ideal seria todos os dias, durante o tempo que for necessário para que a ação chegue a uma conclusão. O objetivo é aumentar a força e a determinação, renovando seu poder de decisão a cada vez que meditar. Aí vai ficar muito mais difícil abandoná-la quando você se sentir cansada ou com preguiça.

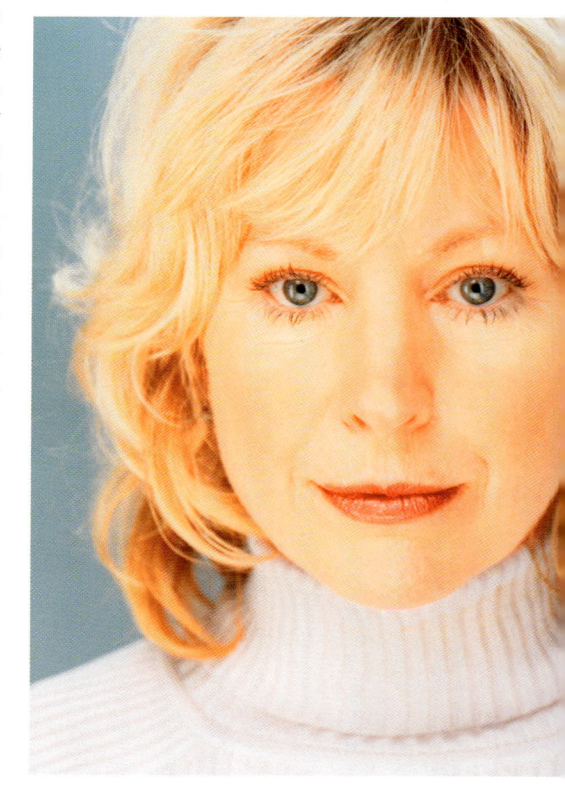

A meditação com óleos essenciais ajuda você a cultivar e fortalecer seu poder de decisão, sua coragem e sua determinação.

Como fazer a meditação

VOCÊ VAI PRECISAR DE:
Uma combinação de óleos essenciais para ajudá-la a fortalecer seu poder de decisão: experimente cipreste, cedro, jasmim, raiz de angélica, patchuli, coentro, lima, mimosa, tomilho, manjericão, louro e pinho (depois de uma semana, mude a combinação para criar resoluções renovadas) • Um aromatizador com vela ou elétrico • Fósforos ou um acendedor • Uma almofada ou uma cadeira de espaldar reto.

COMO FAZER

1 Pingue a combinação de óleos essenciais escolhidos na água do aromatizador (ver págs. 222-223) e acenda a vela.

2 Sente-se confortavelmente na costumeira postura de meditação, observe a respiração em meditação serena (ver págs. 224-225) por alguns minutos e tome consciência do efeito dos óleos essenciais que está vaporizando.

3 Traga a mente para a decisão. Seja clara sobre as razões para fazê-la, e comprometa-se a cumpri-la. Concentre-se nela.

4 Quando você se concentra na decisão, a realidade de levá-la a cabo vai se tornar evidente. Você vai se defrontar com as dificuldades potenciais e ver o que realmente significa levá-la até o fim. Sua mente pode apresentar razões e desculpas para não cumpri-la.

5 Respire profundamente e fique consciente do efeito fortalecedor dos óleos essenciais. Enfrente todas as razões pelas quais não quer levar a decisão adiante, e livre-se delas com firme determinação.

6 Termine observando a respiração por alguns minutos e demore-se para levantar e voltar às atividades.

A Perda

A morte é uma parte integral da vida; ela completa o ciclo iniciado pela concepção. Sem a morte, a vida não poderia existir e sabemos que a morte é inevitável. Contudo, costumamos esquecer o que consideramos um acontecimento futuro desagradável e apenas somos tocados pela morte quando ela acontece com alguém que conhecemos.

Existem meditações específicas sobre a morte que, quando feitas com regularidade, podem ajudá-la a aceitar a própria morte. Desse modo, você pode aproveitar ao máximo a vida enquanto ainda a tem. As substâncias aromáticas têm sido tradicionalmente usadas em rituais de perda em diferentes culturas. Essa meditação para o luto usa óleos essenciais para ajudar a confortar pelo trauma de uma perda recente e para apoiá-la a superar e continuar com a vida. Faça-a quantas vezes for preciso, até sentir uma sensação de conforto.

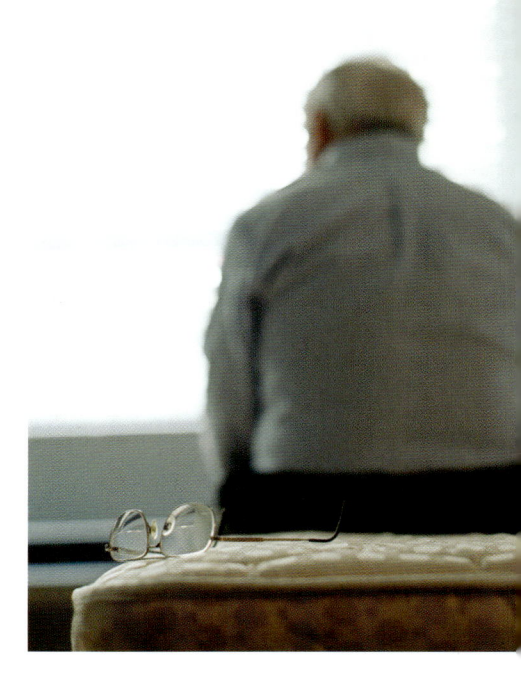

Perder alguém amado é devastador e leva tempo até aceitarmos a perda, embora a meditação acalme e console.

Como fazer a meditação

VOCÊ VAI PRECISAR DE:

Uma combinação de óleos essenciais para essa meditação: experimente rosa absoluta, rosa attar, benjoim, melissa, olíbano, hissopo, manjerona, raiz de angélica, cipreste, pau-rosa, mirra e bergamota. • Um aromatizador com vela ou elétrico • Fósforos ou um acendedor • Uma almofada ou uma cadeira de espaldar reto.

COMO FAZER

1 Pingue a combinação de óleos essenciais escolhidos na água do aromatizador (ver págs. 222-223) e acenda a vela.

2 Sente-se confortavelmente na costumeira postura de meditação, observe a respiração em meditação serena (ver págs. 224-225) por alguns minutos e tome consciência do efeito dos óleos essenciais que está vaporizando.

3 Traga à mente a pessoa falecida. Visualize vocês dois juntos circundados por um círculo de luz dourada, girando pelo universo. Lembre-se das vezes em que estiveram juntos e pense na pessoa com afeto, agradecendo-lhe por ter compartilhado um tempo com você.

4 Honre sua ligação com essa pessoa e aceite que é hora de desapegar. Visualize o círculo se dividindo em dois, deixando você separada no seu próprio círculo de luz. Deixe a pessoa falecida ir em paz com suas bênçãos e seu círculo dourado ir embora girando.

5 Respire profundamente e tenha consciência do efeito dos óleos essenciais fortalecendo e acalmando-a nessa hora triste.

6 Termine observando a respiração por alguns minutos e demore-se para levantar e voltar às atividades.

Acalme a mente

Quando a vida se torna estressante, é muito fácil se sentir sobrecarregado pelos diversos acontecimentos à sua volta. São comuns a confusão, a indecisão e a frustração, e a mente parece que vai explodir. Meditar sozinho é muito útil para criar um espaço interior mental, mas a meditação com óleos essenciais para acalmar a mente é ainda mais eficaz.

Esta meditação ajuda a liberar pensamentos fugidios e confusos e a encontrar certa paz e tranquilidade. Escolher óleos essenciais estimulantes, calmantes e cefálicos ajuda a separar os pensamentos, para priorizá-los conforme a importância e afastar os que são irrelevantes. Inclua também um óleo calmante, como a lavanda.

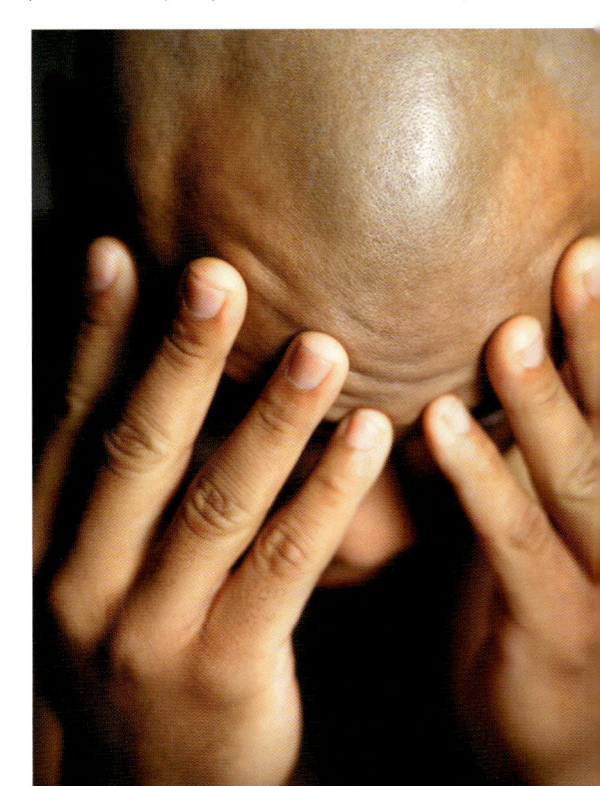

A meditação com óleos essenciais para desanuviar a mente ajuda a acalmar e eliminar pensamentos fugidios.

Como fazer a meditação

VOCÊ VAI PRECISAR DE:
Uma combinação de óleos essenciais para acalmar a mente: experimente alecrim, manjericão, junípero, limão, pinho, cipreste, cedro, bergamota, cardamomo, tomilho, olíbano e gerânio. • Um aromatizador com vela ou elétrico • Fósforos ou um acendedor • Uma almofada ou uma cadeira de espaldar reto.

COMO FAZER

1 Pingue a combinação de óleos essenciais escolhidos na água do aromatizador (ver págs. 222-223) e acenda a vela.

2 Sente-se confortavelmente na costumeira postura de meditação, observe a respiração em meditação serena (ver págs. 224-225) por alguns minutos e tome consciência do efeito dos óleos essenciais que está vaporizando.

3 Enquanto observa a respiração, também tome consciência dos diferentes pensamentos que surgem em sua mente e são substituídos por outros. Procure não se demorar em nenhum deles; simplesmente os observe como pensamentos transitórios e deixe-os ir embora.

4 Quando sua mente se acalmar, mas estiver alerta e atenta, comece a avaliar cada pensamento assim que ele surgir. Questione se ele vai levar a um resultado benéfico ou se está atravancando a mente. Livre-se imediatamente de qualquer pensamento que não lhe seja benéfico no momento.

5 Respire profundamente e tome consciência do efeito estimulante dos óleos essenciais. Quando se sentir calmo, alerta e com a mente limpa, você está pronto para encerrar a meditação.

6 Termine observando a respiração por alguns minutos e demore-se para levantar e voltar às atividades.

Separação

No decorrer da vida muitas vezes somos separados do que gostamos e queremos, e terminamos com o que não queremos. O que pode ser muito frustrante! A meditação ajuda a aceitar que muitas vezes não há nada a fazer para evitar a separação dos seus objetos de desejo. Contudo, você pode aprender a mudar o modo como se sente a respeito e lidar com a separação através da meditação com os óleos essenciais apropriados.

A separação pode ser de um amigo muito amado que vai se mudar, ou quando um relacionamento acaba.

Também pode significar a perda ou a quebra de um objeto de estimação ou qualquer sensação de perda. Esta meditação com óleos essenciais ajuda a aceitar a realidade da situação sem sentimentos negativos e faz com que você toque a vida e aceite o que ela tem a oferecer.

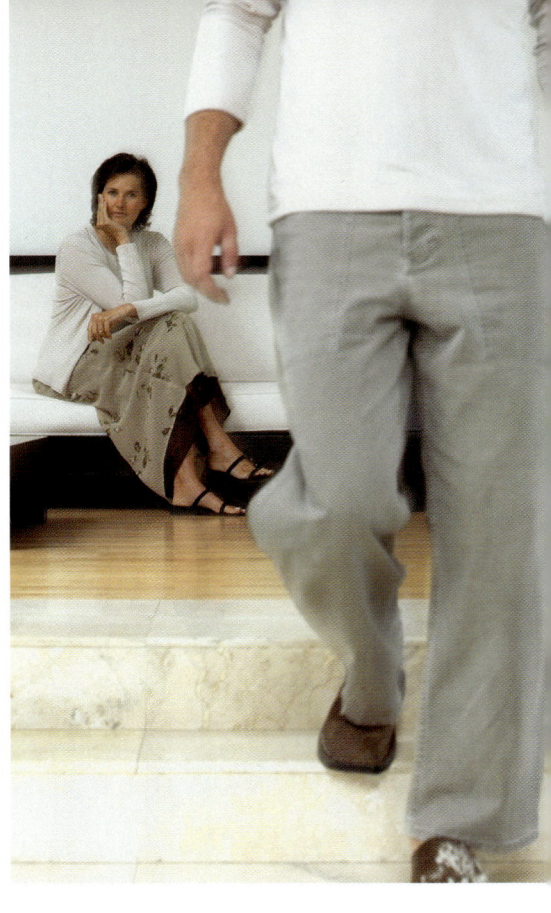

É duro ficar separado da pessoa de que você gosta. Essa meditação ajuda você a aceitar a separação com mais facilidade.

Como fazer a meditação

VOCÊ VAI PRECISAR DE:

Uma combinação de óleos essenciais para ajudar na separação: experimente rosa attar, rosa absoluta, gerânio, bergamota, benjoim, olíbano, hissopo, manjerona, lavanda, patchuli, ilangue-ilangue, raiz de angélica, sândalo e esclareia • Um aromatizador com vela ou elétrico • Fósforos ou um acendedor • Uma almofada ou uma cadeira de espaldar reto.

COMO FAZER

1 Pingue a combinação de óleos essenciais escolhidos na água do aromatizador (ver págs. 222-223) e acenda a vela.

2 Sente-se confortavelmente na costumeira postura de meditação, observe a respiração em meditação serena (ver págs. 224-225) por alguns minutos e tome consciência do efeito dos óleos essenciais que está vaporizando.

3 Traga à mente o objeto ou a pessoa de que ou de quem você está separada. Deixe que as sensações dolorosas da separação simplesmente existam, sem julgá-las ou tentar mudá-las. Abra-se, dê espaço e aceite seus sentimentos.

4 Verifique mentalmente se há algo que você possa fazer para mudar a situação e se esse curso de ação é viável. Mesmo quando não há nada que possa fazer, refletir assim ajuda a aceitar a separação.

5 Respire profundamente e fique consciente do efeito calmante e benéfico dos óleos essenciais ajudando você a aceitar a separação e a continuar com sua vida.

6 Termine observando a respiração por alguns minutos e demore-se para levantar e voltar às atividades.

Liberte-se do medo

O medo causa paralisia mental, como um coelho em frente às luzes de um carro, incapaz de se mover. Procuramos evitar, mas quando somos engolfados pelo medo, temos que enfrentá-lo. Esta meditação ajuda você a enfrentar seus medos e lhe dá coragem para agir, apesar de se sentir atemorizada.

Da próxima vez em que sentir medo, aproveite para meditar e não fique paralisada. Na meditação você vai ter consciência do seu corpo e das sensações dele. Meditar ao sentir medo ajuda a diminuir os poderosos sintomas físicos como a respiração curta e rápida. Escolha os óleos essenciais apropriados para inspirar força e coragem e para minorar as sensações de fraqueza e debilidade.

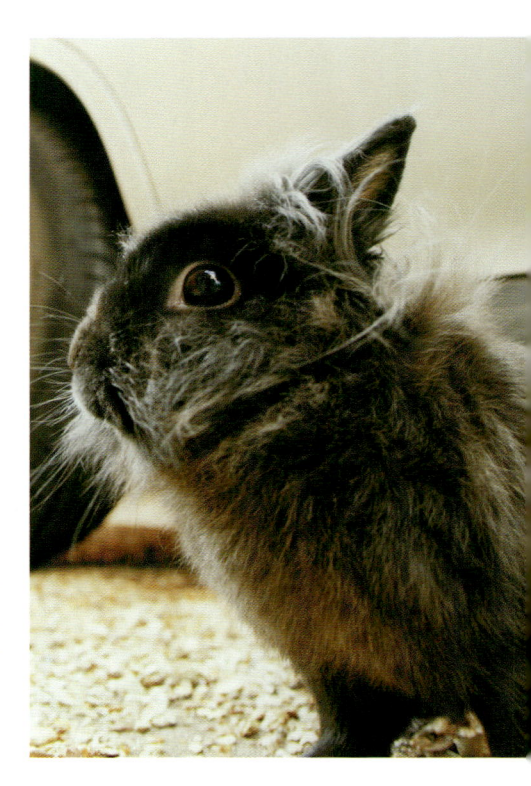

Assim como o coelho preso pelo medo do tráfego rápido, nós também podemos nos sentir paralisados de medo.

Como fazer a meditação

VOCÊ VAI PRECISAR DE:
Uma combinação de óleos essenciais para ajudar a liberar o medo: experimente esclareia, jasmim, camomila-romana, néroli, ilangue-ilangue, manjericão, melissa, rosa absoluta, junípero, lavanda, manjerona, raiz de angélica e olíbano • Um aromatizador com vela ou elétrico • Fósforos ou um acendedor • Uma almofada ou uma cadeira de espaldar reto.

COMO FAZER

1 Pingue a combinação de óleos essenciais escolhidos na água do aromatizador (ver págs. 222-223) e acenda a vela.

2 Sente-se confortavelmente na costumeira postura de meditação, observe a respiração em meditação serena (ver págs. 224-225) por alguns minutos e tome consciência do efeito dos óleos essenciais que está vaporizando.

3 Traga a atenção para o corpo. Note se a respiração ou o batimento cardíaco se tornaram mais rápidos. Respire algumas vezes bem devagar e profundamente e fique consciente dos óleos essenciais.

4 Deixe que seu medo fique presente, sem tentar reprimi-lo.

5 Visualize os óleos essenciais vaporizados viajando pelo corpo. Sinta-os acalmando e dispersando o medo e aprofundando a respiração.

6 Inspire seu medo, aceite-o e deixe que os sentimentos vão embora, ajudados pelo óleos essenciais vaporizados. Repita em silêncio para si mesmo: "Sinta o medo, mas faça isso assim mesmo".

7 Termine observando a respiração por alguns minutos e demore-se para levantar e voltar às atividades.

Encontre alegria

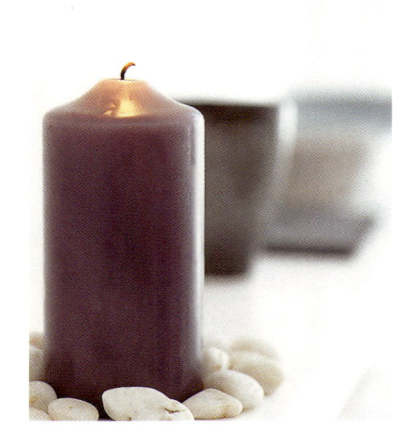

Esta última meditação de aromaterapia consiste em encontrar alegria na simplicidade da própria meditação e do puro contentamento de usar óleos essenciais. Além de um aromatizador com vela, ela usa uma vela grande como símbolo da luz e da felicidade. De modo diferente das outras meditações, que ajudam você a transformar e a liberar emoções negativas, esta é uma celebração da vida e do potencial que você tem para ser alegre.

Essa meditação para encontrar alegria é uma celebração à vida e à felicidade.

Como fazer a meditação

VOCÊ VAI PRECISAR DE:
Uma combinação de óleos essenciais para inspirar alegria: use qualquer óleo essencial que faça você se sentir feliz como rosa attar, bergamota, camomila-romana, mandarina, pau-rosa, flor de tília, palma-rosa, néroli, manjericão, noz-moscada, esclareia, melissa, jasmim, verbena, mimosa, narciso, laranja • Aromatizador com vela ou elétrico • Fósforos ou acendedor • Vela grande • Almofada ou uma cadeira de espaldar reto.

COMO FAZER

1 Pingue a combinação de óleos essenciais escolhidos na água do aromatizador (ver págs. 222-223) e acenda a vela como de costume.

2 Então acenda a vela grande e sente-se confortavelmente em sua postura normal de meditação por alguns momentos, apreciando a luz tremeluzente da vela. Faça uma meditação serena (ver págs. 224-225) por alguns minutos. Tome consciência do efeito dos óleos essenciais que está vaporizando.

3 Traga sua atenção para a vela grande. Note o azul interior da chama, o exterior dourado, como a vela cintila e parece viva. Respire profundamente várias vezes, vivenciando a fragrância cheia de alegria dos óleos essenciais.

4 Visualize a luz brilhante da vela fluindo dentro do seu coração, enchendo você com a pura alegria de se sentir vivo. Todo o corpo se sente leve e vibrante. Visualize seu corpo incandescente e luminoso como cristal.

5 Fique consciente dos óleos essenciais vaporizados entrando pelo nariz e enchendo você de alegria. Enquanto observa a respiração, rejubile-se por estar vivo e dê valor ao precioso dom da vida.

6 Imagine a luz se expandindo e enchendo o cômodo, fluindo para preencher o ambiente e depois o mundo todo. Aonde quer que a luz entre, ela traz bem-estar. Sinta-se alegre e atento no momento presente.

7 Termine observando a respiração por alguns minutos e não tenha pressa para se levantar.

Aromaterapia sutil

Meditar com óleos essenciais ou meditar antes de fazer um tratamento de massagem em alguém é uma boa introdução à aromaterapia sutil. Como você viu, a meditação ajuda a acessar sua essência espiritual e, quando você usa óleos essenciais nas diversas meditações, também descobre o aspecto sutil deles. Trabalhar desse modo sutil tem um efeito terapêutico profundo sobre a mente, o corpo e o espírito.

A aromaterapia sutil tem várias outras manifestações como o uso de óleos essenciais com cristais. Você também pode usar os óleos para trabalhar com os chakras – os centros de energia psíquica – no corpo, e com a aura que circunda o corpo físico, para purificar energia bloqueada ou negativa. A energia vibracional sutil de cura dos óleos essenciais complementa os campos energéticos sutis, os centros e canais que existem dentro de todos nós. As páginas seguintes oferecem conselhos simples e claros de como usar a aromaterapia sutil dessas diversas maneiras.

A aromaterapia sutil é outro aspecto importante da aromaterapia holística e trabalha harmoniosamente junto com a massagem, os banhos e todos os outros tratamentos aromaterápicos. Desse modo, ela não é vista isoladamente como uma disciplina separada, mas como um complemento para as práticas mais tangíveis da aromaterapia. Qualquer tentativa de separar e compartimentar os diferentes aspectos da aromaterapia vai contra o princípio do holismo.

Mantenha a mente aberta

Trabalhar com seu lado sutil e com óleos essenciais requer uma mente aberta – mas sem perder de vista o bom senso. Você precisa evitar algumas asneiras da Nova Era, mas permanecer aberta ao fenômeno psíquico sutil, que muitas vezes não pode ser demonstrado de modo empírico ou científico como "real" e nem pode, normalmente, oferecer uma explicação racional para o modo como um efeito de cura é obtido.

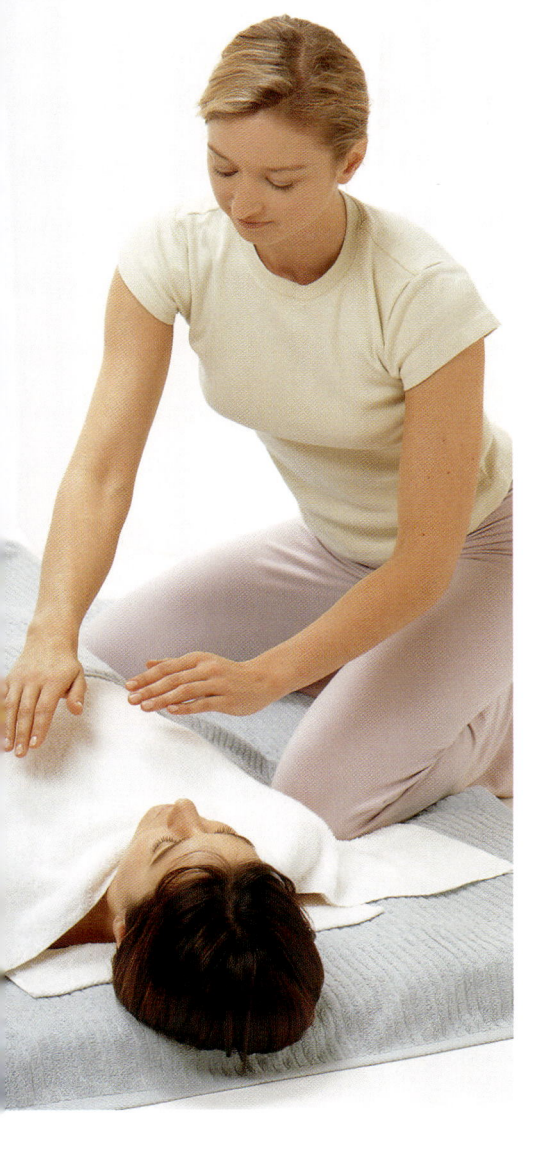

As plantas eram muitas vezes designadas como planetas regentes pelos antigos herbalistas, e na moderna aromaterapia também podemos encarar os óleos essenciais a partir de uma sutil perspectiva astrológica. Desse modo, podemos ver como o caráter ou as "personalidades" dos óleos essenciais são refletidos nos diferentes signos do zodíaco. Essa abordagem oferece um método sutil e alternativo de escolher esses óleos para uso nos tratamentos aromaterápicos, de acordo com suas influências astrológicas e disposições.

A massagem áurica é um bom modo de encerrar uma sessão de massagem (ver pág. 163). Ela é feita sem qualquer contato físico.

Aromaterapia e cristais

A cura pelos cristais é uma terapia para debilidades e desequilíbrios no corpo de energia sutil. Os cristais usados são diferentes variedades de cristais de rocha da família do quartzo, composto de dióxido de silício. Os que promovem a cura pelos cristais utilizam os próprios poderes inatos de cura e os transmitem através dos cristais para o cliente. A energia sutil de cura do terapeuta, amplificada pelas vibrações de cura dos cristais, é atraída para qualquer área do cliente que precise de energia de equilíbrio ou que requeira a liberação de energia bloqueada ou negativa.

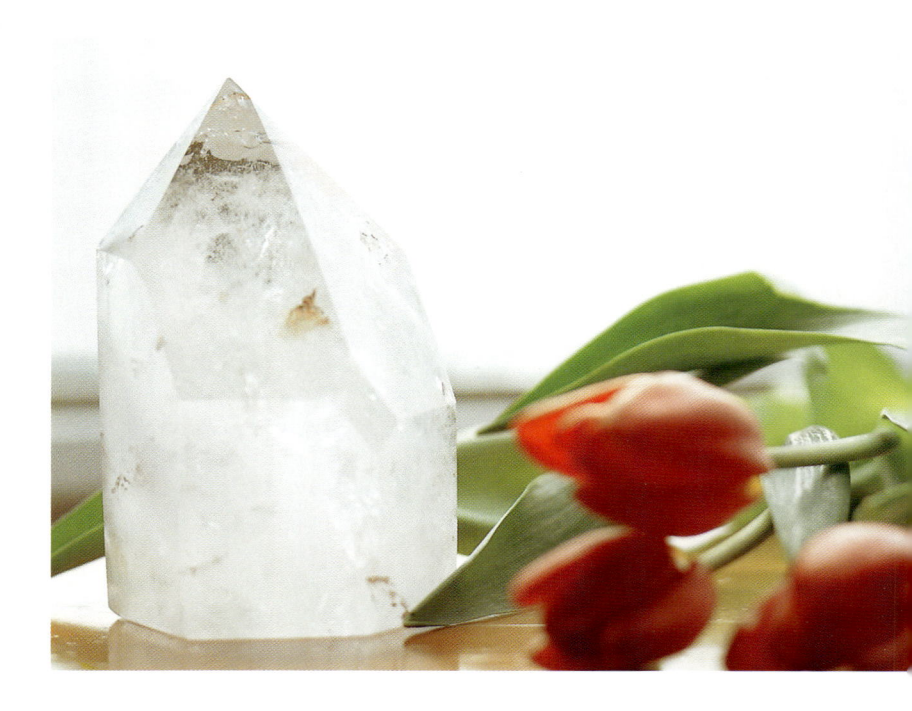

A cura pelos cristais é uma terapia sofisticada, que requer um treino completo para você desenvolver sua própria energia de cura, um aprendizado sobre cristais e como usá-los. Mesmo assim, os cristais podem ser usados de maneiras simples com a aromaterapia, com grande eficácia.

Como usar os cristais

- Um modo simples de se conectar com a energia de cura dos cristais de quartzo é usar um pingente de cristal em contato com a pele.

- Os cristais intensificam a energia sutil dos óleos essenciais quando usados em tratamentos de aromaterapia. Se você planeja fazer uma massagem, pode colocar um cristal na sua vasilha de óleos essenciais. Isso irá potencializá-los, tornando-os mais eficazes; portanto é melhor usar uma diluição de 1%. Coloque o cristal na vasilha cinco minutos antes de começar. Você também pode usar esse método com óleos de banho.

- Cores diferentes de cristais de quartzo – os quartzos mais comuns são o transparente, o rosa, o ametista, o enfumaçado, o azul e o verde – podem ser usadas com óleos essenciais (ou sem) para equilibrar os chakras (ver págs. 254-262). Os diversos cristais também têm afinidade com certos óleos essenciais; por exemplo, o quartzo rosa tem afinidade com o rosa absoluto e o rosa attar.

- Se você vai fazer uma massagem aromaterápica em alguém, pode colocar um cristal em cada um dos quatro cantos do local onde estará trabalhando (como num colchonete no chão). Como alternativa, sugira que a pessoa a ser massageada segure um cristal em cada mão. Nos dois casos, procure usar cristais semelhantes em tamanho e cor.

O uso de óleos essenciais combinados com cristais e a cura pelos chakras são duas das aplicações da aromaterapia sutil.

A aromaterapia e os chakras

Concentrando-se nas diversas sensações do corpo físico na meditação, você pode se tornar consciente do fluxo sutil de energia e dos centros de energia. A energia sutil, chamada *prana* ou *chi*, flui através dos canais de energia sutil e existem sete centros de energia chamados chakras.

Embora não haja prova física direta do prana, dos canais e dos chakras, há correlações físicas entre os chakras dos centros nervosos e das glândulas endócrinas. Por exemplo, o chakra da garganta se correlaciona com a glândula tireoide e os nervos principais que afetam a garganta. Há séculos os acupunturistas inserem agulhas em pontos específicos de canais sutis chamados meridianos, a fim de efetuar a cura. Os praticantes de yoga e tai chi trabalham com o prana que flui através dos canais e chakras.

De acordo com o sistema de chakras do Kundalini Yoga hindu, o corpo sutil tem três canais principais (como nervos psíquicos) chamados nadis e seis chakras, mais o lótus de mil pétalas na coroa da cabeça (muitas vezes chamado de sétimo chakra). As páginas a seguir descrevem os chakras e como você pode usar a aromaterapia em combinação com eles para efetuar a cura sutil.

O uso dos óleos essenciais com os chakras

Os óleos essenciais podem ser usados para restaurar o equilíbrio e a harmonia dos chakras. Embora os chakras sejam parte do corpo sutil, os tratamentos físicos aromaterápicos, como massagens e banhos, podem mesmo assim ter um efeito positivo de cura sobre eles. Os aromas para elevar o ânimo da aromaterapia, que incluem óleos essenciais relevantes, podem até ser aplicados diretamente em alguns dos chakras.

Se quiser aplicar uma massagem aromaterápica e fazer uma cura num chakra, certifique-se de incluir os óleos essenciais apropriados. Peça à pessoa – ou a si mesma – para dirigir a atenção ao chakra relevante durante a massagem. Alguns

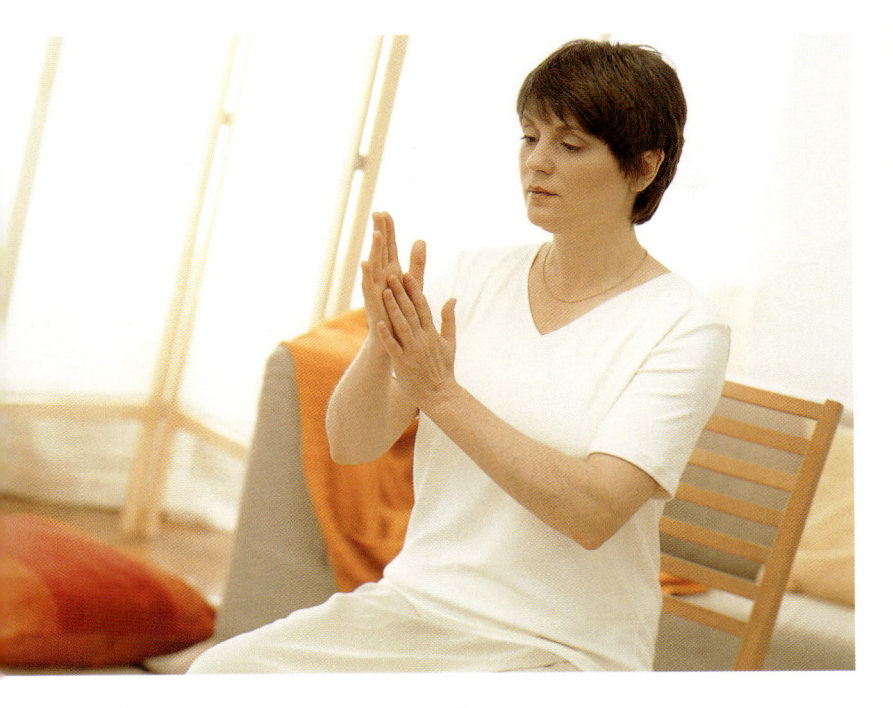

Esfregue uma gota de óleo essencial nas mãos e se prepare para fazer uma massagem áurica.

chakras podem ser trabalhados diretamente com a imposição das mãos ou por meio da massagem áurica sobre o ponto relevante (ver pág. 163).

Um método mais sutil é primeiro selecionar o óleo essencial apropriado, depois colocar uma gota nas palmas e esfregar as mãos. Faça a massagem áurica em toda a volta da área maior do chakra, trabalhando de fora para dentro e, depois, diretamente sobre o chakra. Os cristais de quartzo podem ser incorporados ao tratamento, se você quiser.

O chakra da base

O chakra da base é também chamado de chakra da raiz ou *chakra muladhara*, e está localizado na base da coluna dorsal, no períneo (a área entre o ânus e os genitais). Ele tem quatro pétalas e ostenta o quadrado amarelo do elemento Terra. A cor associada a esse chakra é o vermelho.

O chakra da base está relacionado com nosso ancoramento e a qualidade da nossa conexão com a Terra. Isso pode ser descrito como o tipo de firmeza com que mantemos os pés na terra. Significa que o chakra da base está relacionado com o bom funcionamento no mundo material, e as nossas necessidades físicas e básicas de sobrevivência.

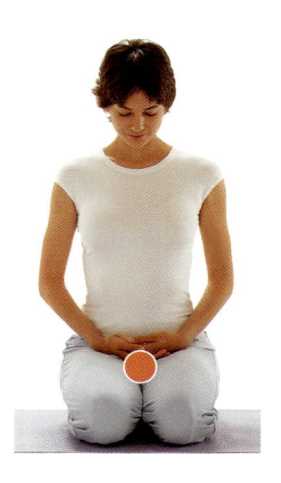

O chakra da base.

O uso dos óleos essenciais

- Qualquer óleo essencial que, na sua opinião, ancora, centraliza e fortalece é apropriado para o chakra da base. Vetiver, mirra, musgo de carvalho, benjoim, patchuli e flor de violeta são especialmente eficazes.

- Você pode usar óleos essenciais associados com o chakra da base para fortalecer qualquer fraqueza ou para corrigir desequilíbrios energéticos. Por exemplo, uma pessoa sonhadora pode se sentir mais ancorada depois da cura do chakra da base.

O chakra do sacro

O chakra do sacro é também chamado de chakra umbilical ou *chakra svadhisthana* e está localizado na região púbica, entre o umbigo e os genitais. Ele tem seis pétalas vermelhas, ostenta um crescente lunar branco e está associado com o elemento Água.

O chakra do sacro representa a energia criativa, as emoções sensuais e a sexualidade. Está associado aos órgãos reprodutivos, à bexiga, aos intestinos grosso e delgado, ao apêndice, ao sacro e às vértebras lombares. A energia do chakra do sacro diz respeito à alegria da vida, à criação e ao prazer.

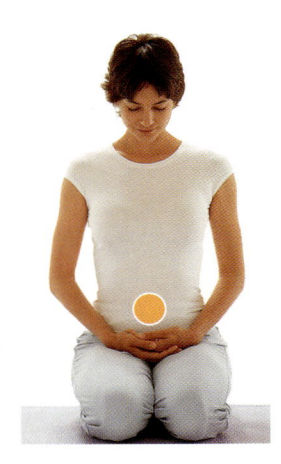

O chakra do sacro.

O uso dos óleos essenciais

- Qualquer óleo essencial que você achar sensual, erótico e quente é apropriado para o chakra da base. Jasmim, rosa absoluta, sândalo, esclareia, ilangue-ilangue, cardamomo e gengibre são especialmente eficazes.

- Você pode usar os óleos essenciais associados ao chakra do sacro para fortalecer qualquer fraqueza ou corrigir desequilíbrios energéticos. Por exemplo, uma pessoa frígida ou que tenha cistite recorrente, problemas menstruais ou dores lombares crônicas pode se beneficiar da cura do chakra do sacro.

O chakra do plexo solar

O chakra do plexo solar é também chamado de *chakra manipura* e está localizado no corpo áurico diretamente sobre o plexo solar físico (a boca do estômago). Ele tem dez pétalas azuis acinzentadas e ostenta o triângulo vermelho do elemento Fogo. A sua cor é o amarelo.

O chakra do plexo solar está relacionado ao poder pessoal e ao controle, ao significado de ser um indivíduo único neste mundo e ao modo de fazer conexões com os outros. Está associado ao estômago, ao pâncreas, ao fígado, à vesícula biliar, ao baço, às glândulas suprarrenais e à digestão em geral.

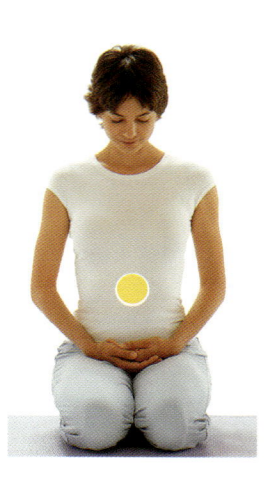

O chakra do plexo solar.

O uso dos óleos essenciais

- Qualquer óleo essencial que você achar protetor, harmonizante e purificador é apropriado para esse chakra. Junípero, vetiver e gerânio são especialmente eficazes.

- Você pode usar óleos essenciais associados ao chakra do plexo solar para fortalecer fraquezas ou corrigir energias em desequilíbrio. Por exemplo, alguém que perdeu o controle sobre a vida e que está zangado, é dominador ou cruel pode se beneficiar da cura do chakra do plexo solar.

O chakra do coração

O chakra do coração também é chamado de *chakra anahata*, e está localizado no corpo áurico diretamente acima do coração. Ele tem doze pétalas vermelhas e ostenta a estrela azul e preta de seis pontas do elemento Ar ou Vento.

O chakra do coração está relacionado à coexistência harmoniosa entre o corpo e o espírito, e está associado ao coração e ao peito. Ele representa o amor incondicional, o perdão, a compaixão e o amor de Deus ou o amor espiritual e divino. Quando o chakra do coração é equilibrado e forte, é fácil expressar amor pelos outros.

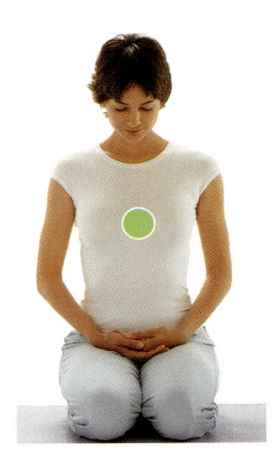

O chakra do coração.

O uso dos óleos essenciais

- Qualquer óleo essencial que você sente ser associado ao amor é apropriado para esse chakra. Rosa attar, rosa absoluta, melissa, néroli, ilangue-ilangue e bergamota são especialmente eficazes.

- Você pode usar óleos essenciais associados com o chakra do coração para fortalecer qualquer fraqueza ou corrigir desequilíbrios energéticos. Por exemplo, alguém que é emocionalmente imaturo ou uma pessoa com doença cardíaca ou câncer de mama pode se beneficiar da cura do chakra do coração.

O chakra da garganta

O chakra da garganta é também chamado de *chakra vishuddha* e está localizado no corpo áurico, na altura da garganta. Ele tem dezesseis pétalas roxas e ostenta um círculo branco representando a lua cheia do elemento Espaço. A cor associada a esse chakra é azul-esverdeado.

O chakra da garganta se relaciona à comunicação significativa e à autoexpressão. Ele é também o centro da vontade. É associado à boca, às pregas vocais, à traqueia e às glândulas tireoides. Quando o chakra da garganta é forte e equilibrado, é fácil expressar verdades espirituais superiores.

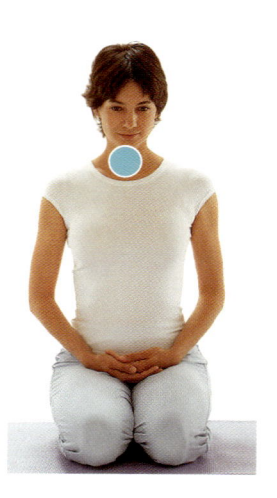

O chakra da garganta.

O uso dos óleos essenciais

- Qualquer óleo essencial que, na sua opinião, ajuda na autoexpressão é apropriado para esse chakra. Camomila-romana, camomila-vulgar, raiz de angélica, pau-rosa e tomilho são especialmente eficazes.

- Você pode usar óleos essenciais associados ao chakra da garganta para fortalecer qualquer fraqueza ou corrigir desequilíbrios energéticos. Os corpos sutil e físico podem ser vistos atuando juntos – por exemplo, quando uma pessoa tem algum problema de saúde e um desequilíbrio emocional sutil, ela pode se beneficiar da cura do chakra da garganta.

O chakra do terceiro olho

O chakra do terceiro olho é também chamado de *chakra ajna*, e está localizado no corpo áurico no meio da testa, acima e entre as sobrancelhas. Ele tem duas pétalas cinza e brancas e ostenta um círculo branco puro simbolizando a essência sutil da consciência.

O chakra do terceiro olho diz respeito à intuição, à sabedoria e à prioridade no desenvolvimento espiritual interior. A meditação feita com regularidade é a maneira ideal de "abrir o terceiro olho". Esse chakra está associado às glândulas pineal e pituitária, à medula espinhal, aos olhos, aos ouvidos, ao nariz e aos seios nasais.

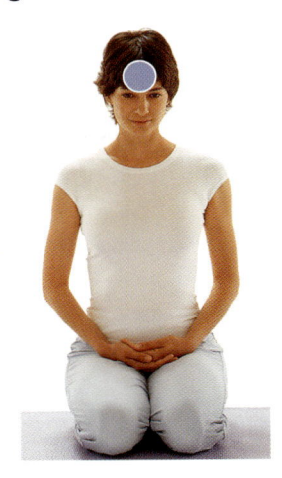

O chakra do terceiro olho.

O uso dos óleos essenciais

- Qualquer óleo essencial que, na sua opinião, ajuda a concentração, a percepção e a intuição é apropriado para esse chakra. Helicriso, alecrim, manjericão, manjericão-sagrado, juníparo e tomilho são especialmente eficazes.

- Você pode usar óleos essenciais associados a esse chakra para fortalecer qualquer fraqueza ou corrigir desequilíbrios energéticos. Por exemplo, uma pessoa espiritualmente não desenvolvida, que se preocupa apenas com materialismo, pode amadurecer espiritualmente por meio da cura do chakra do terceiro olho.

O chakra da coroa

O chakra da coroa é também chamado de *sahasrana padma*, ou "lótus das mil pétalas", e está localizado no topo da cabeça. As mil pétalas são cor-de-rosa ou brancas e ostentam as cinquenta sílabas sânscritas. O lótus das mil pétalas surge no final do canal psíquico central, no reino puro onde a kundalini e Shiva se unem. Violeta é a cor associada ao chakra da coroa.

Esse chakra diz respeito à busca espiritual pela iluminação. A meditação e a busca espiritual pelo sentido da vida ajudam a despertá-lo. O córtex cerebral e o sistema nervoso estão associados ao chakra da coroa.

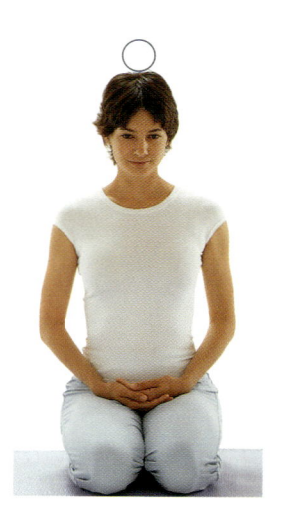

Chakra da coroa.

O uso dos óleos essenciais

• Qualquer óleo essencial que, na sua opinião, incorpore a sabedoria divina é apropriado para esse chakra. Lavanda, pau-rosa, olíbano, mirra e sândalo são especialmente eficazes.

• Você pode usar óleos essenciais associados com o chakra da coroa para fortalecer qualquer fraqueza ou para corrigir desequilíbrios energéticos. Por exemplo, alguém que não veja mais sentido na própria vida pode se beneficiar da cura do chakra da coroa.

Purificação psíquica e da aura

Na antiguidade, acreditava-se que a raiva, o medo e as brigas geravam energias psíquicas negativas que afetavam a atmosfera de modo desfavorável. Algumas vezes, muito depois do acontecimento, a atmosfera ainda parecia profanada, necessitando de uma purificação psíquica.

As pessoas confessavam e purificavam a alma nas igrejas e templos, o que exigia a queima de incenso para limpeza da atmosfera. Hoje em dia você pode usar óleos essenciais num aromatizador com vela ou vaporizador para purificar psiquicamente ambientes com uma atmosfera negativa. Os óleos essenciais são junípero, olíbano, mirra, cipreste e pinho.

Por causa de sua natureza mística e sutil, a aura humana era representada na forma de auréolas ao redor dos santos do Ocidente Cristão, e como chamas de sabedoria ao redor do Buda e de divindades hindus. Os mortais comuns – menos puros que os santos e as divindades – precisavam de purificação espiritual para que suas auras se tornassem radiantes.

Para purificar psiquicamente a aura, pingue 2 gotas de junípero nas mãos, esfregue-as e passe-as sobre a aura. Isso é especialmente eficaz depois de se ficar no meio de muita gente.

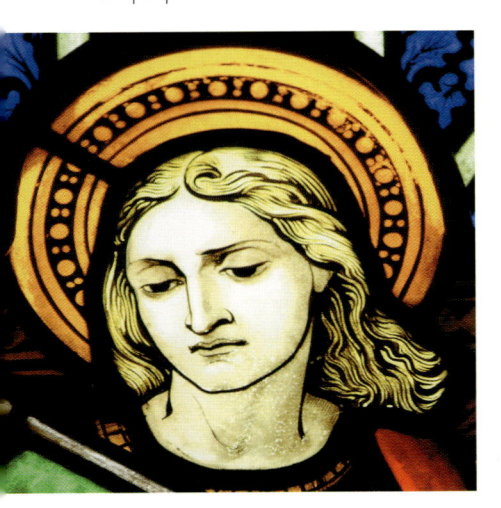

A natureza mística da aura é representada como auréolas nas pinturas de santos.

Aromaterapia e astrologia

O grande herbalista e farmacêutico Nicholas Culpeper escreveu vários livros que combinavam a medicina herbórea e a astrologia. De particular interesse é o método de Culpeper para designar um planeta regente para cada planta. Você pode usar essa informação para selecionar óleos essenciais de acordo com a influência planetária deles.

A aromaterapia astrológica está ganhando popularidade e utiliza uma grande quantidade de conhecimento e sabedoria antigos. Abaixo há um guia simples para ajudá-la a escolher um óleo essencial emblemático de acordo com seu signo solar.

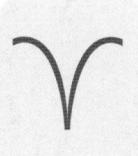

Áries
Áries (carneiro), de 21 de março a 20 de abril, é um signo de Fogo e seu planeta regente é Marte. Manjericão e pimenta-do-reino têm Marte como seu planeta regente, e suas qualidades cefálicas agudas fazem de qualquer um deles um óleo essencial apropriado para Áries.

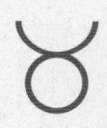

Touro
Touro, de 21 de abril a 20 de maio, é um signo de Terra e seu planeta regente é Vênus. Palma-rosa, ilangue-ilangue e rosa têm Vênus como seu planeta regente. As qualidades doces, terrenas e equilibradas desses florais fazem com que qualquer um deles seja um óleo essencial emblemático apropriado para Touro.

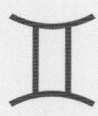

Gêmeos

Gêmeos, de 21 de maio a 20 de junho, é um signo de Ar e seu planeta regente é Mercúrio. Mercúrio rege a erva-doce, hortelã-pimenta e tomilho. Todos esses óleos essenciais cefálicos puros e brilhantes refletem o caráter de Gêmeos.

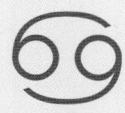

Câncer

Câncer (caranguejo), de 21 de junho a 21 de julho, é um signo de Água e seu planeta regente é a Lua. A camomila é regida pela Lua e as qualidades calmas e benéficas das camomilas romana e vulgar fazem de qualquer uma delas um bom óleo essencial emblemático para Câncer.

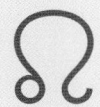

Leão

Leão, de 22 de julho a 22 de agosto, é um signo de Fogo e seu planeta regente é o Sol. Benjoim, mirra, olíbano e helicriso têm o Sol como planeta regente. Qualquer um desses óleos essenciais calorosos, quentes e resinosos é uma boa escolha para Leão.

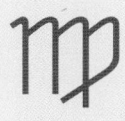

Virgem

Virgem, de 23 de agosto a 22 de setembro, é um signo de Terra e seu planeta regente é Mercúrio. Lavanda e mirra têm Mercúrio como seu planeta regente e a inocência calma e suave desses dois óleos essenciais os fazem uma boa escolha para Virgem.

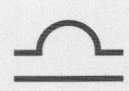

Libra

Libra (balança), de 23 de setembro a 22 de outubro, é um signo de Ar e seu planeta regente é Vênus. Vênus é o planeta regente do gerânio e o equilíbrio desse doce floral o torna o óleo essencial emblemático ideal para Libra.

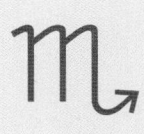

Escorpião

Escorpião, de 23 de outubro a 21 de novembro, é um signo de Água e seus planetas regentes são Marte e Plutão. Plutão é o planeta regente do patchuli e esse óleo essencial antiquado, enfumaçado e afrodisíaco reflete bem o caráter de Escorpião. A doçura ardente do gengibre, regido por Marte, é uma boa alternativa como óleo essencial emblemático para Escorpião.

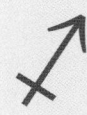

Sagitário

Sagitário (centauro), de 22 de novembro a 21 de dezembro, é um signo de Fogo e seu planeta regente é Júpiter. Júpiter é o planeta regente do hissopo e esse óleo essencial herbóreo doce, calmante e condimentado é bem apropriado para Sagitário.

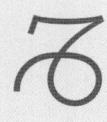

Capricórnio

Capricórnio (bode), de 22 de dezembro a 20 de janeiro, é um signo de Terra e seu planeta regente é Saturno. Eucalipto e vetiver são regidos por Saturno. Tanto o puro eucalipto quanto o terreno e arbóreo vetiver são bons óleos essenciais emblemáticos para Capricórnio.

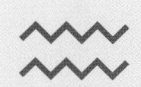

Aquário

Aquário, de 21 de janeiro a 19 de fevereiro, é um signo de Ar e seus planetas regentes são Urano e, numa medida menor, Saturno. Urano é o planeta regente do sândalo e da folha de violeta. Cada um desses óleos essenciais sensuais, profundos e misteriosos é ideal para Aquário.

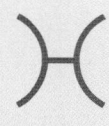

Peixes

Peixes, de 20 de fevereiro a 20 de março, é um signo de Água e seu planeta regente é Netuno. O cipreste é regido por Netuno e esse óleo essencial sagrado, purificador e secante é adequado ao caráter de Peixes.

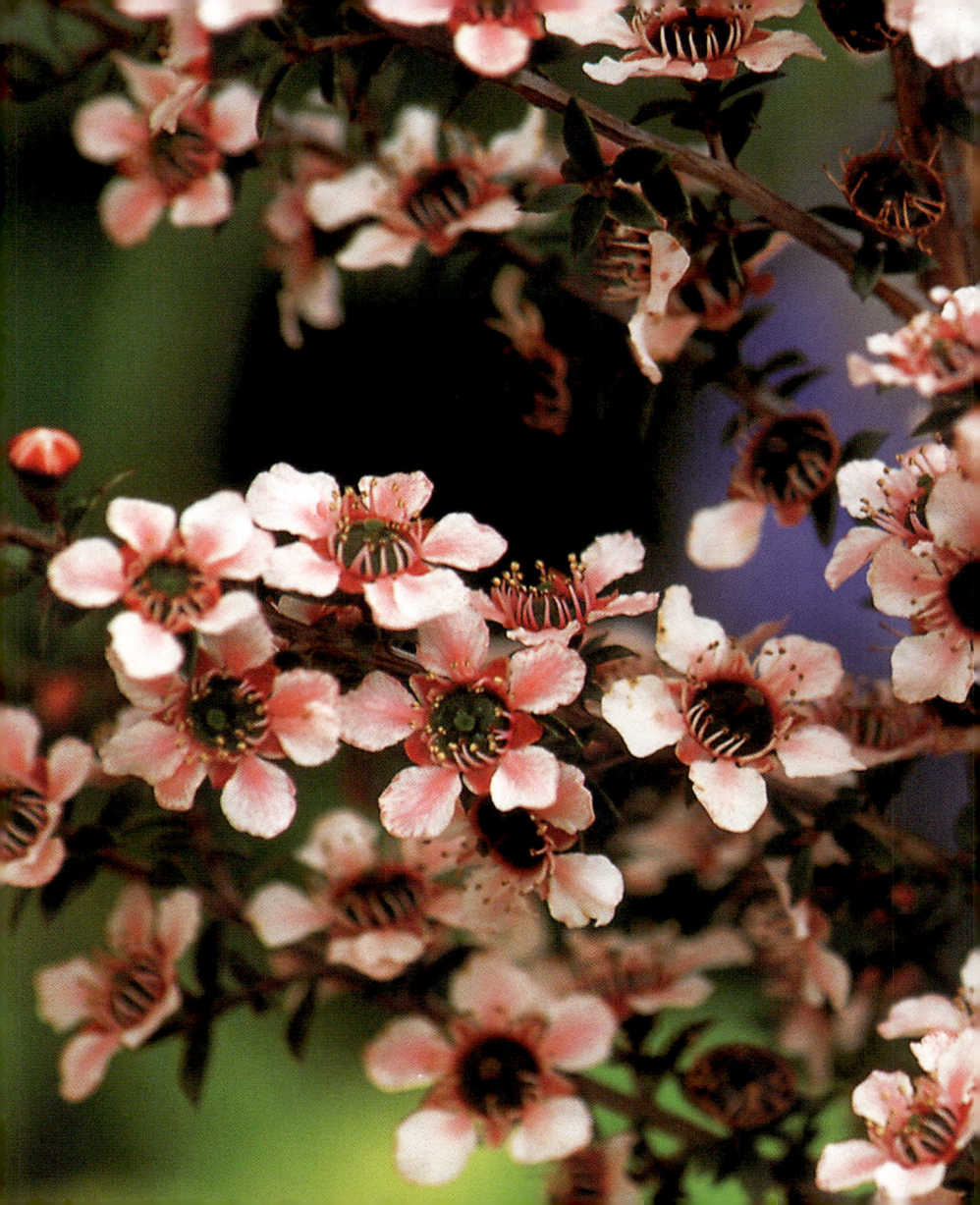

PARTE TRÊS

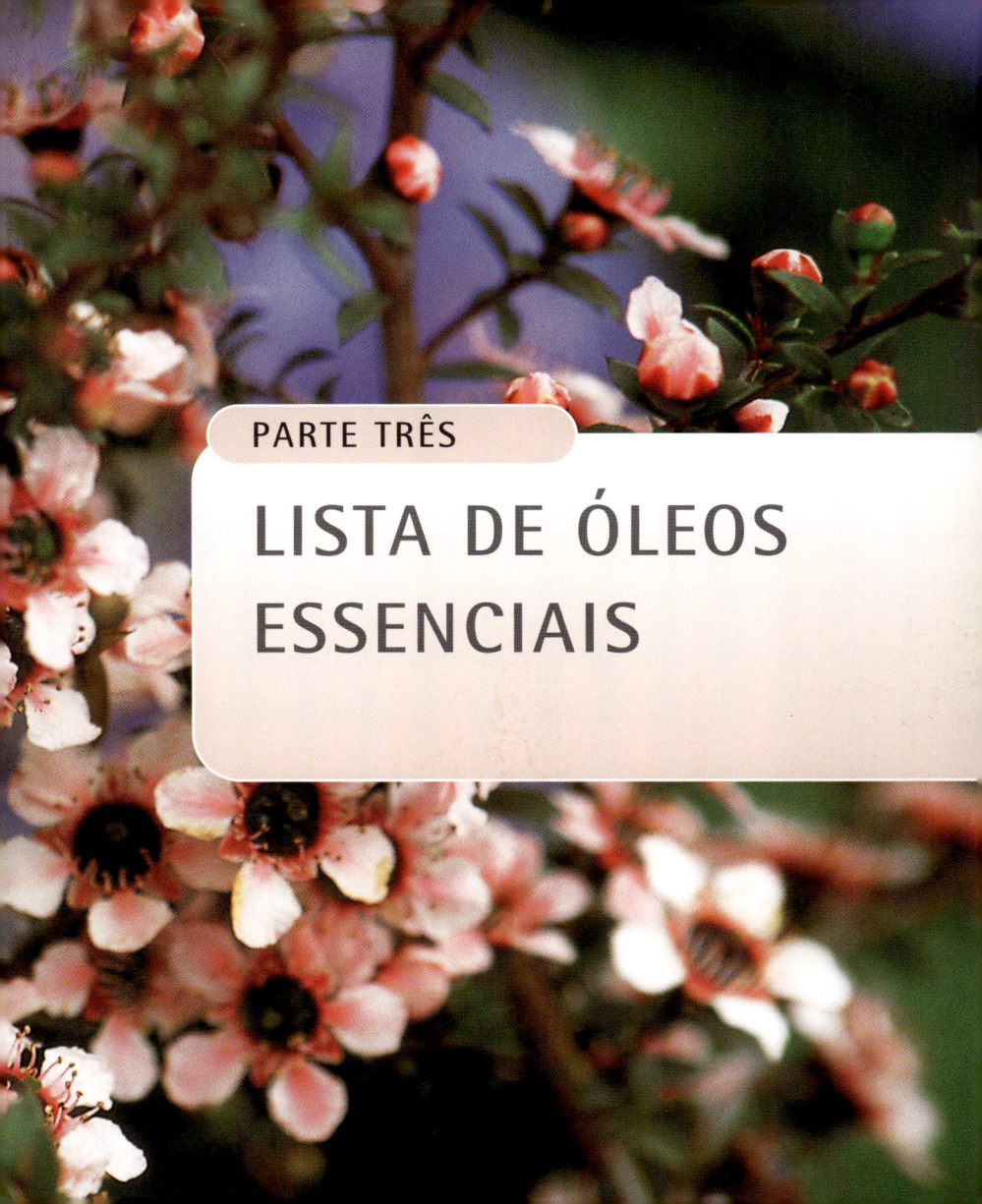

LISTA DE ÓLEOS ESSENCIAIS

Como usar a lista

A lista de óleos essenciais oferece um resumo conciso de cada óleo essencial. Ao longo deste livro, você aprendeu como usar os diferentes óleos essenciais em circunstâncias e métodos específicos. Isso deve ter lhe dado uma visão geral de muitos dos óleos mais usados. Contudo, esta lista dá a você todas as informações necessárias sobre cada um deles, de maneira fácil e acessível.

Quando começar a usar os óleos essenciais, você vai ver que esta lista é muito útil, por isso talvez seja uma boa ideia ler todas as entradas antes de usar cada óleo pela primeira vez. Isso permite que você verifique se há contraindicações – por exemplo, se você tem uma pele muito sensível, vai descobrir quais óleos evitar ou usar apenas em quantidades diminutas. Você também vai perceber a "personalidade" geral do óleo em questão e descobrir com que outros óleos ele combina bem. As principais propriedades terapêuticas de cada óleo essencial também são fornecidas – veja o glossário de termos terapêuticos (págs. 386-389) para explicações sobre termos que você não conhece.

Como usar esta lista

Muitas listas usam um sistema exclusivamente em ordem alfabética. Embora permita encontrar cada entrada rapidamente, esse sistema tem limitações. Esta lista classifica os óleos essenciais de acordo com o tipo – por exemplo, todos os florais ou os óleos essenciais florais estão listados juntos. Isso é útil, pois muitos dos óleos essenciais cítricos, por exemplo, têm efeitos que se sobrepõem e qualidades semelhantes. Listá-los juntos na mesma seção permite que você compare todos os óleos essenciais de cada tipo, o que o ajuda a escolher o mais apropriado.

A lista

A lista classifica os óleos essenciais na seguinte ordem:

- Flores
- Ervas
- Resinas e raízes
- Cítricos
- Árvores e madeiras
- Condimentos
- Gramíneas, sementes e arbustos
- Óleos essenciais exóticos
- Óleos essenciais perigosos

São apresentados o nome científico e a família de cada óleo essencial. Você vai notar que às vezes o mesmo óleo tem vários nomes científicos ou duas famílias, pois alguns óleos essenciais são derivados de plantas que têm diferentes cultivos, espécies e quimiotipos. A listagem das diferentes opções lhe permite conhecer todos os nomes do óleo essencial que é adequado para o uso em aromaterapia.

Os óleos essenciais de uso comum
Flores

Lavanda
(Lavandula vera, Lavandula angustifolia, Lavandula officinalis)

Família: *Labiatae* ou *Lamiaceae*

Descrição: A lavanda é um arbusto denso e perene, com folhas lineares prateadas, cinza ou verdes, e flores pontudas roxas, violetas ou azuis. O óleo essencial é destilado a vapor das copas floridas.

Países de origem: França, Bulgária, Inglaterra, Marrocos, Austrália, Hungria, Espanha, Tasmânia

Características: O óleo de lavanda tem notas de frente limpas, frescas e florais e notas de fundo sutis, verdes e herbáceas. Ele se mistura bem com a maioria dos outros óleos essenciais, especialmente com florais, cítricos e de ervas.

Principais propriedades terapêuticas: É analgésico, antidepressivo, antisséptico, antiviral, citofilático, descongestionante, desodorante, emenagogo, hipotensivo, nervino, sedativo e tônico.

O óleo de lavanda é de longe o óleo essencial mais popular, versátil e de uso mais difundido. À primeira vista, parece bom demais para ser verdade: uma panaceia com uma reputação que remonta a milhares de anos. Contudo, muitas das propriedades decorrem da sua capacidade de equilibrar e normalizar as funções do corpo e das emoções. Acima de tudo, ele é calmante, tranquilizante e relaxante.

É usado com grande eficácia em massagem e óleos de banho para dores musculares e outros tipos de dores. Algumas gotas no banho ou uma ou duas gotas no travesseiro ajudam a combater a insônia. O óleo de lavanda também é ótimo para tratar resfriados e gripes. Ele não só combate os vírus que causam a infecção, mas alivia muitos dos sintomas. Nesses casos, é melhor usá-lo em inalações de vapor.

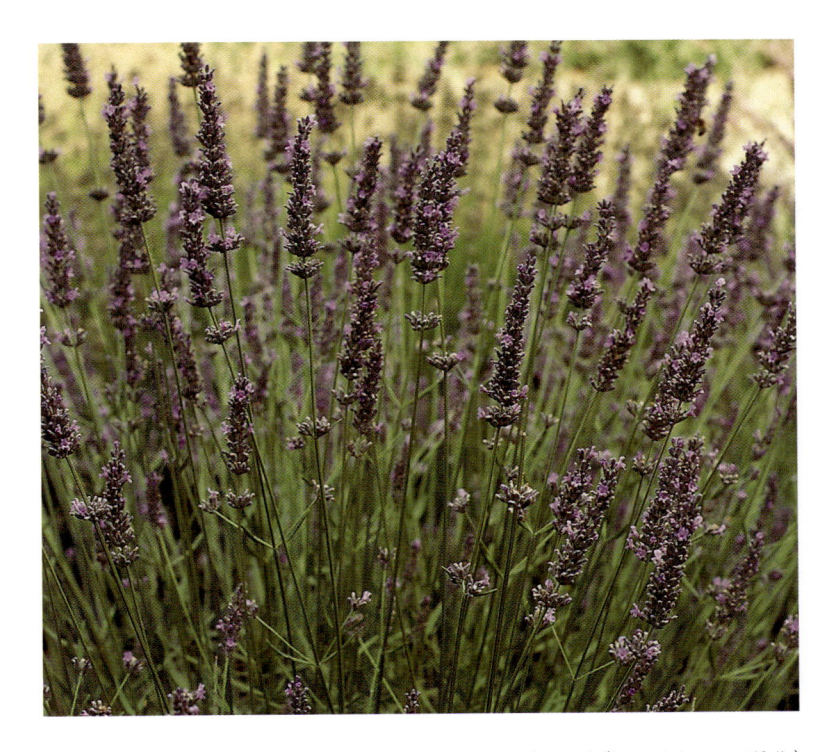

Lavanda (Lavandula angustifolia)

Uma compressa fria de lavanda ou umas duas gotas esfregadas nas têmporas alivia dores de cabeça. O óleo de lavanda repele insetos e, se você for picada, uma gota sobre a picada elimina a dor. Ele também cura pequenas queimaduras com rapidez e incrível eficácia. É útil também se usado em lavagens antissépticas para curar pequenos cortes e queimaduras. O óleo de lavanda é usado em grande escala para a pele e em perfumaria, pois sua fragrância refrescante, delicada e floral é reconfortante e familiar.

Do ponto de vista psicológico, o óleo de lavanda é calmante e propicia equilíbrio e tranquilidade, ajudando nas oscilações de humor, na depressão e na TPM. Seus efeitos calmantes e relaxantes podem facilitar a meditação. Sua capacidade de restaurar o equilíbrio pode restaurar a harmonia da aura e ajudar a equilibrar os chakras.

Contraindicações: Evitar no começo da gravidez, especialmente se houver uma ocorrência de aborto espontâneo.

Camomila-vulgar
(Matricaria chamomilla, Matricaria recutita

Família: *Compositae* ou *Asteraceae*
Descrição: A camomila-vulgar, ou camomila-dos-alemães, é uma planta anual com folhas delicadamente aveludadas e flores simples, brancas e amarelas, parecidas com margaridas em caules únicos. O óleo essencial viscoso e azul intenso é destilado a vapor das copas floridas.
Países de origem: Inglaterra, Hungria, Bulgária, Espanha
Características: O óleo de camomila-vulgar tem um odor intenso que alguns acham exagerado antes da diluição. A fragrância tem notas de frente fortes, doces, de ervas verdes, com notas de fundo quase frutadas, mas levemente amargas. Ele combina bem com a maioria dos outros florais, cítricos e ervas e também com patchuli, olíbano, petitgrain e benjoim.
Principais propriedades terapêuticas: É analgésico, antialergênico, anti-inflamatório, antisséptico, antiespasmódico, antiviral, digestivo, diurético, emenagogo, hepático, nervino e sedativo.

O óleo de camomila-vulgar é a primeira escolha para tratar inflamação. A presença do azuleno – que lhe dá a intensa coloração azul – faz desse óleo essencial um poderoso anti-inflamatório. Evite comprá-lo se o azul estiver se tornando verde, pois é sinal de envelhecimento e significa que ele já não é mais fresco. De modo geral, o óleo de camomila-vulgar é tranquilizante, calmante e propicia equilíbrio.

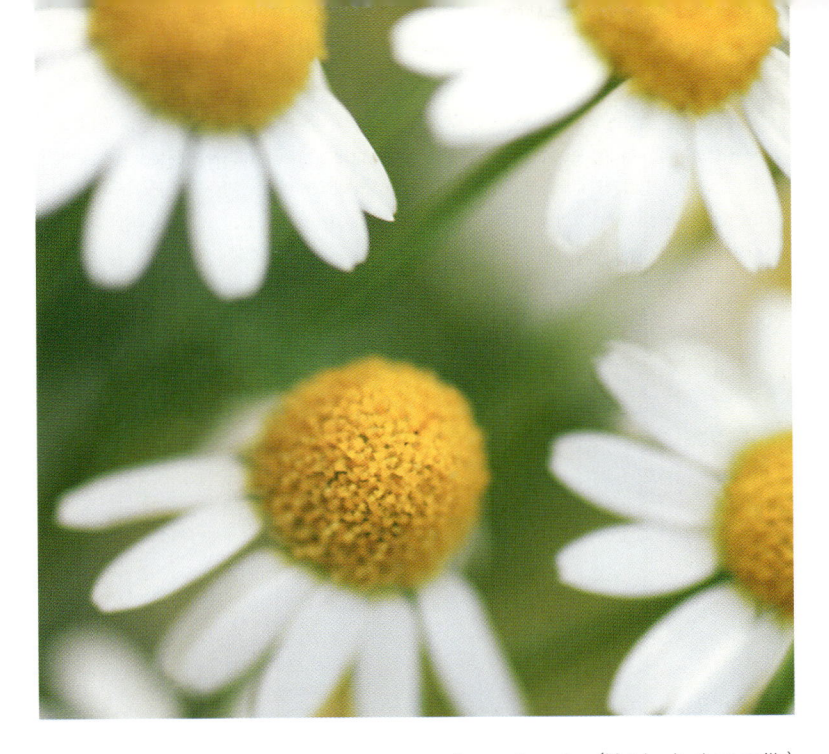

Camomila-vulgar (Matricaria chamomilla)

É especialmente útil no tratamento de cistite. Compressas quentes sobre o abdômen aliviam os sintomas de calor e queimação e acalmam os nervos, minorando a ansiedade e exaustão que muitas vezes acompanham a cistite. Beber grandes quantidades de chá de camomila junto com as compressas aromaterápicas é bastante benéfico, e as duas formas de camomila agem em harmoniosa sinergia.

Alergias de pele, como eczemas e outras irritações, reagem bem a esse óleo, que deve ser misturado numa loção ou creme carreador. Evite usar óleos carreadores, pois eles podem agravar as alergias cutâneas, piorando os sintomas da pele quente, vermelha, seca e escamosa. A ação suave do óleo de camomila-vulgar acalma e cura o problema cutâneo e simultaneamente alivia as causas da alergia.

Do ponto de vista psicológico, o óleo de camomila-vulgar é calmante e tranquilizador, especialmente para irritabilidade e depressão, e ajuda a arrefecer o ardor da raiva. Contudo ele precisa ser cuidadosamente misturado com outros para ficar com uma aparência agradável e estética.

Contraindicações: Evitar no começo da gravidez, especialmente se houver uma ocorrência de aborto espontâneo.

Camomila-romana
(Anthemis nobilis, Chamaemelum nobile)

Família: *Compositae* ou *Asteraceae*

Descrição: A camomila-romana é uma planta perene rastejante, de baixo crescimento, folhas aveludadas delicadas e flores brancas parecidas com margaridas, que crescem em vários caules pubescentes. O óleo essencial é destilado a vapor das copas floridas.

Camomila-romana (Anthemis nobilis)

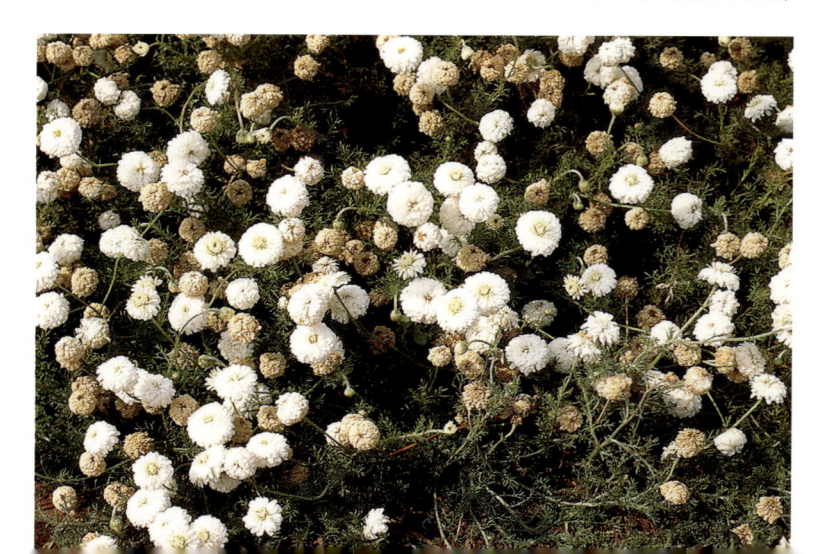

Países de origem: França, Inglaterra, Bélgica, Hungria

Características: O óleo de camomila-romana tem traços de maçã doce e frutados entre notas de fundo amargas e herbáceas e notas de frente quentes, florais e de gramíneas. Ele combina bem com a maioria dos outros florais e ervas e também com bergamota, olíbano, verbena e noz-moscada.

Principais propriedades terapêuticas: É analgésico, antisséptico, antiespasmódico, carminativo, digestivo, diurético, emenagogo, febrífugo, hepático, nervino, sedativo e estomáquico.

A ação do óleo de camomila-romana coincide em parte com o de camomila-vulgar e o de lavanda. Uma dica útil para saber qual deles pode ser melhor para o tratamento específico de dores é escolher o de lavanda para dores súbitas e agudas, o de camomila-vulgar para as ardentes e inflamadas e o de camomila-romana para as difusas e persistentes. O óleo de camomila-romana é bom especialmente para crianças, ajudando na maioria das doenças comuns por ser suave, eficaz e seguro. Em resumo, ele é calmante e reconforta.

Um dos melhores óleos para os problemas menstruais, o de camomila-romana tranquiliza na TPM, ajuda a aliviar as cólicas menstruais e ameniza as oscilações de humor e o choro associados à menstruação. Banhos, compressas e perfumes estimulantes são todos métodos apropriados. Ele é usado muitas vezes em óleos para massagens, pois é ótimo para promover o relaxamento, reduzir a tensão muscular e ajudar nos problemas relacionados ao estresse, como tensão nervosa e insônia. É útil, também, para a pele, tendo forte afinidade com as pessoas de pele clara e cabelos loiros.

Do ponto de vista psicológico, o óleo de camomila-romana é calmante, propicia equilíbrio e é profundamente relaxante, tendo um efeito suave e restaurador. É uma boa escolha para usar em meditações calmantes e tem afinidade com o chakra da garganta.

Gerânio
(Pelargonium graveolens)

Família: *Geraniaceae*
Descrição: O gerânio é uma planta aromática, perene, pubescente, com folhas recortadas e flores que variam do cor-de-rosa claro ao escuro, passando pelo magenta ou vermelho. O óleo essencial é destilado a vapor das flores, folhas e talos.
Países de origem: Ilhas Reunião, China, Egito, África do Sul, Marrocos
Características: O gerânio tem notas de frente leves, de limão fresco e ervas verdes e notas de fundo florais doces, suaves e rosadas. Ele combina bem com vários outros óleos essenciais, especialmente bergamota, lavanda, manjericão, alecrim, pimenta-do-reino, rosa, néroli, sândalo, pau-rosa, junípero, limão, patchuli, jasmim e laranja.
Principais propriedades terapêuticas: É antidepressivo, antisséptico, adstringente, cicatrizante, desodorante, diurético, hemostático, tônico e vulnerário.

O gerânio é o grande propiciador de equilíbrio dos óleos essenciais, por ser um estimulante do córtex suprarrenal, além de ajudar a regular os hormônios e os humores. Um dos melhores óleos para desintoxicar o sistema linfático e ajudar a eliminar a celulite, o gerânio é com frequência incluído na combinação usada nas massagens de drenagem linfática. Ele também ajuda a curar rapidamente as feridas e é um bom desodorante, tanto para higiene pessoal quanto para perfumar ambientes. Em resumo, o gerânio propicia equilíbrio, estimula e refresca.

Pelo fato de ter um aroma um pouco parecido com o da rosa – mas ser muito mais barato –, ele é usado na indústria de perfumes para "expandir" a rosa. Sua maravilhosa fragrância floral faz dele um valioso óleo essencial para a pele, útil para equilibrar a produção de sebo.

O gerânio é muito bom para problemas menstruais, pois equilibra os hormônios. Essa qualidade, combinada às de estimulante e antidepressivo, significa que

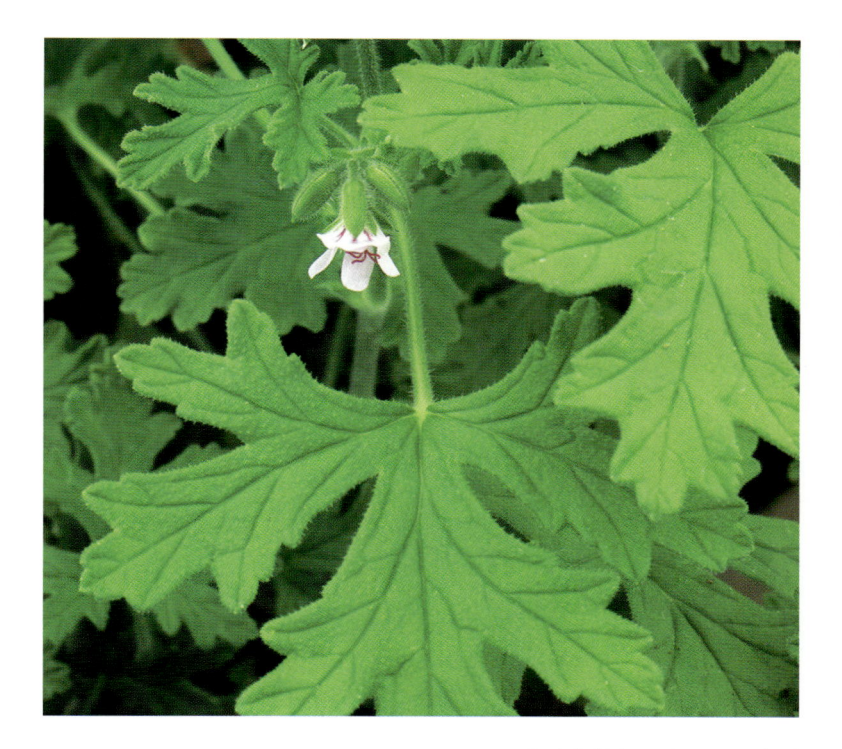

Gerânio (Pelargonium graveolens)

O gerânio pode ser útil nas combinações usadas para massagear mulheres com dificuldade para engravidar. Ele também é útil para quem está na menopausa.

Do ponto de vista psicológico, o gerânio cria uma sensação de segurança e conforto, é gentilmente estimulante e propicia equilíbrio. Tem a reputação de fortalecer o fluxo de energia sutil, ou chi, e é um dos óleos essenciais mais valiosos no tratamento da ansiedade associada com a debilidade nervosa. É útil nos perfumes para elevar o ânimo, pois traz à tona uma harmonia equilibrada e contrabalança as oscilações excessivas de humor.

Ilangue-ilangue
(Cananga odorata)

Família: *Amonaceae*

Descrição: A cananga é uma árvore perene alta com galhos que se curvam para baixo. Durante o ano todo ela produz boa quantidade de grandes flores amarelas e brancas, com um perfume forte e agradável. O óleo essencial é destilado a vapor e por hidrodestilação das flores. São produzidos óleos de ilangue-ilangue de diversas qualidades, sendo que o extra é considerado o melhor para o uso em aromaterapia.

Países de origem: Madagascar, Malásia, Indonésia, Ilhas Reunião

Características: O ilangue-ilangue tem notas de frente intensamente doces, amendoadas, florais e tropicais e notas de fundo levemente enjoativas, exóticas, amadeiradas e balsâmicas. Combina bem com a maioria dos outros óleos florais e cítricos, e também com verbena, noz-moscada, pau-rosa, patchuli, cravo-da-índia, vetiver e sândalo.

Principais propriedades terapêuticas: É antidepressivo, antisséptico, afrodisíaco, hipotensivo e sedativo.

Ilangue-ilangue significa "flor das flores" em malaio, e é muito usado na indústria de perfumes por sua fragrância voluptuosa e exótica. Um dos seus usos mais importantes em aromaterapia é para combater a pressão alta, especialmente se for acompanhada de palpitações cardíacas. O ilangue-ilangue também trata emoções como ansiedade, raiva, choque e medo, ajudando a normalizar o ritmo da respiração e reduzindo a síndrome de "lutar ou fugir". Em resumo, é calmante, erótico e eufórico.

Para a pele, o ilangue-ilangue é valorizado por sua fragrância agradável, sendo especialmente apropriado para a pele oleosa. Por tradição, as flores são maceradas em óleo de coco e usadas em penteados, sendo excelente para se adicionar a xampus e condicionadores. Quando usado num óleo de massagem, o ilangue-ilangue pode ajudar a combater a frigidez e a impotência. Num perfu-

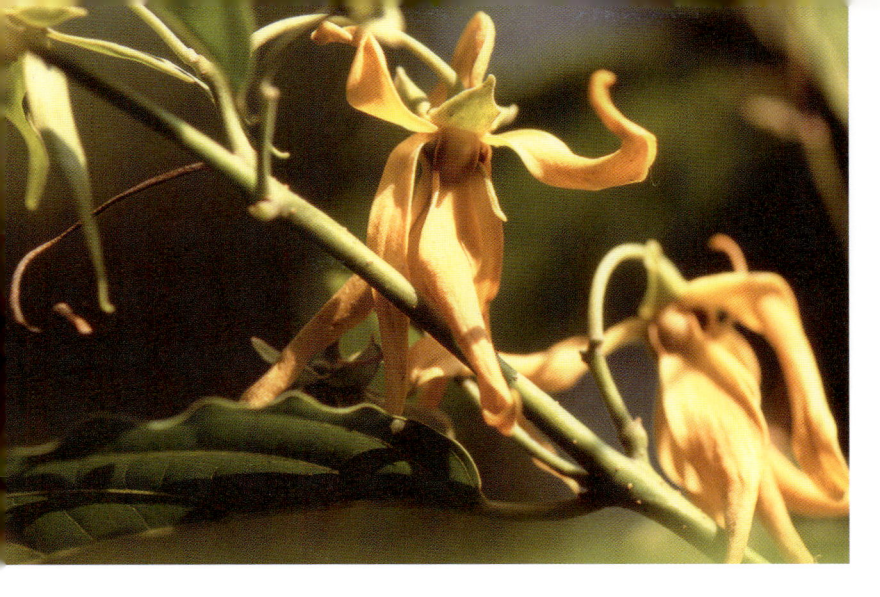

Ilangue-ilangue (Cananga odorata)

me para elevar o ânimo, sua fragrância voluptuosa e erótica pode ajudar a liberar as inibições e trazer à tona paixões ardentes. É particularmente apropriado para mulheres e as ajuda a encontrar dentro delas feminilidade, confiança e sensualidade.

Use apenas pequenas quantidades por curtos períodos de tempo, do contrário o perfume pode se tornar enjoativo e pesado, e causar dores de cabeça e náusea. Recomenda-se combiná-lo com limão, bergamota e outros óleos essenciais com fragrâncias refrescantes para tornar mais leve seu perfume. Esse óleo é bom num banho noturno para relaxar e ajudar o sono. Também é útil no tratamento da depressão, especialmente quando há muita tensão nervosa. É um dos melhores óleos essenciais na meditação para combater a raiva.

Do ponto de vista psicológico, o ilangue-ilangue acalma, estimula, cria uma sensação de paz e ajuda na expressão de sentimentos reprimidos.

Rosa absoluta
(Rosa centifolia, Rosa damascena, Rosa gallica)

Família: *Rosaceae*

Descrição: As roseiras são tão conhecidas que exigem pouca descrição. A *R. centifolia* produz flores cor-de-rosa, a *R. gallica*, flores vermelho-escuro e a *R. damascena*, flores cor-de-rosa. O óleo da rosa absoluta é feito pela extração com solventes das pétalas das rosas.

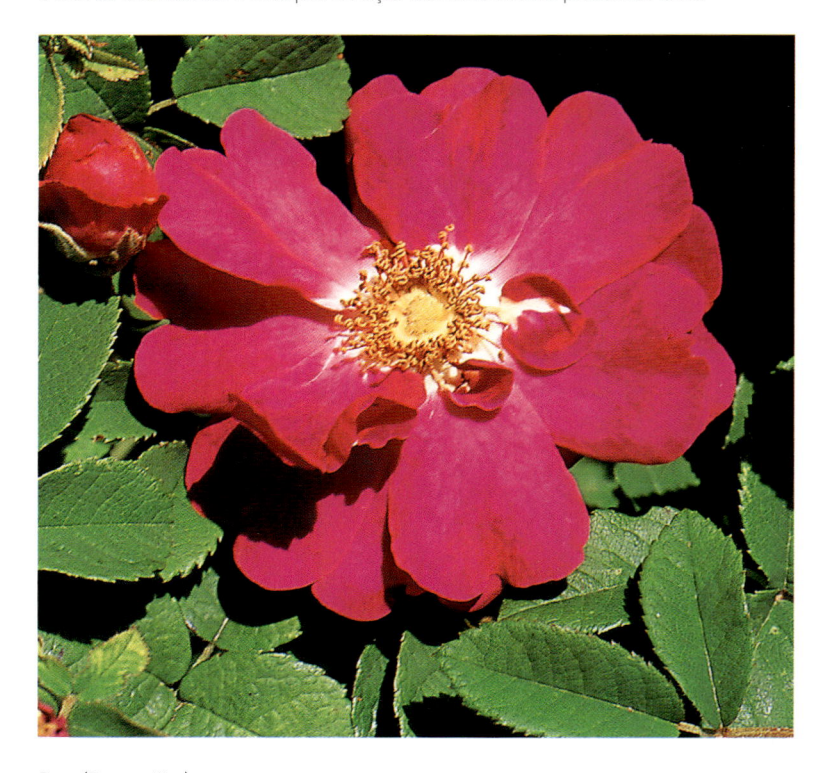

Rosa (Rosa gallica)

Países de origem: França, Bulgária, Turquia, Marrocos, Itália, China

Características: O rosa absoluta é viscoso, varia em coloração do castanho-avermelhado ao laranja esverdeado e tem notas de frente intensas, doces e florais com notas de fundo sombrias, melíficas e rosadas. Combina bem com outros florais e também com bergamota, esclareia, sândalo, pau-rosa, melissa, olíbano, palma-rosa, patchuli, cravo-da-índia, mirra e benjoim.

Principais propriedades terapêuticas: É antidepressivo, antisséptico, antiespasmódico, afrodisíaco, emenagogo, hepático, nervino, sedativo, tônico e uterino.

O óleo de rosa absoluta não é tão caro quanto o de rosa attar (ver a seguir), embora ainda tenha um preço elevado. Por ser extraído com solventes, alguns aromaterapeutas o consideram inferior ao rosa attar. Contudo, é bastante seguro para ser usado em pequenas quantidades e, por ter um aroma forte, uma diluição de 1 ou 2% é suficiente.

Ele tem uma fragrância mais forte e mais apaixonada que o rosa attar, mais delicado e sutil, e essa informação pode ajudar a decidir que rosa você quer usar em diferentes circunstâncias. Apesar da diferença na fragrância, as qualidades do rosa absoluta e do rosa attar se sobrepõem numa grande amplitude; veja, portanto, a entrada abaixo para o rosa attar, para maiores detalhes do rosa absoluta.

Rosa attar
(Rosa centifolia, Rosa damascena, Rosa gallica)

Família: *Rosaceae*

Descrição: As roseiras são tão conhecidas que exigem pouca descrição. A *R. centifolia* produz flores cor-de-rosa, a *R. gallica*, flores vermelho-escuro e a *R. damascena*, flores cor-de-rosa. O óleo essencial, também chamado otto ou attar, é destilado a vapor ou por hidrodestilação das pétalas de rosa.

Países de origem: França, Bulgária, Turquia, Marrocos, Itália, China

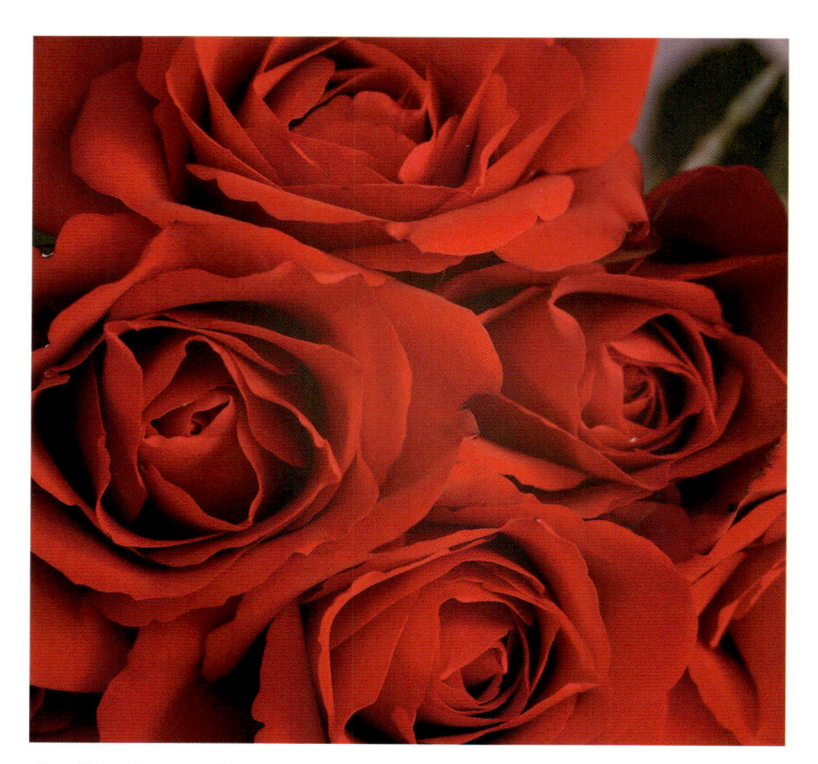

Rosa (Rosa damascena)

Características: O rosa attar varia na coloração do amarelo-claro ao transparente, e às vezes é sólido à temperatura ambiente, embora se torne viscoso com o calor da mão no frasco. Esse óleo combina bem com outros florais, e também com bergamota, esclareia, sândalo, pau-rosa, melissa, olíbano, palma-rosa, patchuli, cravo-da-índia, mirra e benjoim.

Principais propriedades terapêuticas: É antidepressivo, antisséptico, antiespasmódico, afrodisíaco, emenagogo, hepático, nervino, sedativo, tônico e uterino.

A rosa attar tem sido muitas vezes descrita como "a rainha das flores" e para muitos aromaterapeutas não existe óleo mais refinado. Ele reconforta o coração partido, os que sofrem com a perda de uma pessoa querida ou com o fim de um relacionamento. O óleo dessa rosa é um tônico do coração físico e também eleva o ânimo, atenua a ansiedade e é benéfico de modo geral. Em resumo, é bastante requintado; delicado, estimulante e calmante.

Ele é a primeira escolha para tratar muitos dos problemas reprodutivos femininos, ajudando na TPM, nos sintomas da menopausa e na normalização das menstruações. Pode até ajudar as mulheres com dificuldades de conceber. Há vários relatos de casos em que o óleo de rosas ajudou uma mulher a engravidar depois que outros métodos tradicionais falharam. Isso é em parte explicado pelo fato de ter um efeito tônico e purificador sobre o útero. Suas qualidades afrodisíacas refletem sua ação física e ajudam as mulheres a expressar sua feminilidade e sexualidade ao aliviar a ansiedade e a tensão nervosa e ao inspirar uma sensualidade confiante. Ele também ajuda as que sofrem de depressão pós-parto. É mais aconselhável usá-lo em óleos de massagem e perfumes para elevar o ânimo, pois é bastante caro.

Suas valiosas qualidades nos cuidados com a pele e sua deliciosa fragrância fazem do óleo de rosas uma boa escolha. Misturado a loções e cremes, ele trata especialmente peles maduras, secas, inflamadas e sensíveis, mas é bom para todos os tipos. É um acréscimo maravilhoso e especial aos óleos de massagens e banhos, e é amplamente usado nos perfumes para elevar o ânimo. É suave o bastante para ser usado em pequenas quantidades nas crianças.

Do ponto de vista psicológico, o óleo de rosas alivia a mágoa, a tristeza e a decepção, propiciando um suave conforto até que esse estado de espírito se altere. Ele também diminui a ansiedade e a dor, e fortalece o espírito interior. Está associado ao chakra do coração e abre e cura o coração para o amor por si mesmo e pelos outros.

Contraindicações: Evitar no começo da gravidez, especialmente se houver uma ocorrência de aborto espontâneo.

Néroli
(Citrus bigaradia, Citrus aurantium var. *amara)*

Família: *Rutaceae*

Descrição: A laranjeira-azeda é uma árvore perene com um tronco cinzento liso, folhas verde-escuras, frutos pequenos e flores brancas aromáticas. O óleo essencial é destilado a vapor das flores.

Países de origem: França, Egito, Tunísia, Marrocos, Itália, Argélia

Características: O néroli também é chamado de flor de laranjeira. O óleo essencial amarelo-claro tem notas de frente delicadas, refrescantes e florais, e notas de fundo calorosas, fortes e agridoces. Combina bem com todos os outros óleos essenciais, especialmente lavanda, melissa, rosa, jasmim, olíbano e bergamota.

Principais propriedades terapêuticas: É antidepressivo, antisséptico, antiespasmódico, afrodisíaco, cicatrizante, sedativo e tônico.

O néroli é a melhor escolha para tratar a ansiedade e outros problemas de origem emocional ou psicológica. Usado tradicionalmente em buquês de noiva, ele acalma e tranquiliza os nervos antes de grandes acontecimentos. Também ajuda com a ansiedade longa e crônica e em casos de ataques de pânico, histeria e choque. Em resumo, é calmante, tranquilizante e estimulante.

Especialmente valioso para a pele, o néroli ajuda a regeneração de novas células cutâneas saudáveis e tem um efeito rejuvenescedor notável em peles maduras. É bom para todos os tipos de pele, principalmente as maduras, secas e sensíveis. Sua fragrância bela e persistente torna-o um maravilhoso acréscimo a todos os produtos para a pele, óleos de massagem e banhos e perfumes para elevar o ânimo. Como o néroli é muito caro, os métodos citados anteriormente são as maneiras mais eficazes de usá-lo.

O néroli é útil, ainda, para tratar diarreia. Suas propriedades antiespasmódicas diminuem o espasmo da musculatura lisa do intestino, e seus efeitos calman-

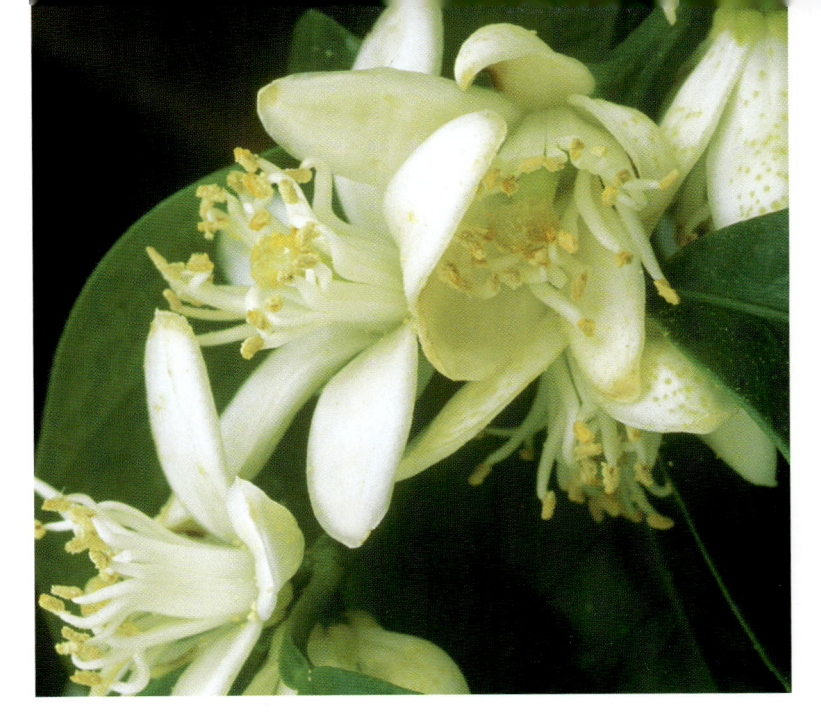

Néroli (Citrus aurantium)

tes aliviam a ansiedade ou o choque que podem causar ou agravar a diarreia. Algumas gotas de néroli num banho à noite podem melhorar a insônia. Um afrodisíaco maravilhoso, suave e sutil, ele é especialmente bom para os que ficam nervosos em encontros sexuais.

Do ponto de vista psicológico, o néroli é calmante e estimulante, especialmente para pessoas agitadas, instáveis emocionalmente ou inseguras, e diminui a intensidade das emoções fortes. O néroli é muitas vezes associado com as qualidades da inocência e da pureza e inspira a criatividade. Ele ajuda na meditação e facilita a cura espiritual.

Jasmim
(Jasminum grandiflorum, Jasminum officinale)

Família: *Oleaceae*

Descrição: O jasmim é uma trepadeira perene, com folhas verdes ou de cores de tonalidades variadas e flores delicadas, normalmente brancas, mas também cor-de-rosa ou amarelas. O absoluto de jasmim é laranja-escuro e viscoso, produzido pela extração com solventes das flores.

Países de origem: França, Índia, Marrocos, Itália, China, Egito

Características: O jasmim tem uma fragrância poderosa e forte que alguns acham opressiva, embora diluída ela se torne mais sutil. O perfume fica mais forte à noite, o que deu origem ao nome indiano de "rainha da noite" da flor. Assim, o período noturno é o melhor para colher as flores. O jasmim tem notas de frente doces, florais e exóticas e notas de fundo inebriantes,

Jasmim (Jasminum officinale "Affine")

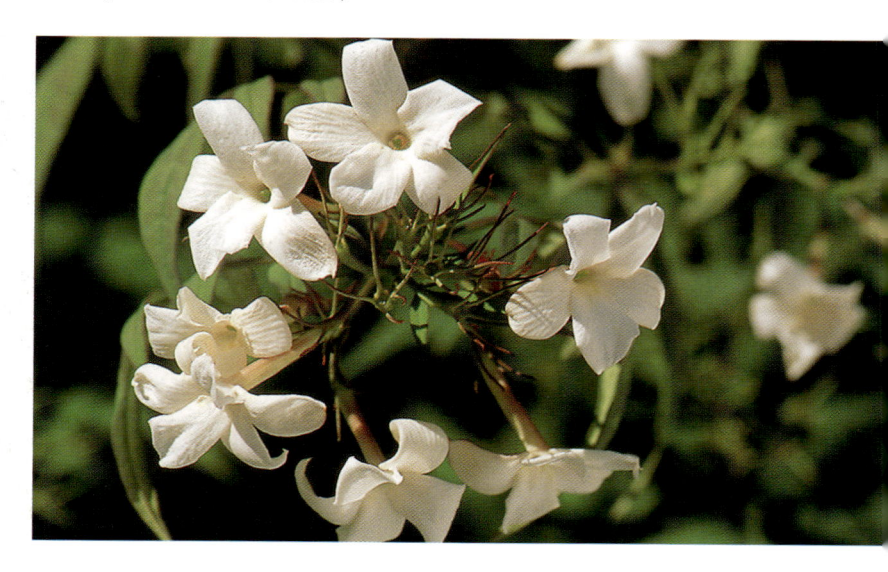

calorosas e melíficas. Combina bem com cítricos, esclareia, rosa, sândalo, pau-rosa, olíbano, néroli, cipreste, verbena e melissa.

Principais propriedades terapêuticas: É analgésico, antidepressivo, anti-inflamatório, antisséptico, antiespasmódico, afrodisíaco, galactagogo, nervino, sedativo, tônico e uterino.

O jasmim é a melhor escolha para inspirar confiança, pois é emocionalmente cálido e edificante. É um poderoso antidepressivo de natureza estimulante, e todas essas qualidades se combinam para ajudar os que sofrem de falta de confiança ou de firmeza, indecisão e letargia, frutos da depressão. O melhor modo de usá-lo é em perfumes e óleos de massagem para elevar o ânimo, já que o jasmim é bem caro. Em resumo, ele é inebriante, eufórico e afrodisíaco.

Como a rosa, o jasmim é útil para o tratamento do sistema reprodutor. É excelente para usar em massagens na região lombar e no abdômen no início do trabalho de parto. Alivia a dor, fortalece as contrações e ajuda a expelir a placenta. O jasmim também fortalece os órgãos sexuais masculinos e pode ser usado no tratamento da próstata aumentada. Previsivelmente, é um dos mais poderosos afrodisíacos e pode ajudar os casais a reacender a chama da paixão.

Sua maravilhosa fragrância floral faz com que seja bom para a pele, especialmente para as quentes, secas, sensíveis, inflamadas e maduras. É melhor usá-lo em quantidades bem pequenas (a diluição de 1% é a ideal), pois o perfume pode ser opressivo quando em demasia.

Do ponto de vista psicológico, o jasmim inspira euforia, ajudando a restaurar a confiança e o otimismo. Ele aquece e abre as emoções, ajudando os que são habitualmente reprimidos. O jasmim é associado com a sabedoria intuitiva e a percepção, sendo útil para meditações da observação pura, pois libera as inibições e a imaginação.

Contraindicações: Evitar no começo da gravidez, especialmente se houver uma ocorrência de aborto espontâneo.

Violeta (folha)
(Viola odorata)

Família: *Violaceae*

Descrição: A violeta é uma plantinha perene, delicada, com flores em formato de coração, folhas verdes e flores azuis arroxeadas e fragrantes. O absoluto é obtido pela extração com solventes do concreto, que, por sua vez, é obtido pela extração com solventes das folhas. É raro, mas também existe um absoluto das flores.

Países de origem: França, Egito, Itália

Características: O óleo de folha de violeta é verde-escuro e viscoso com notas de frente sutis, verdes, que lembram feno recém-moído e notas de fundo florais esquivas e intensas. Combina bem com a maioria dos outros florais e ainda com limão, bergamota, cominho, manjericão e esclareia.

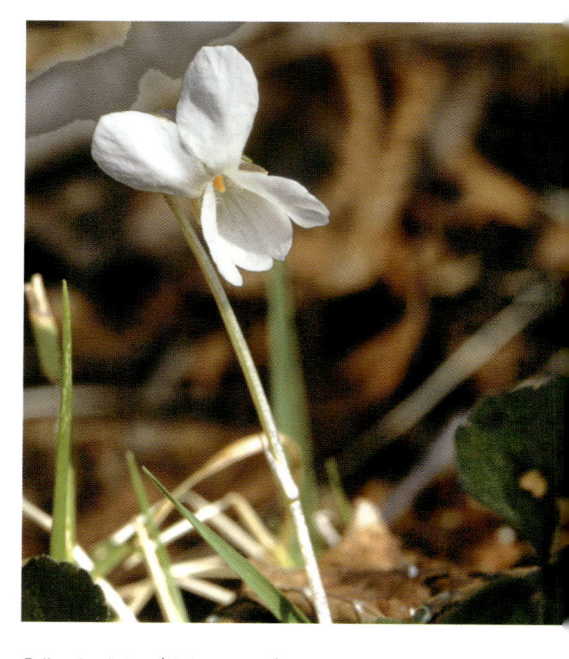

Folha de violeta (Viola odorata)

Principais propriedades terapêuticas: É analgésico, antidepressivo, anti-inflamatório, antisséptico, descongestionante, diurético e sedativo.

O óleo de flor de violeta é intenso e misterioso, mas é um dos florais menos usados, em parte por causa de seu alto custo. Ele ajuda a tratar dores menstruais e irregularidades do ciclo; também é calmante e ameniza a insônia. É útil para tratar problemas cutâneos como varizes e eczemas. O perfume de violetas era considerado "conforto e força para o coração" e é ótimo num perfume para elevar o ânimo ou num óleo de massagem para superar a dor emocional. Em resumo, é soporífico, tranquilizador e reconfortante.

Do ponto de vista psicológico, o óleo de flor de violeta é fortalecedor e calmante, ajudando a aliviar ansiedade, insegurança, tontura, dores de cabeça e exaustão nervosa. Tem sido usado com grande sucesso por médicos em pacientes com distúrbios psicológicos, o que sugere que é bastante eficaz para acalmar mentes perturbadas. Ele é bom em meditações para lidar com a dor.

Contraindicações: Use com moderação – não mais que 4 gotas no banho e não mais que 2% nos óleos de massagem.

Ervas

Manjerona
(Origanum majorana, Majorana hortensis)

Família: *Labiatae* ou *Lamiaceae*
Descrição: A manjerona é uma erva arbustiva perene delicada com folhas verde-escuras, caule pubescente e cachos de flores brancas. O óleo essencial é destilado a vapor das folhas e das copas floridas.
Países de origem: França, Bulgária, Turquia, Marrocos, Itália, Tunísia, Hungria, Egito, Polônia
Características: O óleo de manjerona tem notas de frente condimentadas e herbáceas e notas de fundo cálidas, amadeiradas e canforadas. Combina bem com a maioria das outras ervas e também com lavanda, bergamota, cipreste, camomila, junípero e eucalipto.
Principais propriedades terapêuticas: É analgésico, afrodisíaco, antisséptico, antiespasmódico, carminativo, digestivo, emenagogo, hipotensor, sedativo, tônico e vasodilatador.

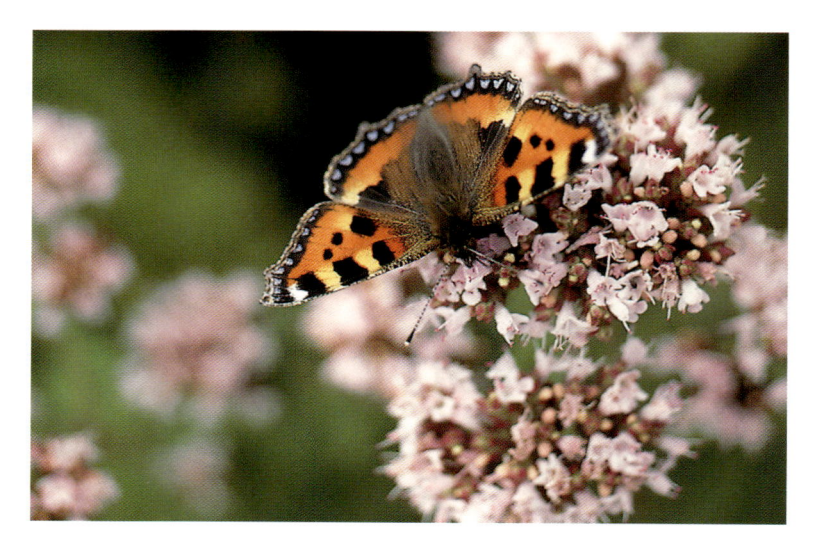

Manjerona (Origanum majorana)

O óleo de manjerona, dentre os óleos essenciais, é o grande consolador e ajuda com a dor em todos os níveis. É cálido e reconfortante e muito bom para o luto, acalmando e consolando o coração e as emoções. Contudo, como o efeito pode ser um tanto entorpecedor, esse óleo essencial deve ser usado com cuidado e critério e nunca por longos períodos, de modo a não embotar os sentidos. Em resumo, ele é fortificante, cálido e reconfortante.

Útil para relaxar músculos enrijecidos e tensos e para aliviar dores reumáticas, o óleo de manjerona é excelente para massagens e dilata levemente os vasos sanguíneos para produzir um efeito local de calor. Também é ótimo no banho, mas tem um aroma melhor se misturado com lavanda ou outro óleo essencial mais doce. Usado em compressas quentes, alivia cólicas menstruais, e, em massagens locais no abdômen, alivia a flatulência e a prisão de ventre.

Do ponto de vista psicológico, o óleo de manjerona age como uma segunda pele, acalmando a hipersensibilidade e amenizando estresse e tensão nervosa. Conforta os tristes e solitários e é bom para os celibatários, pois reduz o desejo sexual. Ele ajuda no fluxo de energia sutil pelo corpo e traz à tona força e resistência ocultas.

Contraindicações: Evitar durante a gravidez.

Alecrim
(Rosmarinus officinalis, Rosmarinus coronarium)

Família: *Labiatae* ou *Lamiaceae*
Descrição: O alecrim é um arbusto aromático perene com folhas verde-prata e flores azul-céu, inconfundíveis e prolíficas. O óleo essencial é destilado a vapor das copas floridas.
Países de origem: França, Espanha, Portugal, Tunísia
Características: O alecrim tem notas de frente agudas, refrescantes e verdes e notas de fundo herbáceas, balsâmicas e canforadas. Combina bem com a maioria dos condimentos e ainda com lavanda, bergamota, manjericão, olíbano, junípero, pinho, tomilho, verbena, melissa, cedro e petitgrain.
Principais propriedades terapêuticas: É analgésico, antisséptico, antiespasmódico, adstringente, carminativo, digestivo, diurético, hepático, hipertensor, rubefaciente, estimulante e tônico.

O alecrim é o mais forte dos óleos essenciais cefálicos e prova cientificamente o velho ditado: "O alecrim é para as lembranças". Uma gota de alecrim misturada a 2 gotas de néroli pode ser colocada nos pulsos antes de se fazer uma prova (o néroli acalma os nervos e o alecrim fortalece a mente e aumenta a criatividade). Em resumo, o alecrim é vivificante, refrescante e fortalecedor.

Excelente nas massagens, ele é usado para relaxar músculos tensos e fatigados por exercícios, aliviando a retenção de fluidos e desintoxicando o sistema linfático. É considerado útil para o crescimento do cabelo e é um bom tônico para o couro cabeludo, ajudando a evitar a caspa. Como um poderoso antisséptico, quando usado num aromatizador com vela, o alecrim pode prevenir a propagação de infecções cujo contágio se faz pelo ar. É também um tônico para o fígado e algumas gotas no banho matutino podem ajudar a aliviar ressaca.

Do ponto de vista psicológico, ele é estimulante, purificador e protetor. É um ingrediente tradicional do incenso e ajuda na meditação, mantendo a mente clara e alerta.

O alecrim é um protetor psíquico, um símbolo da amizade e do amor e, como um lembrete do amor e da morte, é tradicionalmente queimado em casamentos e funerais. É associado com o chakra do terceiro olho, ajudando a acalmar os pensamentos e a visão interna.

Alecrim (Rosmarinus officinalis)

Contraindicações: Evitar durante a gravidez e não usar em quem sofre de epilepsia.

Esclareia
(Salvia sclarea)

Família: *Labiatae* ou *Lamiaceae*

Descrição: A esclareia é uma planta alta bienal ou perene com folhas grandes, pubescentes, verde-arroxeado e flores prolíficas pequenas, azul-violeta ou brancas. O óleo essencial é destilado a vapor das copas floridas e das folhas.

Países de origem: França, Rússia, Marrocos, Inglaterra, Estados Unidos

Características: O óleo de esclareia tem notas de frente doces, almiscaradas e herbáceas e notas de fundo que lembram nozes, quase florais. Combina bem com os cítricos e ainda com lavanda, coentro, cardamomo, olíbano, jasmim, pinho, gerânio, cedro e palma-rosa.

Principais propriedades terapêuticas: É anticonvulsivo, antidepressivo, antisséptico, antiespasmódico, afrodisíaco, adstringente, carminativo, digestivo, emenagogo, hipotensor, nervino, sedativo e tônico.

Esclareia é o mais eufórico dos óleos essenciais e pode produzir "um barato" quase como o dos narcóticos. Combinada com suas pronunciadas qualidades antidepressivas, essa euforia faz do óleo de esclareia uma poderosa ajuda para aliviar depressão, melancolia, ansiedade, estresse e insatisfação geral crônica. Em resumo, ele é inebriante, sensual e estimulante.

Um dos óleos essenciais mais valiosos para o tratamento das cólicas menstruais, em banhos ou em compressas quentes no abdômen, ele relaxa a mente e o corpo, alivia a dor e sua ação estrogênica ajuda a estimular e a regular a menstruação. O óleo de esclareia também ajuda a tratar os sintomas da menopausa e pode ser usado numa massagem no início do trabalho de parto. É afrodisíaco, especialmente indicado para os que estão tão estressados que tiveram a sexualidade diminuída.

O óleo de esclareia é ótimo numa massagem no peito e nas costas para aliviar a asma. Adicionado ao xampu ou massageado no couro cabeludo, pode evitar caspa e equilibra os níveis de sebo, sendo, portanto, benéfico para todos os tipos de pele e cabelo. Ele também pode ajudar a reduzir o suor excessivo quando usado num escalda-pés ou no banho.

Do ponto de vista psicológico, o óleo de esclareia é profundamente relaxante, eufórico e revitalizante. Usado em quantidades pequenas, é útil para a meditação e facilita o trabalho com sonhos ao incentivar sonhos poderosos e vívidos. Ajuda a fortalecer as energias sutis e a inspiração divina.

Contraindicações: Evitar durante a gravidez. Não usar antes ou depois de ingerir álcool.

Esclareia (Salvia sclarea)

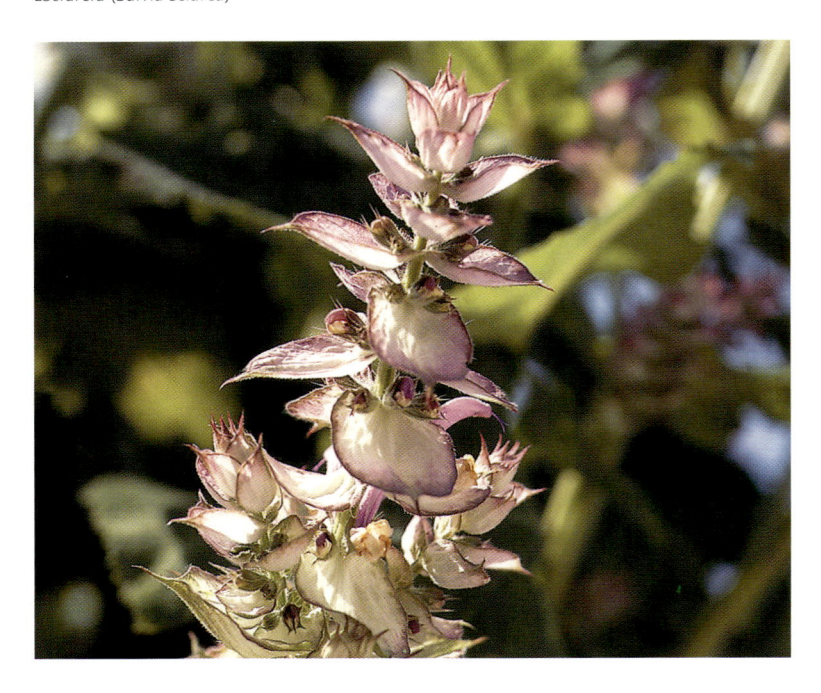

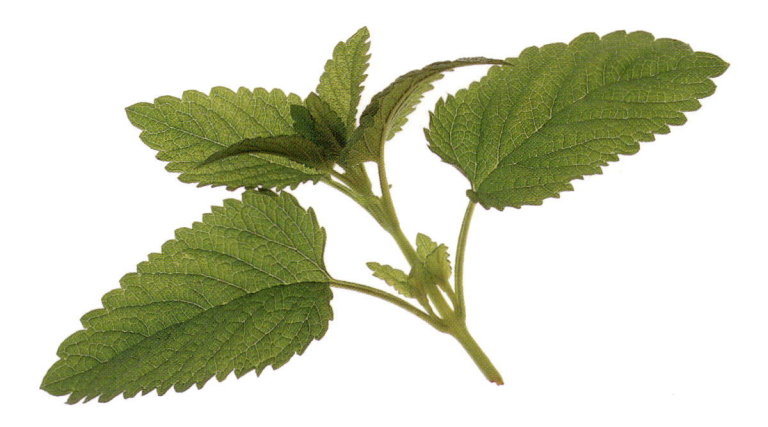

Melissa
(Melissa officinalis)

Melissa (Melissa officinalis)

Família: *Labiatae* ou *Lamiaceae*

Descrição: A melissa, também chamada de erva-cidreira ou cidreira, é uma erva arbustiva perene, de aroma doce, com folhas verdes denteadas e florzinhas brancas ou rosas. O óleo essencial é destilado a vapor das copas floridas e das folhas.

Países de origem: França, Alemanha, Itália, Espanha, Inglaterra

Características: O óleo de melissa tem notas de frente cálidas, refrescantes, de sorvete de limão e notas de fundo doces, radiantes, delicadas, balsâmicas e herbáceas. Combina bem com os florais e cítricos, especialmente com lavanda, rosa, gerânio e mirra.

Principais propriedades terapêuticas: É antidepressivo, antisséptico, antiespasmódico, antiviral, bactericida, carminativo, febrífugo, hipotensor, nervino, sedativo e tônico.

O óleo de melissa é um dos melhores óleos essenciais para choque, depressão, luto e ansiedade; ele intensifica a vida, alegra o espírito e afugenta pensamentos sombrios. Ele ajuda a encontrar contentamento interior ao acalmar a mente perturbada, fortalecer as emoções e encher você de alegria. O óleo de melissa tem sido chamado de "elixir da vida", o que descreve de modo admirável esse óleo essencial maravilhoso. Em resumo, ele é revitalizante, estimulante e fortificante.

As propriedades tônicas desse óleo beneficiam o sistema cardiovascular, diminuindo a pressão alta, tendo um efeito geral tonificante sobre o coração e regulando a respiração rápida. Tem também um efeito regulador sobre o sistema digestório, reduzindo as cólicas e ajudando com a náusea e a indigestão, especialmente se agravadas por estresse. Ele alivia estresse, insônia e tensão nervosa. O óleo de melissa é incrivelmente caro, de modo que é melhor usá-lo com parcimônia em perfumes para elevar o ânimo e óleos de massagem.

Do ponto de vista psicológico, o óleo de melissa é sedativo, estimulante e profundamente calmante, e é bom para meditação, especialmente para combater a raiva e atenuar a dor. Ele fortalece o chakra do coração e inspira amor universal e alegria divina.

Contraindicações: Evite se tiver a pele muito sensível e use sempre em pequenas quantidades – não mais que 1%.

Manjericão, Manjericão-sagrado
(Ocimum basilicum, Ocimum sanctum)

Família: *Labiatae* ou *Lamiaceae*
Descrição: O manjericão é uma erva anual delicada, aromática, com folhas verdes e florzinhas brancas ou róseas. O óleo essencial é destilado a vapor das folhas e das copas floridas.
Países de origem: França, Egito, Ilhas Comores, Índia, Itália, Bulgária, Hungria
Características: O óleo de manjericão tem notas de frente doces, verdes e herbáceas e notas de fundo condimentadas, que lembram licor de anis. O manjericão-sagrado tem aroma semelhante, mas mais intenso. O manjericão combina bem com a maioria das outras ervas, e também com lavanda, gerânio, bergamota, lima, limão, olíbano e pinho.

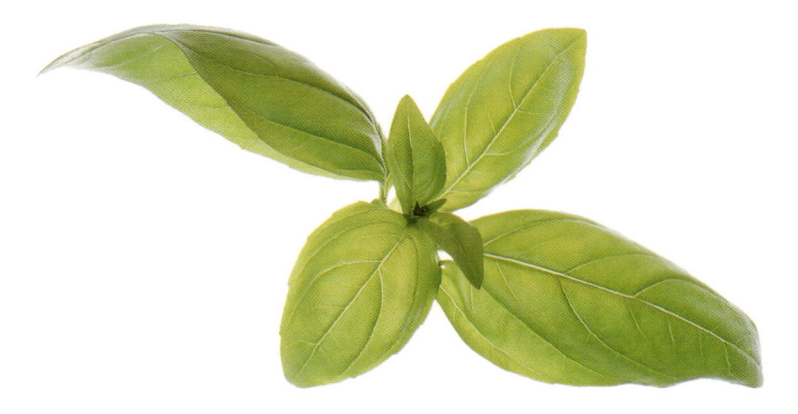

Manjericão (Ocimum basilicum)

Principais propriedades terapêuticas: É antisséptico, antiespasmódico, carminativo, cefálico, digestivo, emenagogo, febrífugo, nervino e tônico.

O óleo de manjericão tem um efeito cefálico mais sutil e menos agudo que o alecrim, e é a primeira escolha para aliviar a fadiga intelectual quando a mente está fraca ou indecisa. É útil para transtornos nervosos e para os que necessitam de proteção, sendo especialmente apropriado para quem tem uma doença debilitante. Em resumo, o manjericão é restaurador, fortificante e desobstrutivo.

Embora as propriedades do manjericão possam ajudar com os problemas digestivos e menstruais e propiciar uma alternativa útil a outros óleos essenciais, é melhor usá-lo por seus excelentes efeitos tônicos sobre os nervos e a mente. Isso porque seu uso prolongado ou excessivo não é recomendado. Também é melhor usá-lo em misturas para evitar associações com a cozinha italiana. Você não vai querer ficar com cheiro de pizza!

Do ponto de vista psicológico, o manjericão é vivificante, estimulante e fortalecedor. É bom nas meditações para acalmar a mente e estimular a atividade mental. É um protetor psíquico sutil para quem tem exaustão psíquica há muito tempo.

Contraindicações: Evite durante a gravidez ou se tiver pele muito sensível. Use em quantidades pequenas – não mais que 2% – e evite o uso prolongado.

Tomilho
(Thymus vulgaris)

Família: *Labiatae* ou *Lamiaceae*
Descrição: O tomilho é um arbusto perene aromático com folhas pequenas verde-acinzentadas e flores violetas ou brancas. O óleo essencial é destilado a vapor ou por hidrodestilação das copas floridas e das folhas. Há muitas variedades de tomilho disponíveis, mas experimente adquirir apenas tomilho linalol, que é mais suave e não tóxico.
Países de origem: França, Marrocos, Espanha, Grécia, Argélia, Alemanha, Estados Unidos
Características: O tomilho tem notas de frente intensas, frescas, verdes e herbais e notas de fundo doces, condimentadas e medicinais. Combina bem com a maioria das outras ervas e também com lavanda, bergamota, limão, pinho, cipreste e pimenta-do-reino.
Principais propriedades terapêuticas: É antisséptico, antiespasmódico, bactericida, carminativo, digestivo, emenagogo, expectorante, hipertensivo, estimulante e tônico.

O tomilho é um dos melhores óleos essenciais para convalescença e para prevenir infecções. Seu uso na massagem de drenagem linfática ajuda a aumentar a produção de glóbulos brancos, fortalecendo os mecanismos de defesa do corpo. O tomilho é especialmente bom contra infecções respiratórias. Aumenta e regula o apetite e tem um efeito tônico sobre a digestão. É restaurador, vivificante e estimulante. Embora classificado como estimulante, o tomilho tem uma qualidade geral de equilíbrio que o torna excelente para os que sofrem de fadiga crôni-

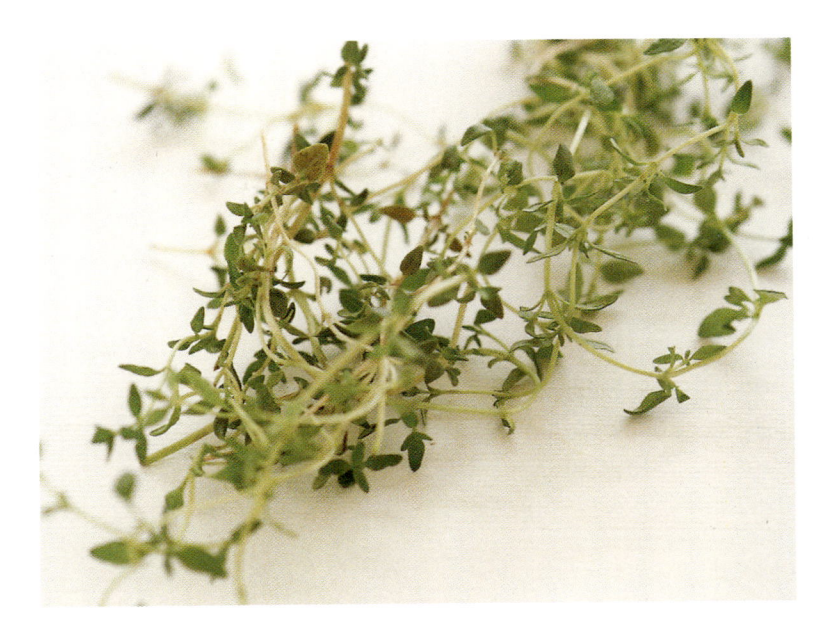

Tomilho (Thymus vulgaris)

ca, já que anima e acalma na medida que o corpo precisa. É bom em banhos, aromatizadores com velas e massagens, mas é melhor quando misturado para equilibrar sua forte fragrância herbórea.

Do ponto de vista psicológico, o tomilho é fortificante, protetor e energizante. É bom para quem tem propensão à letargia e melancolia, estimulando o vigor físico e emocional e a força espiritual. Ele pode ajudar quem está "fora de órbita", pois tem um efeito psíquico de ancoramento.

Contraindicações: Evite durante a gravidez. Use apenas em pequenas quantidades sobre a pele e evite o uso prolongado.

Hortelã-pimenta
(Mentha piperita)

Família: *Labiatae* ou *Lamiaceae*

Descrição: A hortelã-pimenta é uma erva perene com caules verdes e flores brancas. Há muitos outros tipos de hortelã, alguns dos quais igualmente usados em aromaterapia. O óleo essencial é destilado a vapor das copas floridas e das folhas.

Países de origem: Estados Unidos, Inglaterra, Bulgária, Marrocos, Itália, China, Tasmânia, Holanda, Espanha, Alemanha, Brasil

Características: O óleo de hortelã-pimenta tem notas de frente frescas, brilhantes, penetrantes, que lembram a menta, e notas de fundo agudas, ervosas e canforadas. Combina bem com lavanda, alecrim, eucalipto e limão.

Principais propriedades terapêuticas: É analgésico, antisséptico, antiespasmódico, adstringente, carminativo, cefálico, descongestionante, digestivo, expectorante, febrífugo, nervino, estimulante e estomáquico.

Hortelã-pimenta (Mentha piperita)

O óleo de hortelã-pimenta é um dos melhores óleos essenciais para todos os tipos de distúrbios digestivos e pode ser usado numa massagem suave sobre o abdômen no sentido horário. Beber chá de hortelã-pimenta ao mesmo tempo cria uma sinergia harmoniosa entre as duas formas. Em resumo, é refrescante, estimulante e restaurador.

Combinado com lavanda, o óleo de hortelã-pimenta ajuda a evitar resfriados e gripes. Use até 3 gotas em banhos, massagem ou inalação. Ele também é bom em aplicações de vapor no rosto para aprofundar a limpeza e descongestionar a pele, especialmente se houver acne. Misturado à lavanda em compressas frias, ajuda a aliviar dores de cabeça e enxaquecas.

Do ponto de vista psicológico, o hortelã-pimenta é arrojado, promovendo clareza e um estado de alerta. Poucas gotas desse óleo inspiradas num lenço podem aliviar os sintomas de choque. Ajuda a aliviar sentimentos de inferioridade e insegurança, e pode aguçar a intuição.

Contraindicações: Use só em pequenas quantidades no banho ou na pele. Evite usar junto com remédios homeopáticos.

Erva-doce
(Foeniculum vulgare, Foeniculum officinale, Anethum foeniculum)

Família: *Umbelliferae* ou *Apiaceae*
Descrição: A erva-doce é uma erva bienal ou perene, com folhas delicadas, aveludadas e inconfundíveis e flores douradas. O óleo essencial é destilado a vapor das sementes esmagadas.
Países de origem: França, Grécia, Itália, Hungria
Características: O óleo de erva-doce tem notas de frente limpas, doces, de anis e notas de fundo terrosas, apimentadas e condimentadas. Combina bem com gerânio, lavanda, pimenta-do-reino, alecrim, sândalo, verbena e limão.
Principais propriedades terapêuticas: É antisséptico, antiespasmódico, carminativo, depurativo, diurético, emenagogo, expectorante, galactagogo, esplênico e estomáquico.

O óleo de erva-doce é um dos melhores óleos essenciais desintoxicantes e é muito usado em massagens de drenagem linfática. Suas qualidades diuréticas ajudam o corpo a se livrar das toxinas e ele é um bom antisséptico para o trato urinário. Também é excelente para aliviar a flatulência e os problemas digestivos, sendo recomendada a massagem local combinada com a ingestão do chá. Em resumo, o óleo de erva-doce é intensamente limpador, purificador e vivificante.

Como galactagogo, ele ajuda na produção de leite e pode normalizar e regular o ciclo menstrual e reduzir a oscilação hormonal durante a menopausa. Do ponto de vista psicológico, é protetor, aquece e ancora. Umas duas gotas esfregadas nas palmas e passadas sobre a aura podem proteger contra perturbações psíquicas.

Contraindicações: Evite durante a gravidez e não use em quem sofre de epilepsia.

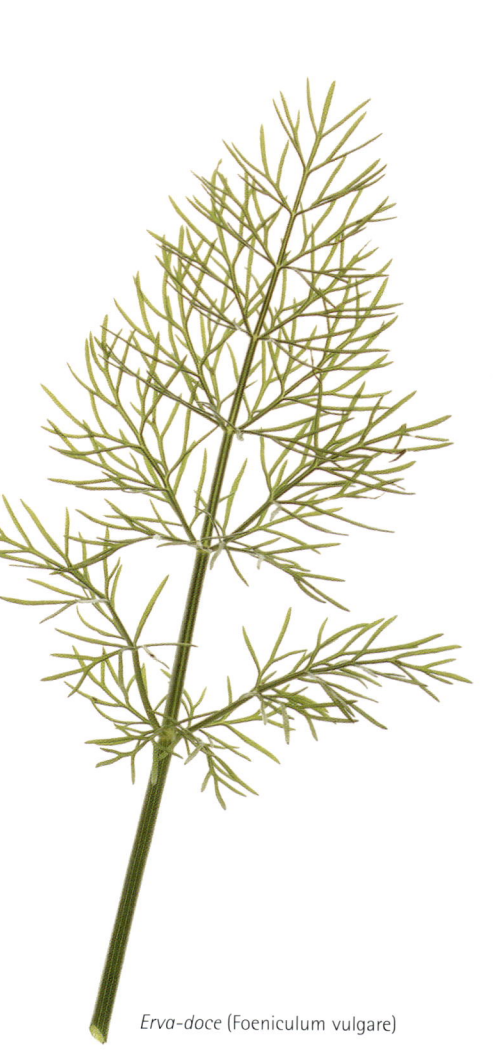

Erva-doce (Foeniculum vulgare)

Hissopo
(Hyssopus officinalis var. decumbens)

Família: *Labiatae* ou *Lamiaceae*

Descrição: O hissopo é um arbusto aromático perene com pequenas folhas verdes lanceoladas e flores de um azul-arroxeado. O óleo essencial é destilado a vapor das copas floridas e das folhas.

Países de origem: França, Holanda, Hungria

Características: O óleo de hissopo tem notas de frente intensas, doces, amadeiradas e canforadas e notas de fundo cálidas, condimentadas e herbais. Combina bem com a maioria das outras ervas e cítricos e também com lavanda, mirra, louro e gerânio.

Principais propriedades terapêuticas: É antisséptico, antiespasmódico, adstringente, bactericida, carminativo, cefálico, digestivo, diurético, emenagogo, expectorante, hipertensivo, nervino e tônico.

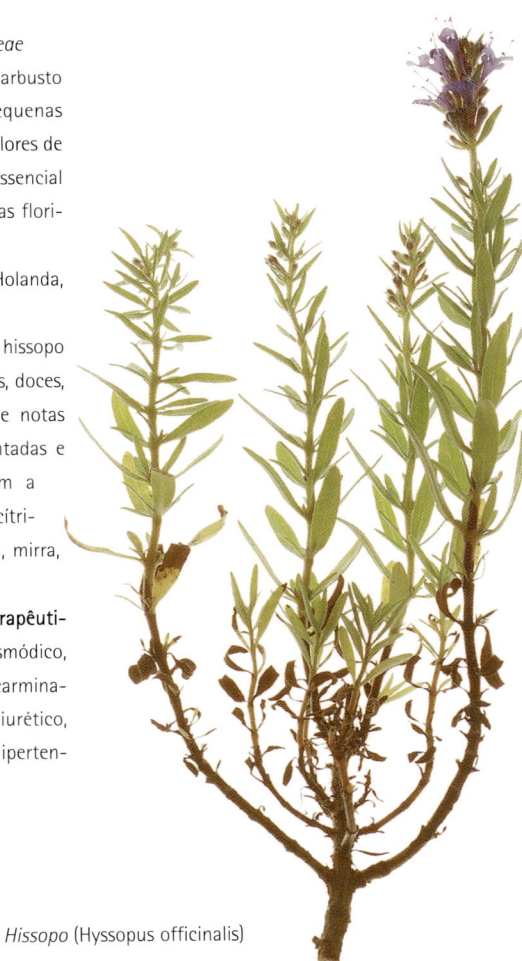

Hissopo (Hyssopus officinalis)

O hissopo tem uma afinidade especial com o sistema respiratório e é um bom expectorante, acalmando a tosse persistente. Pode ser usado num aromatizador com vela, em inalação e massagens locais. É bom em compressas frias sobre contusões e tem um efeito revigorante sobre a mente, sendo bom especialmente para debilidade nervosa. Em resumo, o hissopo é cálido, purificante e rejuvenescedor.

Do ponto de vista psicológico, o hissopo é centralizador e estimulante e bom para meditação, ajudando a inspiração e a concentração. Psiquicamente limpa e purifica; ele estimula a criatividade e protege quem não tem fronteiras pessoais.

Contraindicações: Evite durante a gravidez e não use em quem sofre de epilepsia. Evite o uso prolongado e use apenas quantidades mínimas.

Verbena
(Lippia citriodora, Verbena triphylla, Aloysia triphylla)

Família: *Verbenaceae*
Descrição: A verbena é um arbusto perene caducifólio com folhas verdes lanceoladas fragrantes e pequenas flores brancas ou roxas. O óleo essencial é destilado a vapor das folhas.
Países de origem: França, Espanha, Marrocos, Tunísia, Argélia, Itália
Características: O óleo de verbena tem notas de frente doces, de limão fresco e notas de fundo frutadas e florais. Combina bem com a maioria das outras ervas e cítricos e também com néroli, palma-rosa, olíbano, jasmim, junípero, cedro, mirra e gerânio.
Principais propriedades terapêuticas: É antisséptico, antiespasmódico, carminativo, desintoxicante, digestivo, febrífugo, sedativo e estomáquico.

O óleo de verbena é indicado para problemas digestivos causados ou agravados por tensão nervosa e também para purificar e descongestionar o fígado e o sistema digestório. Recomenda-se beber chá de verbena junto com o uso do óleo

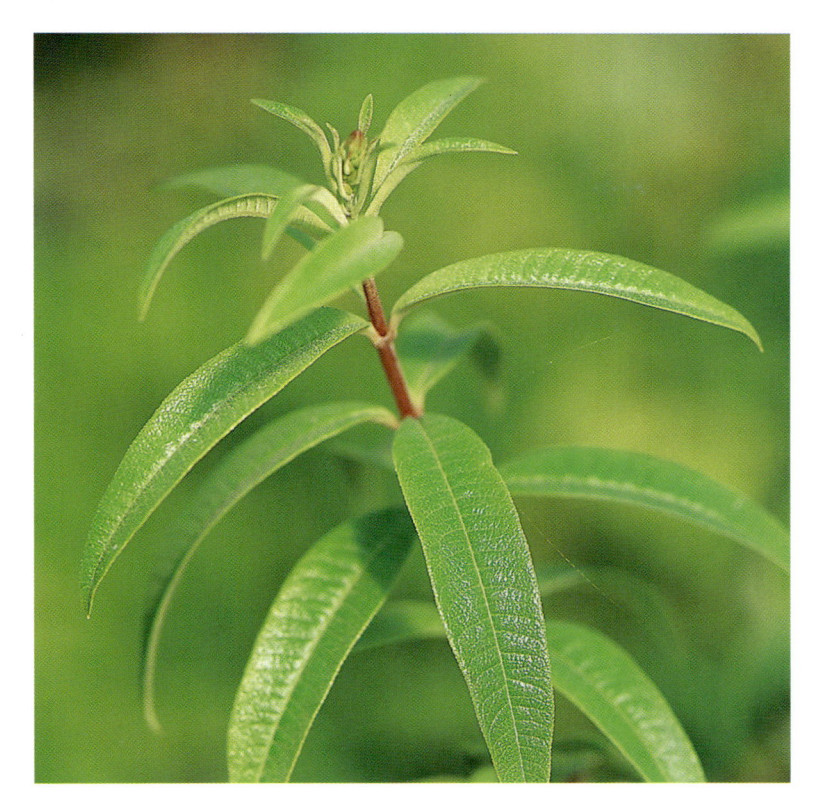

Verbena (Aloysia triphylla*)*

essencial. Em resumo, o óleo de verbena é calmante, refrescante e estabilizante. Sua fragrância animadora de limão-fresco acalma a ansiedade, reduz o estresse, propicia um sono reparador e revigora os que estão indiferentes e apáticos. Use até 2 gotas no banho, talvez misturadas a 4 gotas de lavanda, e use quantidades mínimas nos óleos de massagem.

Do ponto de vista psicológico, o óleo de verbena alivia o cansaço e a apatia e estimula a criatividade e a concentração. Ajuda você a se abrir para as energias cósmicas e aproveitar bem o momento presente ao dissipar a procrastinação sonhadora.

Contraindicações: Evite durante a gravidez. Não use se tiver pele sensível, nem sob a luz do sol e só use em pequenas quantidades.

Alho
(Allium sativum)

Família: *Amaryllidaceae* ou *Liliaceae*
Descrição: O alho é uma erva perene fortemente odorífica com folhas verdes longas e chatas, flores pequenas e um bulbo de dentes compactados. O óleo essencial é destilado a vapor dos bulbos esmagados.
Países de origem: França, Bulgária, Egito, Alemanha, China, Japão
Características: O alho tem um forte odor, inconfundível e intenso.
Principais propriedades terapêuticas:
É antibiótico, antisséptico, antitóxico, antiviral, carminativo, depurativo, diurético, expectorante, febrífugo, fungicida, hipotensivo, estomáquico e tônico.

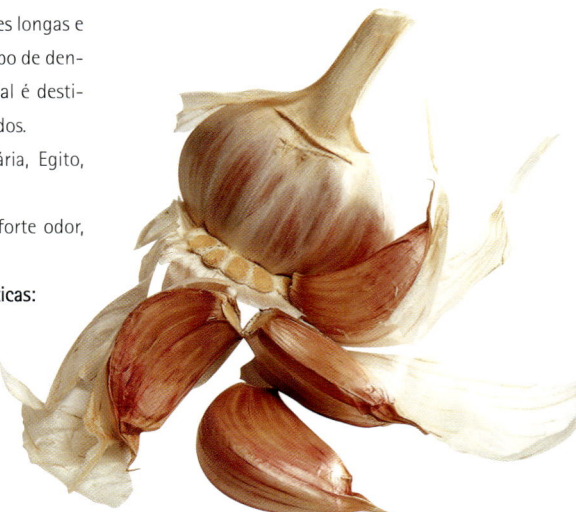

Alho (Allium sativum)

O alho é o único dos óleos essenciais que nunca é usado externamente e que só é ingerido por via oral ou anal em cápsulas de gelatina. O alho é o antibiótico da Natureza e combate todas as infecções. Ajuda a diminuir o colesterol, pode proteger contra doenças cardíacas e reduzir a pressão alta.

Tome uma ou duas cápsulas via oral todo dia para tratar infecções respiratórias ou como suplemento geral. Para infecções do trato urinário, insira uma cápsula no reto depois de esvaziar os intestinos. O alho tem a reputação de afugentar maus espíritos e vampiros.

Resinas e raízes

Angélica (raiz)
(Angelica archangelica, Angelica officinalis)

Família: *Umbelliferae* ou *Apiaceae*

Descrição: A angélica é uma erva pubescente bienal ou perene com folhas largas e parecidas com as das samambaias, inflorescências brancas e grande rizoma (caule radiciforme subterrâneo). O óleo essencial é destilado a vapor ou por hidrodestilação das raízes e rizomas.

Países de origem: França, Hungria, Bélgica, Holanda, Alemanha

Características: O óleo de angélica tem notas de frente condimentadas, apimentadas e herbais e notas de fundo terrosas, amadeiradas e almiscaradas. Combina bem com os cítricos e também com néroli, patchuli, olíbano, esclareia, cedro, vetiver, pinho e junípero.

Principais propriedades terapêuticas: É antisséptico, antiespasmódico, carminativo, depurativo, digestivo, diurético, emenagogo, expectorante, nervino, estomáquico e tônico.

O óleo de angélica é um dos melhores óleos essenciais para ajudar a completa recuperação dos convalescentes e para restaurar a força e a resistência em geral. É um excelente óleo essencial para os idosos. Combate a fraqueza e a fadiga, estimula o sistema imunológico e tem um efeito tônico marcante sobre o sistema nervoso. Em resumo, o óleo de angélica cura, equilibra e fortifica.

Com suas excelentes propriedades desintoxicantes e diuréticas, ele é muito usado nas massagens de drenagem linfática e, em massagens corporais, alivia dor nas articulações. É um poderoso tônico geral para estresse e tensão nervosa. Também pode ajudar com indigestão e flatulência e é bom para problemas respiratórios, especialmente tosses crônicas e asma.

Do ponto de vista psicológico é fortalecedor, calmante e terapêutico. Ele ajuda você a seguir em frente quando está com medo e aumenta sua perseverança. Aumenta, ainda, sua percepção dos reinos angélicos e ajuda você a ser receptiva e aberta às forças e energias divinas.

Contraindicações: Evite no início da gravidez. Não use se tiver pele sensível ou for diabético, nem use à luz do sol. Use não mais que 1%.

Angélica (Angelica archangelica)

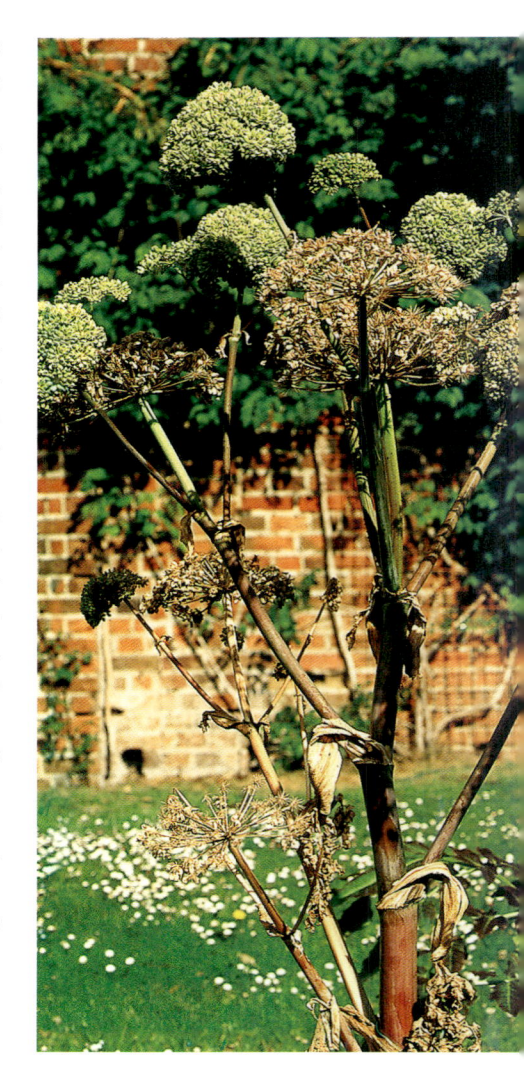

Olíbano
(Boswellia carteri, Boswellia serrata)

Família: *Burseraceae*
Descrição: O olíbano, também chamado franquincenso, é uma árvore pequena, arbustiva, com flores brancas. Incisões na casca dão origem a uma resina branco-leitosa que ao endurecer vira "lágrimas" castanho-alaranjadas. O óleo essencial é destilado a vapor dessas "lágrimas" de resina endurecida.
Países de origem: Índia, Somália, Omã, Iêmen, Etiópia, Arábia Saudita
Características: O óleo de olíbano tem notas de frente frescas, cítricas, de terebintina e notas de fundo doces, cálidas, balsâmicas, canforadas e de madeira queimada. Combina bem com a maioria dos florais, madeiras, condimentos e cítricos e também com patchuli, esclareia, alecrim, manjericão e vetiver.
Principais propriedades terapêuticas: É anti-inflamatório, antisséptico, adstringente, carminativo, cicatrizante, citofilático, digestivo, diurético, emenagogo, expectorante, sedativo e tônico.

O olíbano é o óleo essencial mais valioso, pois torna mais lenta e aprofunda a respiração, ajuda a acalmar o medo, a ansiedade, a tensão nervosa e o estresse. Ele tem literalmente um perfume divino e era tradicionalmente queimado em oferenda aos deuses. Útil em massagens e banhos de óleo, o olíbano também é bom em inalações, aromatizadores com vela e perfumes para elevar o ânimo. Em resumo, é profundamente calmante, revitalizador e estimulante.

Recomendado especialmente para peles secas, sensíveis e maduras, o olíbano é um dos melhores óleos essenciais para a pele, ajudando a rejuvenescer o tônus e a prevenir rugas. Ele combate problemas respiratórios e é bom no tratamento de resfriados, bronquites, asma, tosse e dores de garganta. Numa compressa quente ou lavagem local, também pode ajudar a aliviar a cistite. Do ponto de vista psicológico, é um valioso aliado à meditação e à prece, inspirando estados mentais místicos e divinos e geralmente aquietando a mente. Era tradicionalmente usado para expulsar os maus espíritos. Ajuda a desfazer laços com o passado.

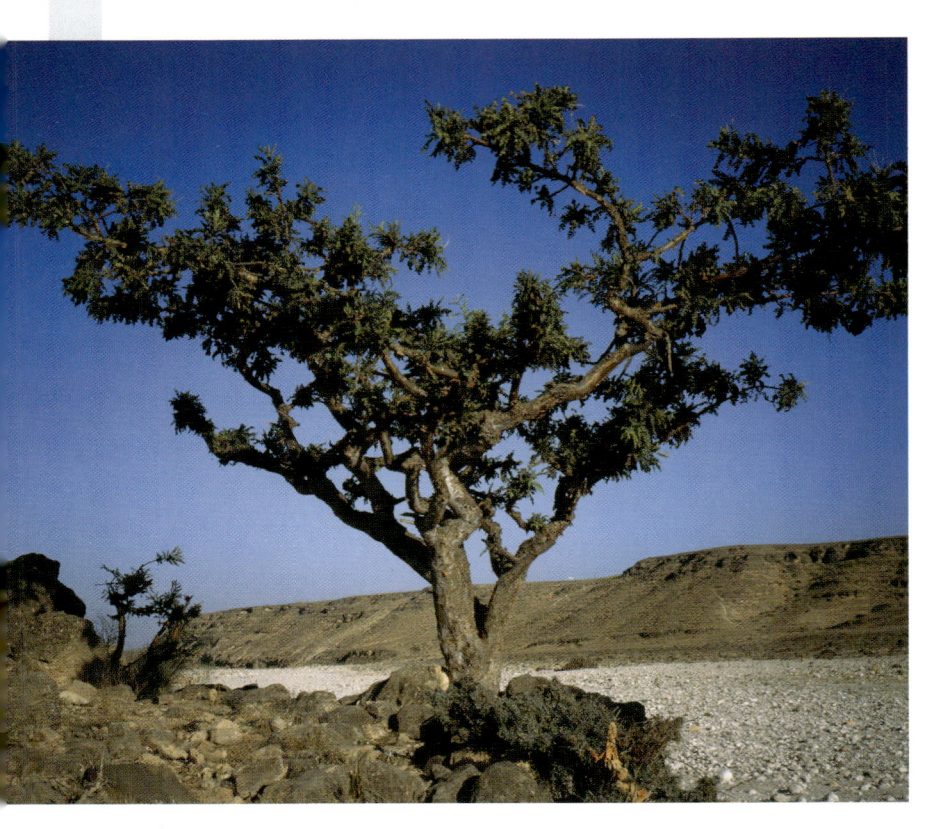

Árvore de olíbano (Boswellia sp)

Mirra
(Commiphora myrrha)

Família: *Burseraceae*

Descrição: A mirra é um arbusto ou uma árvore pequena com galhos nodosos, folhas aromáticas e flores brancas. Incisões na casca dão origem a uma resina amarela que se solidifica em "lágrimas" castanho-avermelhadas. O óleo essencial é destilado a vapor dessas lágrimas de resina endurecida.

Países de origem: Somália, Iêmen, Etiópia

Características: O nome mirra vem da palavra árabe *mur*, que significa amargo. O óleo de mirra é marrom-escuro e viscoso, com notas de frente amargas, condimentadas e balsâmicas e notas de fundo resinosas, medicinais e de madeira queimada. Combina bem com outras resinas e também com patchuli, rosa, sândalo, mandarina, gerânio, tomilho, lavanda, junípero, cipreste e pinho.

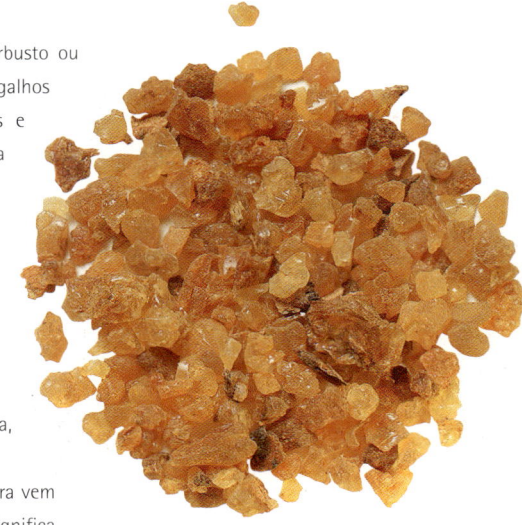

Principais propriedades terapêuticas: É anti-inflamatório, antisséptico, adstringente, carminativo, cicatrizante, emenagogo, fungicida, sedativo, estomáquico, tônico e uterino.

Mirra (Commiphora myrrha)

O óleo de mirra é a primeira escolha para tratar frieiras, feridas crônicas, úlceras e infecções na gengiva, também podendo ser usado como tintura. Sua reputação curativa remonta há mais de quatro mil anos e os antigos soldados gregos levavam mirra às batalhas para proteção psíquica e primeiros-socorros. Em resumo, o óleo de mirra é terapêutico, calmante e restaurador.

Ele é excelente para a pele e é especialmente recomendado para cremes para as mãos e peles inflamadas. É calmante e tranquilizante e bom para todos os problemas relacionados ao estresse e à ansiedade. O óleo de mirra também é um bom expectorante e trata tosses e resfriados; tem um efeito secante no excesso de muco. Pode ser usado para ocasionar a menstruação e para aliviar suas dores.

Do ponto de vista psicológico ele inspira paz e tranquilidade. Como o olíbano, é um dos óleos essenciais mais espirituais, excelente para a meditação. Ele cura o chakra da base e ajuda as pessoas que estão travadas a seguir em frente.

Contraindicações: Evite durante a gravidez.

Benjoim
(Styrax benzoin)

Família: Styracaceae

Descrição: O benjoeiro é uma árvore tropical com folhas verdes-claras e frutos de casca dura. Incisões na casca dão origem a uma resina que endurece formando "lágrimas" castanhas com estrias avermelhadas. O óleo essencial é destilado a vapor dessas "lágrimas" da resina endurecida, mas é quase uma massa de resina sólida. Ele então é dissolvido em etilglicol (ou similar) para torná-lo apropriado às finalidades da aromaterapia.

Países de origem: Sumatra, Java, Laos, Vietnã, Tailândia, Camboja

Características: O benjoim tem notas de frente de sorvete de baunilha e notas de fundo de melaço doce, e balsâmicas. Combina bem com outras resinas e a maioria dos condimentos e também com rosa, sândalo, jasmim, cipreste, junípero, limão e pinho.

Principais propriedades terapêuticas: É anti-inflamatório, antisséptico, adstringente, carminativo, desodorante, expectorante, sedativo e estíptico.

O benjoim é o óleo essencial do "aconchego" e sua fragrância doce conforta quem está triste, solitário, distante, deprimido ou desolado. É mais usado na forma de tintura, é um remédio bom para resfriados, suave para as crianças e é usado em inalações de vapor, para tratar asma, bronquite e tosses. Em resumo, o benjoim é cálido, calmante e maternal.

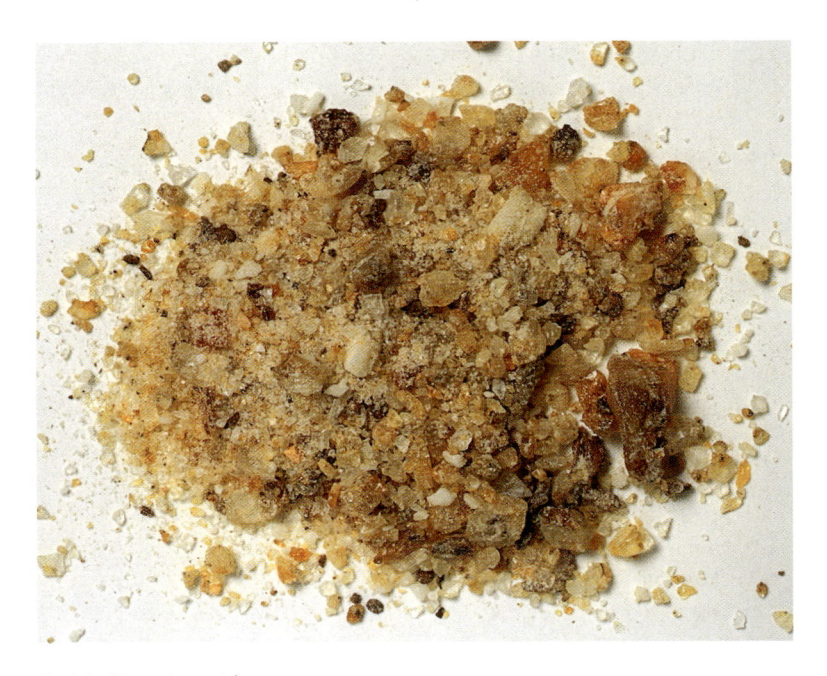

Benjoim (Styrax benzoin)

Como a mirra, o benjoim é bom para a pele, especialmente quando esta tem cortes, está rachada, áspera ou inflamada.

Do ponto de vista psicológico, o benjoim atua como um escudo ou uma zona de conforto, protegendo-a das agruras da vida. O benjoim conforta, eleva e protege; era usado tradicionalmente no incenso para expulsar os maus espíritos.

Cítricos

Bergamota
(Citrus bergamia)

Família: *Rutaceae*

Descrição: A árvore de bergamota crescia originalmente apenas na Itália. Ela produz frutos pequenos que passam de verde para amarelo, mas o fruto não é comestível por ser muito amargo. O óleo de bergamota é o mais refinado dos óleos essenciais cítricos e é extraído por prensagem da casca do fruto quase maduro.

Países de origem: Córsega, Marrocos, Itália

Características: O óleo de bergamota tem notas de frente doces, de limão fresco e notas de fundo cálidas, florais e balsâmicas. Combina bem com outros cítricos e florais e também com cipreste, sândalo, junípero, coentro, pimenta-do-reino, gengibre, esclareia, alecrim e olíbano.

Principais propriedades terapêuticas: É analgésico, antisséptico, antidepressivo, antiespasmódico, carminativo, cicatrizante, desodorante, digestivo, febrífugo, sedativo, estomáquico e tônico.

Bergamota é o óleo essencial ensolarado. Além de ser excelente no tratamento da depressão e da ansiedade, é a primeira escolha para infecções no trato urinário e cistites, pois é um poderoso desinfetante do sistema urinário. Pessoas que

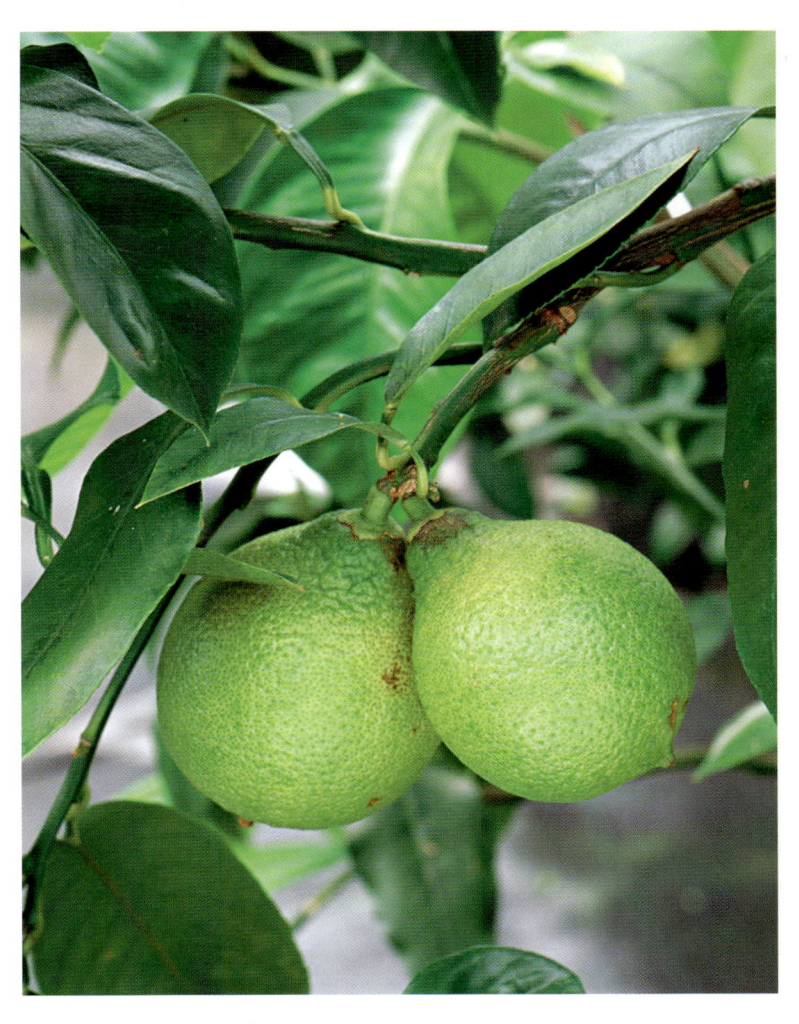

Bergamota (Citrus bergamia)

sofrem de cistite crônica se tornam tensas e ansiosas com o surgimento dos sintomas e o óleo de bergamota em lavagens locais acalma os nervos e alivia os sintomas. Em resumo, o óleo de bergamota é animador, estimulante e calmante.

A fragrância adorável e as poderosas qualidades antissépticas do óleo de bergamota o tornam uma valiosa adição aos cremes e loções para a pele, e ele é especialmente apropriado para peles oleosas e com acne. Tem um efeito regulador sobre o apetite e é útil para os que estão convalescendo ou de dieta, num perfume para elevar o ânimo ou óleo de massagem. Usado no banho, combate os estados febris.

Do ponto de vista psicológico, o óleo de bergamota vivifica, acalma e equilibra. Suas qualidades ensolaradas e antidepressivas o tornam útil no Transtorno Afetivo Sazonal e ele eleva o ânimo geralmente nos dias frios, escuros e cinzentos. Ele aquece o coração e tem afinidade com o chakra do coração, aliviando suavemente a tristeza, a depressão e a mágoa.

Contraindicações: Não use se você tem a pele muito sensível ou antes de se expor à luz do sol. Não use mais que 3 gotas no banho.

Laranja-doce
(Citrus sinensis, Citrus aurantium var. *dulcis)*

Família: *Rutaceae*
Descrição: Essa laranjeira é menor que a da laranja-azeda e tem folhas verde-escuro brilhante, flores brancas perfumadas e frutos abundantes. O óleo essencial é extraído por prensagem a frio da casca do fruto quase maduro.
Países de origem: Israel, Brasil, Estados Unidos, Itália, Austrália
Características: O óleo de laranja tem notas de frente doces, frescas e frutadas e notas de fundo radiantes e sensuais. Combina bem com outros cítricos e condimentos e também com sândalo, néroli, esclareia, mirra, gerânio, palma-rosa e olíbano.

Principais propriedades terapêuticas: É antidepressivo, anti-inflamatório, antisséptico, antiespasmódico, carminativo, digestivo, sedativo, estomáquico e tônico.

O óleo da laranja é conhecido como "óleo sorridente" e é familiar, alegre e cálido. É bastante suave para usar em crianças, que apreciam sua fragrância de fruta. É muito bom em massagens locais e compressas para acalmar distúrbios digestivos e tem em efeito normalizante e regulador benéfico para prisão de ventre, cólicas, diarreia e flatulência. Em resumo, ele é tônico, calmante e refrescante.

O óleo de laranja tem um efeito similar (embora consideravelmente menor) que o néroli sobre o sistema nervoso e é bom em massagem e banhos para ansiedade, estresse e insônia.

Do ponto de vista psicológico, ele é animador e estimulante, ajudando-a a reencontrar o riso e a alegria de viver. Acredita-se que reduz o medo irracional do desconhecido e pode diminuir a dúvida em si mesma. Ele pode ajudá-la a encontrar brilho interior e otimismo. O óleo de laranja também ajuda a estimular e revigorar energias sutis estagnadas.

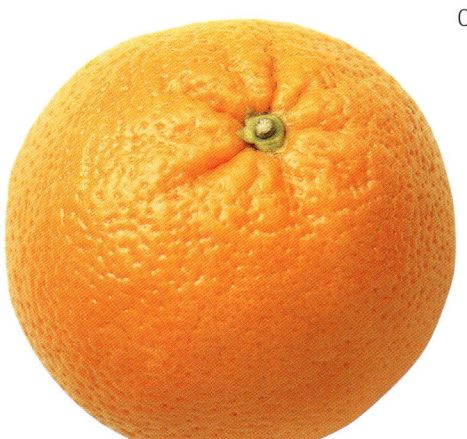

Laranja (Citrus sinensis)

Mandarina, Tangerina
(Citrus reticulata, Citrus nobilis, Citrus madurensis)

Família: *Rutaceae*

Descrição: A mandarina e a tangerina são consideradas da mesma espécie botânica, embora haja uma ligeira diferença de fragrância entre elas. A mandarina é geralmente preferida para fins de aromaterapia. É uma pequena árvore perene com folhas brilhantes, flores perfumadas e frutos variando do amarelo ao laranja-avermelhado. O óleo essencial é extraído por prensagem a frio da casca do fruto quase maduro.

Países de origem: Itália, Espanha, Argélia, Chipre, Grécia, Brasil

Características: O óleo de mandarina tem notas de frente delicadas, doces e cítricas e notas de fundo profundas, cálidas, quase florais. Combina bem com outros cítricos e condimentos e também com néroli, lavanda, sândalo, petitgrain, melissa, ilangue-ilangue, junípero, gerânio, pau-rosa e cipreste.

Principais propriedades terapêuticas: É antisséptico, antiespasmódico, carminativo, depurativo, digestivo, diurético, sedativo e tônico.

O óleo de mandarina é um dos óleos essenciais mais seguros que existem e é especialmente recomendado para crianças e para o uso durante a gravidez. Combinado com lavanda e néroli em óleo de semente de damasco, ele ajuda a reduzir estrias durante a gravidez quando massageado diariamente no abdômen desde o quinto mês até o parto. Em resumo, é estimulante, animador e calmante.

O óleo de mandarina tem um efeito tônico na digestão e combate todos os distúrbios digestivos. É um agradável acréscimo em óleos de massagem e perfumes para elevar o ânimo, trazendo uma nota iluminada, suave e calmante.

Do ponto de vista psicológico, ele fortalece e tem um efeito levemente hipnótico, ajudando a desligar uma mente ativa demais e propiciando um sono reparador. Tem uma qualidade suave e delicada que ajuda as pessoas a se conectarem com sua criança interior.

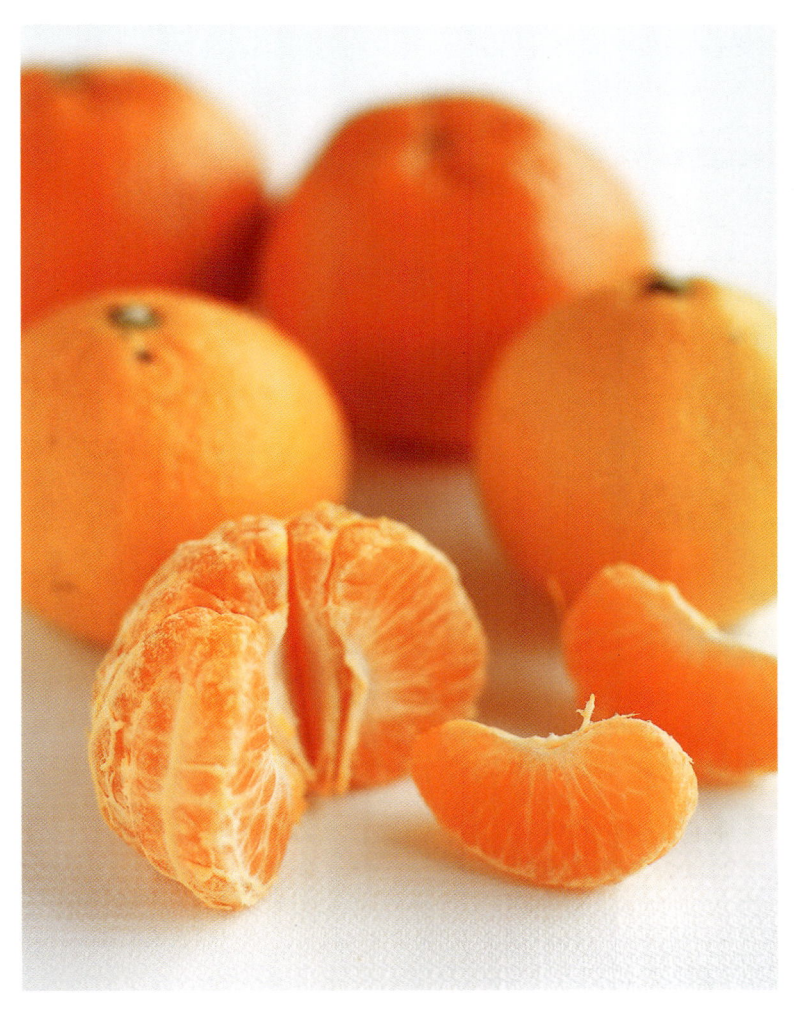

Mandarina (Citrus madurensis)

Limão
(Citrus limon)

Família: *Rutaceae*

Descrição: O limoeiro é uma árvore pequena com folhas ovais, flores perfumadas e frutos verdes que se tornam amarelos. Ele dá frutos o ano todo.

Países de origem: Itália, Sicília, Chipre, Israel, Estados Unidos

Características: O limão tem notas de frente limpas, leves e agudas com notas de fundo ligeiramente doces e cítricas. Combina bem com outros cítricos e florais e com a maioria dos outros óleos essenciais. Uma dica útil: se uma mistura tem um cheiro estranho ou confuso, adicionar algumas gotas de limão melhora sua fragrância.

Limão (Citrus limon)

Principais propriedades terapêuticas: É antimicrobiano, antirreumático, antisséptico, antiespasmódico, adstringente, bactericida, carminativo, diurético, depurativo, febrífugo, hemostático e tônico.

O limão é um óleo essencial útil de diversas maneiras. Suas propriedades hemostáticas ajudam a deter o sangramento e, combinadas com suas propriedades bactericidas, significa que o limão é excelente numa lavagem para cortes e esfolados. Ele também é desintoxicante e bom para massagens de drenagem linfática. O limão é um tônico do sistema circulatório e limpa o sangue, sendo também útil para veias varicosas. Em resumo, o limão refresca, purifica e limpa.

Sua capacidade de combater a acidez o torna útil para os problemas reumáticos, gota, artrite e acidez digestiva. O limão também é útil para iluminar a cútis, sendo indicado para pele oleosa e acne. Ele ajuda o corpo a combater infecções e é bom em sprays e aromatizadores com vela para prevenir que a infecção se propague.

Do ponto de vista psicológico, o limão ilumina, vivifica e estimula. Ajuda na tomada de decisões e a prevenir explosões emocionais. Ele desanuvia a mente, trazendo clareza, e derrama luz quando a mente ficou nebulosa ou confusa. Bom na meditação para acalmar a mente, o limão também abre o coração.

Contraindicações: Não use se tiver pele muito sensível ou antes de se expor ao sol. Use até 3 gotas no banho.

Grapefruit
(Citrus x paradisi)

Família: *Rutaceae*
Descrição: O grapefruit é o fruto de uma árvore imponente com folhas brilhantes e grandes frutos. O óleo essencial é prensado a frio da casca do fruto maduro.
Países de origem: Estados Unidos, Brasil, Israel
Características: O grapefruit tem notas de frente limpas, frescas, leves e agudas, com notas de fundo levemente adocicadas e cítricas. Combina bem com outros cítricos e condimentos e também com palma-rosa, néroli, alecrim, cipreste, junípero, lavanda, jasmim e ilangue-ilangue.
Principais propriedades terapêuticas: É antidepressivo, antisséptico, antiespasmódico, adstringente, depurativo, diurético, estimulante e tônico.

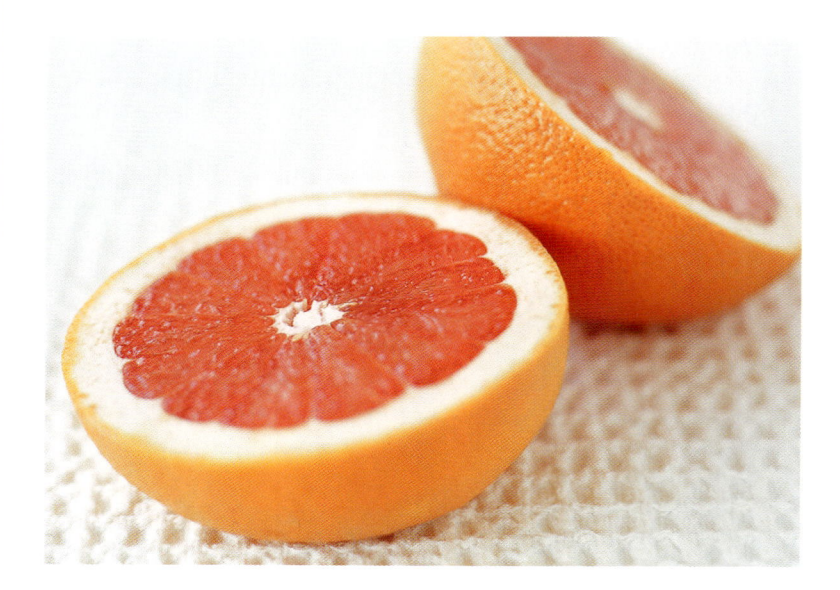

Grapefruit (Citrus x paradisi)

O grapefruit é útil nas massagens de drenagem linfática, pois ajuda a tratar a retenção de líquidos e a celulite. É bom para o fígado congestionado ou muito aquecido e, num banho matinal misturado com alecrim e erva-doce, pode ajudar a aliviar a ressaca. Ele tem um efeito tônico no couro cabeludo e é bom para pele oleosa e acne. Em resumo, o grapefruit é animador, purificador e estimulante.

Do ponto de vista psicológico, é refrescante e vivificante, ajudando a aliviar o estresse, a depressão, a exaustão e a tensão nervosa. Como a bergamota, ele eleva o espírito no inverno e é uma excelente combinação em óleos de massagem e de banho para combater exaustão emocional e física e letargia. Ele aumenta a autoestima e propicia otimismo.

Lima
(Citrus aurantifolia, Citrus latifolia)

Família: *Rutaceae*

Descrição: O pé de lima, ou limão-galego, é uma árvore pequena, com galhos que crescem para baixo, folhas ovais e frutos verdes pequenos. O óleo essencial é extraído por prensagem a frio da casca do fruto quase maduro.

Países de origem: México, Peru, Antilhas, Estados Unidos, Brasil

Características: O óleo de lima tem notas de frente limpas, frescas e verdes, com notas de fundo ligeiramente amargas e cítricas. Combina bem com outros cítricos e também com néroli, lavanda, gerânio, ilangue-ilangue, alecrim, cipreste e pau-rosa.

Principais propriedades terapêuticas: É antisséptico, antiviral, adstringente, bactericida, febrífugo e tônico.

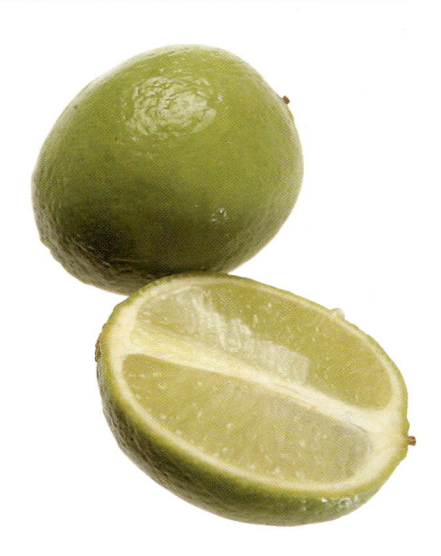

Lima (Citrus aurantifolia)

O óleo de lima tem ação similar à dos outros óleos cítricos; bom para massagens de drenagem linfática, pele oleosa e acne. É um bom tônico digestivo.

Do ponto de vista psicológico, ele é refrescante e animador, ajudando a aliviar a fadiga, apatia e depressão. Ele adiciona uma nota interessante aos perfumes e óleos de massagem para elevar o ânimo.

Contraindicações: Não use se tiver pele muito sensível ou antes de se expor ao sol. Não use mais que 3 gotas no banho.

Árvores e madeiras

Sândalo
(Santalum album)

Família: *Santalaceae*
Descrição: O sândalo é uma pequena árvore perene com flores cor-de-rosa arroxeadas. A cidade de Mysore na Índia é a principal produtora do óleo essencial de sândalo, que é destilado a vapor ou extraído por hidrodestilação do cerne da madeira e de raízes grandes.
Países de origem: Índia, China, Austrália, Nova Caledônia
Características: A fragrância cálida e forte do sândalo se intensifica com o tempo e tem o aroma duradouro dos óleos essenciais. Tem notas de frente doces e amadeiradas de rosas e notas de fundo intensas, balsâmicas, condimentadas e orientais. O sândalo combina bem com a maioria dos florais e resinas e também com pau-rosa, cravo-da-índia, pimenta-do-reino, cipreste, vetiver, patchuli e bergamota.
Principais propriedades terapêuticas: É antidepressivo, antisséptico, antiespasmódico, afrodisíaco, adstringente, bactericida, carminativo, cicatrizante, calmante, expectorante, sedativo e tônico.

O sândalo é largamente usado na indústria de perfumes e sua fragrância suave e erótica é apreciada por homens e mulheres. É excelente para infecções do trato urinário e é a primeira opção para bronquite crônica, acalmando e aliviando os sintomas. É maravilhoso para todos os tipos de pele, equilibrando, acalmando e hidratando, com um possível efeito rejuvenescedor. Em resumo, o sândalo é erótico, relaxante e estimulante.

Excelente para tensão nervosa e depressão, ele é um poderoso afrodisíaco, principalmente quando os problemas sexuais são causados por estresse, ansiedade e isolamento. Quando usado em massagens e banhos, o sândalo é refrescante e calmante, ajudando a prevenir dores de cabeça tensas e aliviando a insônia.

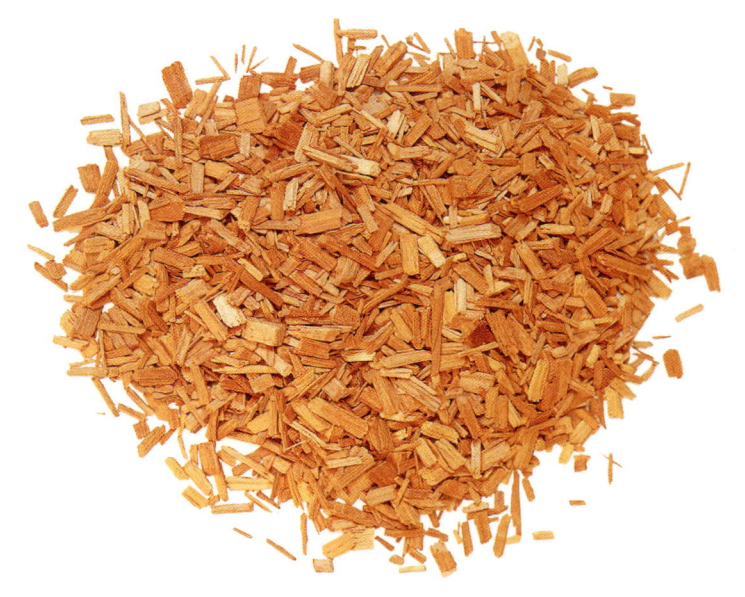

Sândalo (Santalum album)

Do ponto de vista psicológico, o sândalo facilita a prática espiritual e tem sido usado há séculos em incensos, para auxiliar a meditação. Ele acalma a irritação oriunda da frustração, tranquiliza e sossega a mente e abre você para seu potencial espiritual. O sândalo é associado com os chakras da coroa e da base. Tradicionalmente ele é usado para estimular a energia kundalini nos rituais tântricos, o que significa que excita a energia sexual com o objetivo de transmutá-la em sabedoria espiritual. O sândalo ajuda a equilibrar e harmonizar os chakras, restaurando o equilíbrio.

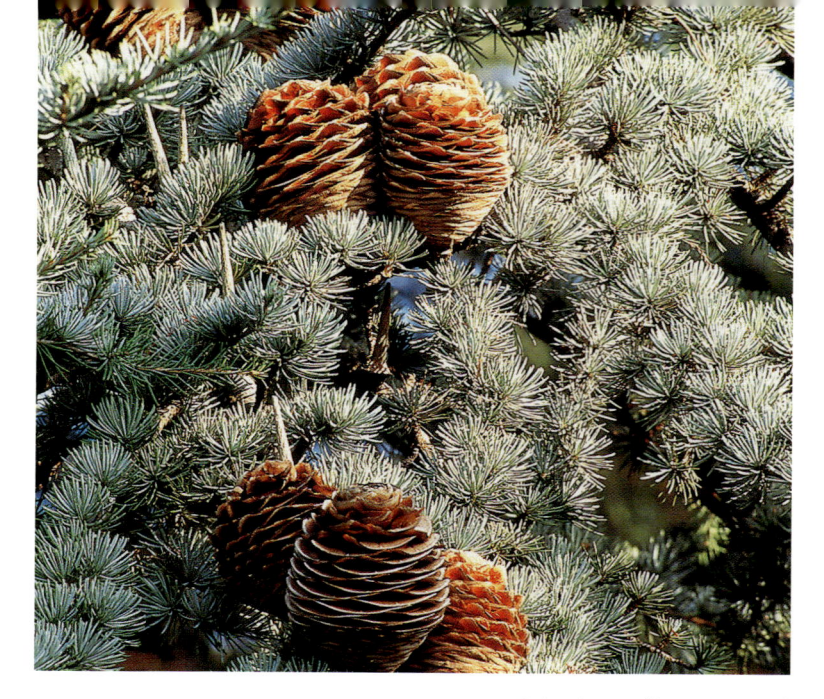

Cedro-do-atlas (Cedrus atlantica)

Cedro-do-atlas
(Cedrus atlantica)

Família: *Pinaceae*

Descrição: O cedro-do-atlas se originou dos famosos cedros bíblicos do Líbano. É uma árvore perene alta, majestosa, que atinge mais de trinta metros e vive mais de mil anos. O óleo essencial é destilado de lascas de madeira, de preferência do cerne.

Países de origem: Líbano, Chipre, Marrocos, Argélia

Características: O cedro-do-atlas tem notas de frente de terebintina, amadeiradas e canforadas, e notas de fundo intensas, doces, balsâmicas e enfumaçadas. Combina bem com outras madeiras e também com jasmim, pimenta-do-reino, olíbano, vetiver, patchuli, alecrim e bergamota.

Principais propriedades terapêuticas: É antisséptico, antisseborreico, adstringente, diurético, expectorante, inseticida e sedativo.

Com sua familiar fragrância masculina, o cedro-do-atlas é a primeira escolha para a pele e o cabelo dos homens. Melhora a pele oleosa, acne e caspa. Também é bom para infecções do trato urinário, tosses e bronquite crônica. Em resumo, o cedro-do-atlas fortifica, acalma e abre.

Do ponto de vista psicológico, ele reduz o medo e ajuda a achar força interior e coragem. É bom para acalmar tensão nervosa e estresse e é apreciado pelos que preferem uma fragrância masculina. É bom em meditações e ajuda principalmente a instilar confiança. É um bom tônico geral para fortalecer as energias sutis.

Contraindicações: Evite durante a gravidez.

Junípero-virginiano
(Juniperus virginiana)

Família: *Cupressaceae*

Descrição: O junípero-virginiano é uma árvore majestosa perene, de crescimento lento, com cones castanhos, também conhecida como junípero-vermelho ou cedro-vermelho. O óleo essencial é destilado a vapor da serragem e outros restos do tronco.

País de origem: Estados Unidos

Características: O junípero-virginiano tem notas de frente secas, amadeiradas, como aparas de lápis e notas de fundo oleosas, doces e balsâmicas. Combina bem com a maioria das outras madeiras e também com rosa, vetiver, patchuli e benjoim.

Principais propriedades terapêuticas: É antisséptico, antisseborreico, adstringente, diurético, emenagogo, expectorante, inseticida e sedativo.

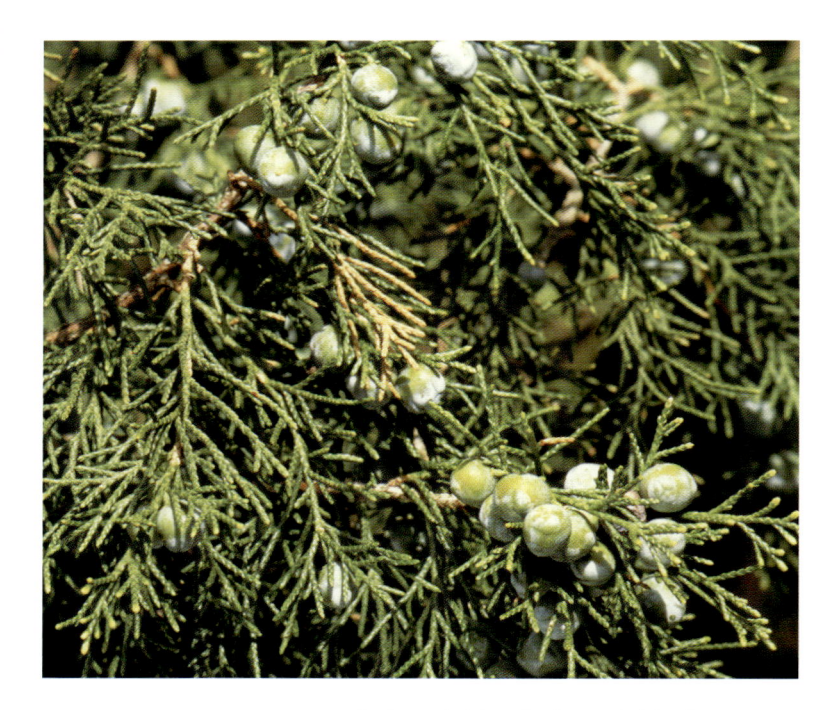

Junípero-virginiano (Juniperus virginiana)

O óleo de junípero-virginiano é similar, de muitas maneiras, ao do cedro-do-
-atlas, embora este último seja considerado um óleo essencial mais refinado e
seguro. O junípero-virginiano é um bom tônico para os nervos, benéfico principalmente para ansiedade crônica e tensão nervosa. Como o cedro-do-atlas, é
muito usado em produtos de toalete masculinos e recomendado para pele oleosa, caspa e acne. Em resumo, ele é refrescante, estimulante e restaurador.

Nas inalações de vapor, é indicado para tosses crônicas e bronquite, e em
lavagens locais para infecções do trato urinário e cistite.

Do ponto de vista psicológico, ele fortalece, aquece e protege. É um tônico poderoso das energias sutis – embora sedativo – e é bom para falta de concentração e debilidade nervosa. O junípero-virginiano ajuda a transformar emoções negativas em suas equivalentes positivas.

Contraindicações: Evite durante a gravidez e se tiver pele sensível. Use com moderação – não mais que 2%.

Petitgrain
(Citrus aurantium subsp. *amara)*

Família: *Rutaceae*
Descrição: O petitgrain é a laranja-azeda, cuja árvore é perene com folhas verde-escuro e flores brancas perfumadas. O óleo essencial é destilado a vapor das folhas e galhos.
Países de origem: França, Itália, Paraguai, Argélia, Haiti
Características: O petitgrain tem muitas das qualidades do néroli e suas notas de frente são frescas, florais e cítricas e as notas de fundo, levemente amadeiradas e herbáceas. Combina bem com a

Petitgrain (Citrus aurantium *subsp.* amara)

maioria dos florais e cítricos e também com alecrim, esclareia, pimenta-do-reino, benjoim, patchuli, palma-rosa e cravo-da-índia.

Principais propriedades terapêuticas: É antisséptico, antiespasmódico, desodorante, digestivo, nervino, estomáquico e sedativo.

O petitgrain é um ingrediente tradicional da água de colônia. Seu aroma refrescante é muitas vezes usado nos produtos para a pele. Ele clareia manchas e ajuda a reduzir o excesso de produção de sebo. O petitgrain é recomendado para tensão nervosa e ansiedade e é semelhante ao néroli (mas menos eficaz). Num banho à noite, ajuda a prevenir insônia, especialmente se você vive só. Em resumo, o petitgrain relaxa, equilibra e refresca.

Do ponto de vista psicológico, ele revitaliza, equilibra, nutre e afasta emoções perturbadoras. É bom na meditação para entrar em contato com a mente racional e intelectual. Seu aroma suave e delicado também é útil na convalescença, especialmente quando uma fragrância mais forte pode ser excessiva.

Pau-rosa
(Aniba rosaeodora)

Família: *Lauraceae*
Descrição: O pau-rosa, também conhecido como *bois de rose*, é uma árvore perene tropical com flores amarelas. O óleo essencial é destilado a vapor, e às vezes extraído por hidrodestilação, das lascas da madeira.
Países de origem: Brasil, Peru
Características: O pau-rosa tem notas de frente ao mesmo tempo sutis e poderosas, suaves e florais e notas de fundo doces e amadeiradas. Combina bem com a maioria dos óleos essenciais, dando às combinações uma nota suave e equilibrada.
Principais propriedades terapêuticas: É antidepressivo, antisséptico, afrodisíaco, bactericida, cefálico, citofilático, desodorante e estimulante.

Pau-rosa
(Aniba rosaeodora)

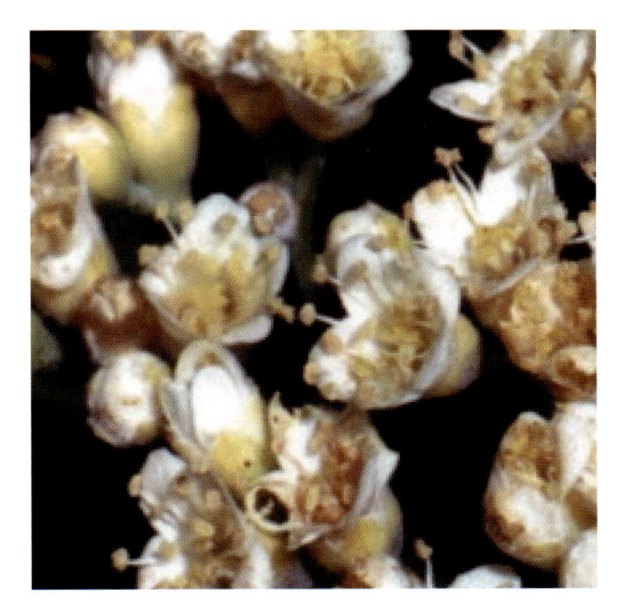

O pau-rosa é uma espécie em perigo de extinção; portanto certifique-se de comprar um óleo que venha de uma plantação sustentável de pau-rosa. É um dos óleos essenciais mais espirituais, com efeito de equilíbrio e harmonia. O óleo de pau-rosa é um estimulante bastante suave, o que o torna útil para os que têm tensão nervosa e depressão caracterizada por letargia e apatia e por fadiga crônica. É um imunoestimulante surpreendente e poderoso, e mais agradável que o óleo de melaleuca. Em resumo, o pau-rosa equilibra, estimula e fortifica.

Na pele, sua suavidade e propriedades de cura o tornam apropriado para todos os tipos de pele, especialmente para as sensíveis e problemáticas. Um afrodisíaco brando, ele é uma maravilhosa escolha para uma mistura para massagem íntima em amantes. Tem um efeito estimulante que é bom quando você está cansada, pois eleva o humor e a energia. Numa banho à noite também ajuda na insônia.

O pau-rosa é calmante e sereno. É um dos melhores óleos essenciais para usar durante a meditação, pois ajuda a acalmar a mente; e quando misturado com raiz de angélica, ajuda você a se reconectar com o divino. O pau-rosa tem afinidade com o chakra da coroa e é excelente para todas as curas espirituais.

Junípero
(Juniperus communis)

Família: *Cupressaceae*

Descrição: O junípero é uma árvore pequena com folhas em forma de agulhas, flores amarelo-esverdeado e pequenas bagas. O óleo essencial é destilado a vapor das bagas esmagadas e parcialmente secas.

Países de origem: França, Itália, República Tcheca, Hungria, Áustria, Sérvia, Croácia

Características: O óleo de bagas de junípero tem notas de frente limpas, frescas, de terebintina, e notas de fundo enfumaçadas, balsâmicas, amadeiradas e apimentadas. Combina bem com olíbano, esclareia, lavanda, gerânio, rosa e benjoim.

Principais propriedades terapêuticas: É antirreumático, antisséptico, antiespasmódico, antitóxico, afrodisíaco, adstringente, carminativo, cicatrizante, depurativo, diurético, emenagogo, nervino e rubefaciente.

O junípero é o óleo essencial purificador. Num nível físico, essa qualidade se manifesta como um purificador poderoso e de ação tônica, tornando-o um bom óleo para massagens de drenagem linfática e para ajudar o corpo a eliminar toxinas. Também é excelente para purificação psíquica e espiritual. Em resumo, é purificador, tônico e restaurador.

Um dos melhores óleos essenciais para cistite e infecções do trato urinário, o junípero é bom misturado com bergamota em lavagens locais, massagens locais suaves e compressas quentes sobre o baixo-ventre. Ele ajuda a

Bagas de junípero (Juniperus communis)

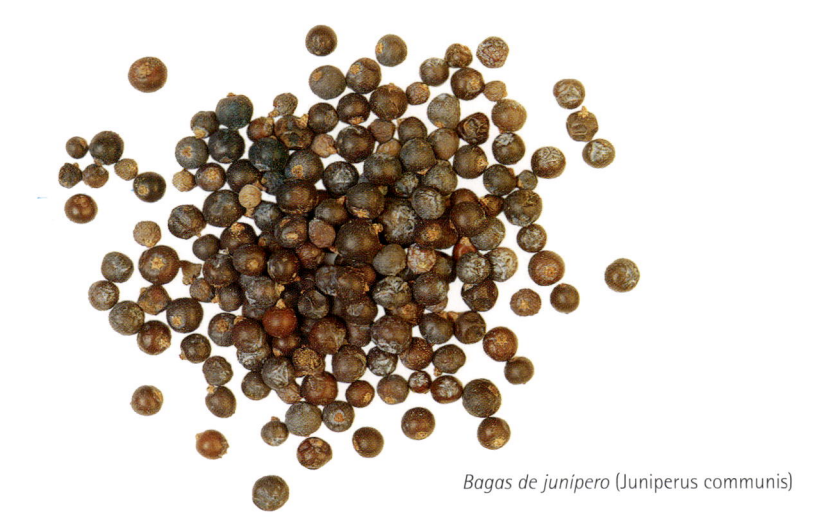

aliviar a tensão nervosa, fadiga intelectual e ansiedade. Usado em pequenas quantidades, é bom para a pele, especialmente para a oleosa e quando a cútis é afetada pela acne.

Do ponto de vista psicológico, o junípero é purificador, desobstrutivo e fortificante. Tradicionalmente era queimado para proteger dos maus espíritos e afastar energias negativas, e essa qualidade ainda é eficaz hoje em dia. Umas 2 gotas esfregadas entre as palmas e passada pela aura são purificadoras e protetoras. O junípero é bom em meditações, especialmente quando a mente necessita de uma limpeza. Usado num aromatizador de vela, ele dissipa a presença psíquica de outras pessoas.

Contraindicações: Evite durante a gravidez e não use se tiver doença renal. Use com cuidado em pequenas quantidades.

Cipreste
(Cupressus sempervirens)

Família: *Cupressaceae*

Descrição: O cipreste é uma árvore perene com vida excepcionalmente longa e folhas em forma de agulhas, que cresce muitas vezes perto de cemitérios. O óleo essencial é destilado a vapor das folhas e galhos.

Países de origem: França, Itália, Espanha, Córsega, Sardenha, Sicília

Características: O cipreste tem notas de frente condimentadas e resinosas e notas de fundo doces, enfumaçadas, balsâmicas e amadeiradas. Combina bem com a maioria das outras madeiras e cítricos e também com olíbano, esclareia, lavanda, cardamomo, manjerona, gerânio, néroli, pimenta-do-reino e benjoim.

Principais propriedades terapêuticas: É antirreumático, antisséptico, antiespasmódico, antissudorífico, antitóxico, adstringente, desodorante, diurético, hepático, tônico e vasoconstritor.

O cipreste é recomendado em casos de excesso de fluidos, pois é um poderoso adstringente e um descongestionante venoso. Isso o torna a primeira escolha para misturar em um unguento para tratar veias varicosas e hemorroidas, e para massagens, banhos e compressas para regular a menstruação excessiva ou dolorosa. O cipreste também ajuda a reduzir os calores associados à menopausa. Num banho ou num escalda-pés, ajuda a prevenir o suor excessivo dos pés. Em resumo, o cipreste é cálido, secante e calmante.

O aroma limpo e fresco de madeira do cipreste o torna um acréscimo excelente para a pele do homem e ajuda a cútis com acne, oleosa e hidratada demais.

O cipreste é um ótimo desodorante quando combinado com bergamota e gerânio, dissolvido num pouquinho de vodca e misturado com água de flor de laranjeira e hamamélis. Também ajuda na fraqueza nervosa e ansiedade, restaurando um comportamento forte e calmo.

Do ponto de vista psicológico, o cipreste purifica, protege e refresca, e era tradicionalmente usado em incenso purificador. Como o junípero, ele propicia uma excelente proteção psíquica e, como símbolo da eternidade, instila força e sabedoria. Também ajuda a fluência de energias sutis estagnadas. O cipreste foi dedicado a Plutão, o rei do mundo inferior e, portanto, está associado com o chakra da base. Pode ser usado em meditação para o luto, transições difíceis e mudanças dolorosas.

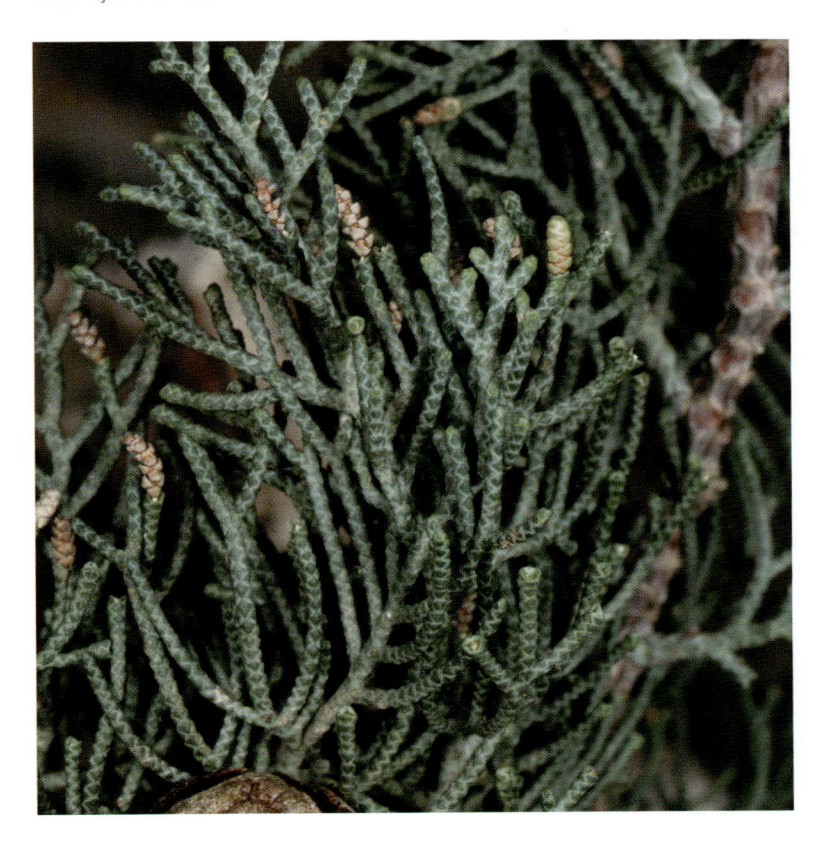

Cipreste (Cupressus sempervirens)

Eucalipto-limão
(Eucalyptus citriodora)

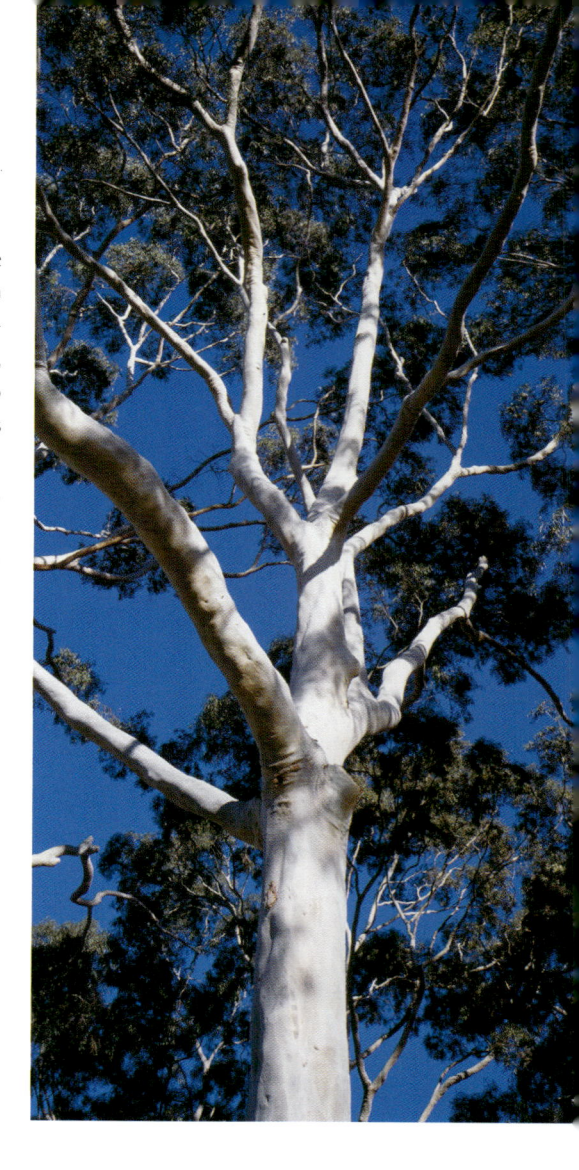

Família: *Myrtaceae*

Descrição: O eucalipto-limão é uma árvore alta com bela casca rosa e cinzenta. Embora semelhante às outras espécies de eucaliptos, ele se distingue pelo aroma. O óleo essencial é destilado a vapor das folhas.

Países de origem: Brasil, Indonésia, China, Marrocos, Ilhas Seychelles

Características: O eucalipto-limão tem notas de frente frescas, de citronela e de limão e notas de fundo doces e balsâmicas. Combina bem com a maioria dos florais e cítricos e com alguns dos condimentos.

Principais propriedades terapêuticas: É antisséptico, antiviral, bactericida, desodorante, expectorante e inseticida.

Eucalipto-limão (Eucalyptus citriodora)

O eucalipto-limão é uma escolha excelente para resfriados, dores de garganta e gripes. As inalações de vapor com o eucalipto-limão ajudam a desobstruir os seios nasais e aliviam dores de cabeça. Umas duas gotas usadas no banho, talvez misturadas com lavanda e alecrim, são refrescantes e estimulantes. Ele também é bom para frieiras, herpes e caspa e é um ótimo repelente de insetos. Em resumo, o eucalipto-limão refresca, clarifica e revigora.

Do ponto de vista psicológico, ele dissipa a fadiga e a debilidade; também clareia a mente e ajuda a tomar decisões. O eucalipto-limão é útil em meditações se você estiver resfriado, ajudando a mente a permanecer clara e focada.

Eucalipto
(Eucalyptus globulus, Eucalyptus radiata, Eucalyptus smithi, Eucalyptus polybractea etc.)

Família: *Myrtaceae*

Descrição: Há mais de 600 espécies de eucaliptos, dos quais cerca de 20 são usadas por seus óleos essenciais. São árvores perenes altas com folhas longas e estreitas e flores brancas e amarelas. As listadas anteriormente são as principais espécies usadas na aromaterapia. O óleo essencial é destilado a vapor das folhas e galhos.

Países de origem: Austrália, China, Espanha, Portugal, Brasil, Rússia, Estados Unidos

Características: O eucalipto tem notas de frente frescas, acentuadas e canforadas e notas de fundo penetrantes e amadeiradas. Combina bem com a maioria das outras madeiras e ervas e também com lavanda e limão.

Principais propriedades terapêuticas: É analgésico, antibacteriano, antinevrálgico, antirreumático, antisséptico, antiespasmódico, antiviral, adstringente, descongestionante, desodorante, diurético, expectorante e febrífugo.

O eucalipto é provavelmente o mais conhecido óleo essencial, usado como descongestionante em inalações de vapor para aliviar resfriados, gripes e outros males respiratórios. Ele desanuvia a cabeça de um modo maravilhoso e alivia dores de cabeça e nevralgias. O eucalipto é um ótimo repelente de insetos e também é bom para mordidas e picadas. Em resumo, é estimulante, refrescante e desobstrutivo.

Usado em banhos ou lavagens locais, considera-se que o *Eucalyptus radiata* alivia a dor provocada pelo herpes zoster e, quando misturado com bergamota, é eficaz contra a herpes simples.

Do ponto de vista psicológico, o eucalipto é penetrante, estimulante e purificador. É útil em meditações quando você tem um resfriado, para manter a mente desanuviada. Ele é um tônico da energia sutil, especialmente dos pulmões, e ajuda

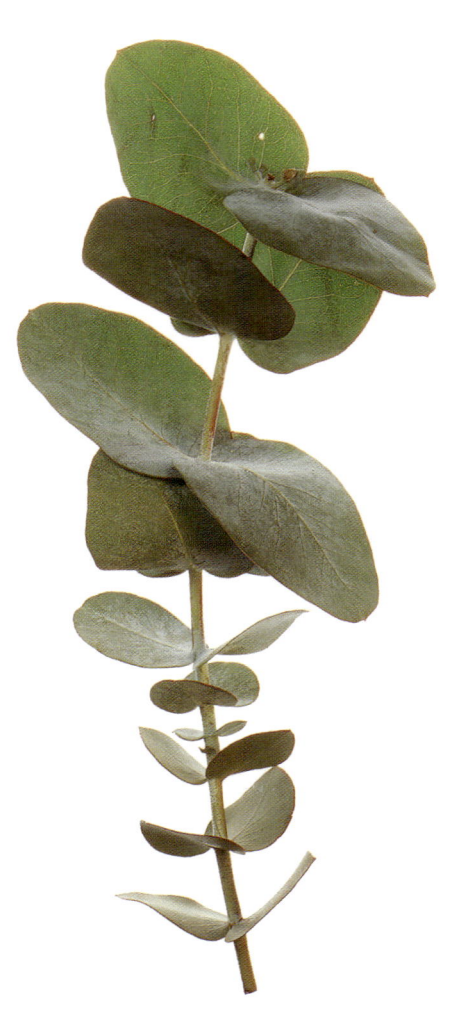

Eucalipto (Eucalyptus globulus)

os que se sentem restringidos em suas vidas. O eucalipto também é um bom limpador psíquico num aromatizador com vela, para purificar aposentos com energia negativa.

Pinho
(Pinus sylvestris)

Família: *Pinaceae*

Descrição: O pinheiro, também conhecido como pinheiro-silvestre, pinho-de-riga ou pinheiro-da-escócia, é uma árvore perene alta com inconfundível casca sulcada castanho-avermelhada, folhas do tipo agulha e pinhas. O óleo essencial é às vezes destilado a vapor das agulhas, brotos e pinhas, mas o melhor óleo para aromaterapia vem da destilação a seco das agulhas.

Países de origem: Áustria, Hungria, Estados Unidos, Finlândia, Rússia

Características: O óleo de pinho tem notas de frente frescas, de terebintina e canforadas, e notas de fundo secas, doces, balsâmicas e amadeiradas. Combina bem com a maioria das outras madeiras e ervas e também com lavanda e limão.

Principais propriedades terapêuticas: É antimicrobiano, antinevrálgico, antirreumático, antisséptico, antiviral, bactericida, balsâmico, colagogo, desodorante, diurético, expectorante, inseticida, rubefaciente e tônico.

O pinho é um excelente expectorante, especialmente indicado para problemas pulmonares. Está entre as melhores escolhas para eliminar o catarro dos pulmões e é bom para sinusite e todos os problemas dos brônquios. É um tônico para os pulmões, rins e sistema nervoso. Sua ação desobstrutiva e penetrante também o torna útil para aliviar a fadiga e a exaustão nervosa. Em resumo, o pinho restaura, vivifica e fortalece.

Suas propriedades estimulantes e analgésicas tornam o pinho uma boa escolha para usar em massagens após esforços exagerados e contusões causadas na

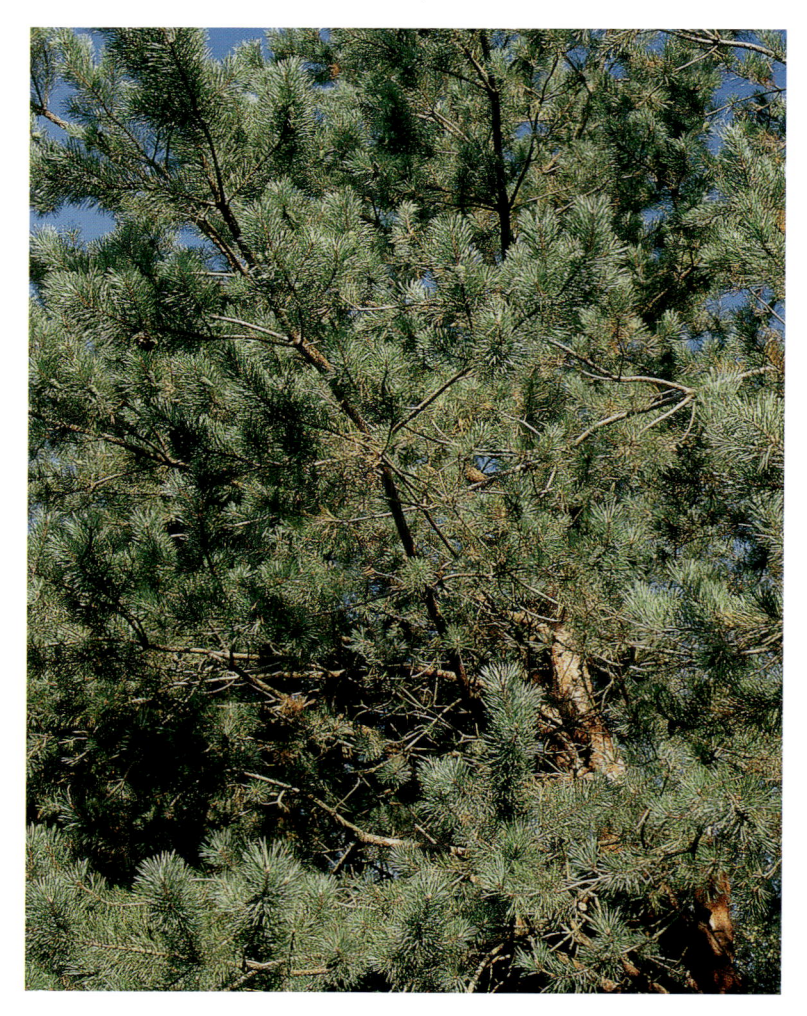

Pinheiro (Pinus sylvestris)

prática de esportes. Ele pode também ajudar em casos de cistite e outros problemas do trato urinário, especialmente se os rins estão debilitados.

Do ponto de vista psicológico, o pinho é cálido e purificador. Ele dá tônus à energia sutil e é bom no aromatizador com vela antes da meditação, para purificar a energia do ambiente. O pinho instila autoconfiança e ameniza a culpa, propiciando a aceitação, a tolerância e o perdão.

Contraindicações: Não use se tiver pele sensível. Use cuidadosamente em pequenas quantidades.

Condimentos

Gengibre
(Zingiber officinalis)

Família: *Zingiberaceae*
Descrição: O gengibre é uma planta tropical perene, com folhas parecidas com as da cana, flores brancas ou amarelas e um grosso rizoma tuberoso ou raiz. O óleo essencial é destilado a vapor da raiz subterrânea seca e com casca.
Países de origem: Índia, China, Tailândia, Austrália
Características: O gengibre tem notas altas penetrantes e verdes, e notas de fundo ardentes, amadeiradas, doces e picantes. Combina bem com os cítricos e também com néroli, gerânio, ilangue-ilangue, rosa, olíbano, sândalo, vetiver, patchuli e pau-rosa.
Principais propriedades terapêuticas: É analgésico, antisséptico, afrodisíaco, bactericida, carminativo, cefálico, febrífugo, laxativo, rubefaciente, estimulante e tônico.

O gengibre é cálido e estimula a circulação e a digestão. É excelente no inverno para aquecer o corpo e as emoções, tanto do ponto de vista físico quanto psicológico. É um tônico do coração, indicado em banhos e massagens para a má

Gengibre (Zingiber officinalis)

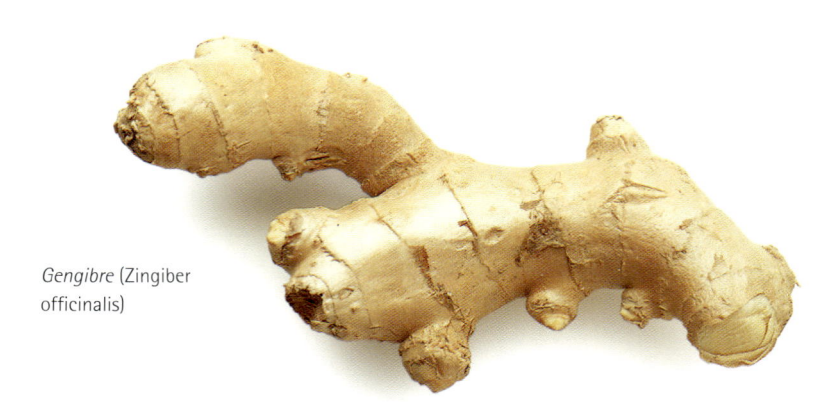

circulação, fadiga cardíaca e mãos e pés frios. Em resumo, o gengibre aquece, conforta e fortifica.

Suas propriedades estimulantes o tornam útil para a má digestão e a flatulência. É bom especialmente para enjoos matinais e em viagens, seja cheirado num lenço de papel ou misturado a um perfume para elevar o ânimo. Também é bom em massagens quando os músculos estão cansados e doloridos, em especial quando estão frios e contraídos. O gengibre pode ser bom num banho ou inalação quando você tem resfriado ou dor de garganta, já que sua fragrância intensa e penetrante atinge o catarro e a congestão.

Do ponto de vista psicológico, o gengibre é excitante, opulento e estimulante. É indicado para meditação quando há debilidade causada por exaustão nervosa. Ele aquece e fortalece as emoções, aumenta a determinação e inspira iniciativa e força para executar os planos até o fim. Também ajuda a dissipar a tristeza de inverno e é bom para combater o Transtorno Afetivo Sazonal.

Contraindicações: Não use se tiver pele muito sensível. Não use mais de 3 gotas no banho e não mais que 2% nos óleos de massagem.

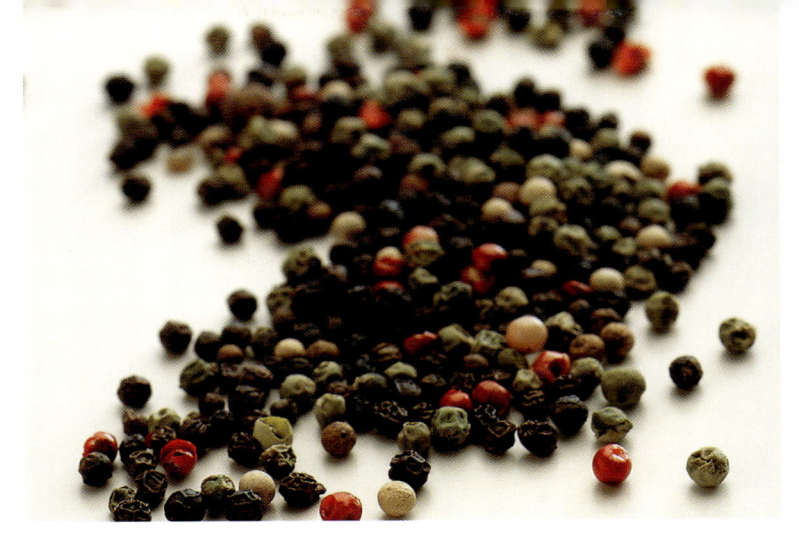

Pimenta-do-reino (Piper nigrum)

Pimenta-do-reino
(Piper nigrum)

Família: *Piperaceae*

Descrição: A pimenteira é uma trepadeira com caule, perene, folhas em forma de coração e flores brancas, que se tornam bagas ou grãos de pimenta. O óleo essencial é destilado a vapor das bagas quase maduras, secas e esmagadas.

Países de origem: Índia, Indonésia, Madagascar

Características: O óleo de pimenta-do-reino tem notas de frente quentes, condimentadas, picantes e notas de fundo cálidas, amadeiradas e orientais. Em pequenas quantidades, combina bem com outros condimentos e a maioria dos florais e também com olíbano, sândalo, manjerona e alecrim.

Principais propriedades terapêuticas: É analgésico, antisséptico, afrodisíaco, bactericida, carminativo, digestivo, febrífugo, laxativo, rubefaciente, estimulante e tônico.

O óleo essencial de pimenta-do-reino é um dos mais estimulantes para o sistema digestório. Combinado com manjerona e usado em massagens abdominais firmes, alivia a prisão de ventre. Também estimula o apetite e ajuda a aliviar a flatulência. Estimula o baço, sendo bom no tratamento da anemia. Pode ser usado em compressas para tratar contusões e frieiras. Em resumo, o óleo de pimenta-do-reino fortifica, revigora e estimula.

Do ponto de vista psicológico, ele é cálido, desenvolve a resistência e ajuda você a se reconectar com a vida quando se sente indiferente. O óleo de pimenta-do-reino é cheio de mistério, excita a curiosidade e fortifica a mente e o espírito. Sua qualidade ligeiramente afrodisíaca é boa especialmente quando misturado num óleo para massagem íntima para aqueles cujas emoções sensuais não têm fogo e paixão. Ele é indicado para meditações quando você se sente fria e desinteressada, e ajuda a seguir em frente quando está travada e sem saída.

Contraindicações: Não use se tiver pele sensível. Não exceda 3 gotas no banho e use só 2% em óleos de massagem.

Cravo-da-índia
(Syzygium aromaticum, Eugenia aromatica, Eugenia caryophyllata)

Família: *Myrtaceae*
Descrição: O craveiro-da-índia é uma árvore perene de vida longa, com folhas verdes brilhantes e botões de flores cor-de-rosa que se tornam flores vermelhas e aromáticas, e frutos purpúreos. O óleo essencial é destilado a vapor dos botões das flores.
Países de origem: Zanzibar, Madagascar, Indonésia
Características: O óleo de cravo-da-índia tem notas de frente frescas e frutadas e notas de fundo intensas, doces e picantes. Em minúsculas quantidades, combina com a maioria dos cítricos e florais e também com esclareia, louro, capim-limão e sândalo. O cravo-da-índia era um ingrediente tradicional nas fragrâncias do antigo Egito e acrescenta uma dimensão interessante, misteriosa e oriental aos perfumes para elevar o ânimo.
Principais propriedades terapêuticas: É analgésico, antisséptico, antiespasmódico, carminativo, estimulante e estomáquico.

O cravo-da-índia é a primeira escolha como primeiros socorros para dor de dente. Umas duas gotas de óleo essencial de cravo-da--índia num cotonete aplicado no dente tem um efeito levemente anestésico, aliviando a dor em algumas horas. Se a dor é causada por uma obturação que caiu, um pedaço de algodão embebido no óleo essencial e inserido na cavidade terá o mesmo efeito analgésico e anestésico. Suas fortes propriedades antissépticas tornam o cravo-da-índia bom na prevenção de resfriados e gripes. Em resumo, o cravo-da-índia alivia a dor, conforta e revitaliza.

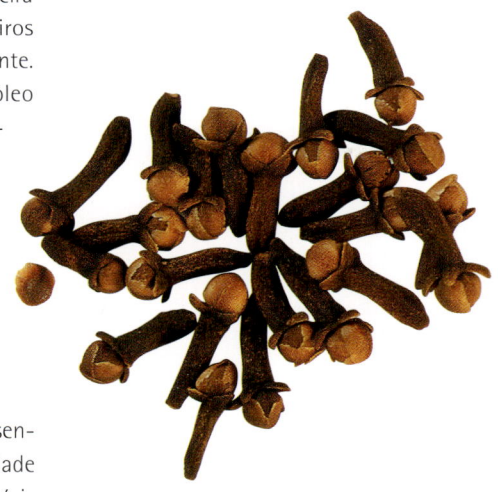

Cravo-da-índia (Syzygium aromaticum)

Pequenas quantidades de cravo-da-índia misturados em óleos de massagem ajudam a aliviar músculos rígidos e dolorosos e dores reumáticas nas articulações. Se você está com muito frio, adicionar umas duas gotas de cravo-da-índia num óleo de banho aquece e conforta. Pequenas quantidades desse óleo podem aumentar a fragrância de um perfume, mistura para massagem ou óleo de banho. O cravo-da-índia ajuda também a aliviar a flatulência, estimular a digestão e recuperar o apetite.

Do ponto de vista psicológico, o cravo-da-índia é um tônico mental, emocional e de energia sutil, e restaura e estimula.

Contraindicações: Não use se tiver pele sensível ou muito sensível. Não use mais de 2 gotas no banho e não mais que 1% nos óleos de massagem.

Coentro
(Coriandrum sativum)

Família: *Apiaceae* ou *Umbelliferae*

Descrição: O coentro é uma planta fragrante anual com delicadas flores brancas que se tornam massas de sementes redondas. O óleo essencial é destilado a vapor das sementes maduras esmagadas.

Países de origem: Rússia, Romênia, França, Sérvia, Croácia, Bósnia

Características: O coentro tem notas de frente frescas, doces e picantes e notas de fundo amadeiradas e almiscaradas. Combina bem com os outros condimentos e a maioria dos cítricos e também com olíbano, sândalo, esclareia, jasmim, néroli, petitgrain, cipreste, pinho e melissa.

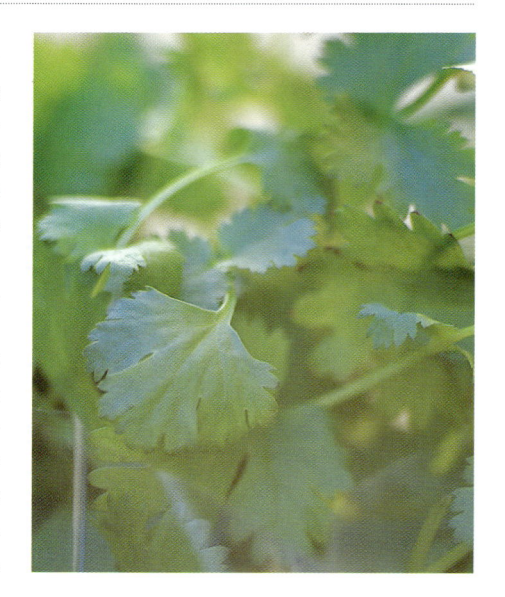

Coentro (Coriandrum sativum)

Principais propriedades terapêuticas: É analgésico, antisséptico, antiespasmódico, bactericida, carminativo, depurativo, digestivo, estimulante e estomáquico.

O coentro é um dos mais suaves óleos essenciais de condimentos e é um bom tônico digestivo, ajudando a aliviar a náusea e a flatulência. Também restaura e estimula o apetite e pode ser bom no tratamento da anorexia nervosa. Ele eleva o ânimo e é bom para exaustão nervosa e debilidade geral. Em resumo, o coentro revitaliza, refresca e conforta.

Do ponto de vista psicológico, o coentro é vivificante e bom para combater a falta de energia. É relaxante e estimulante – uma combinação de propriedades que inspira a criatividade. Ele adiciona uma nota agradável e interessante nas misturas de massagem e perfumes para elevar o ânimo e é bom para aliviar o estresse e a irritabilidade. O coentro também é benéfico durante a convalescença.

Contraindicações: Use com moderação.

Cardamomo
(Ellettaria cardamomum)

Família: *Zingiberaceae*

Descrição: O cardamomo é uma planta perene, parecida com a cana, com grandes folhas em formato de lâminas e flores amarelas com pontas púrpuras, seguidas por vagens oblongas verdes ou castanho-avermelhadas. O óleo essencial é destilado a vapor das sementes secas e maduras.

Países de origem: Índia, Sri Lanka, Guatemala

Características: O cardamomo tem notas de frente cálidas, doces e picantes, e notas de fundo amadeiradas e balsâmicas. Combina bem com a maioria dos outros condimentos, cítricos e florais e também com olíbano, sândalo, vetiver, patchuli, cedro e pau-rosa.

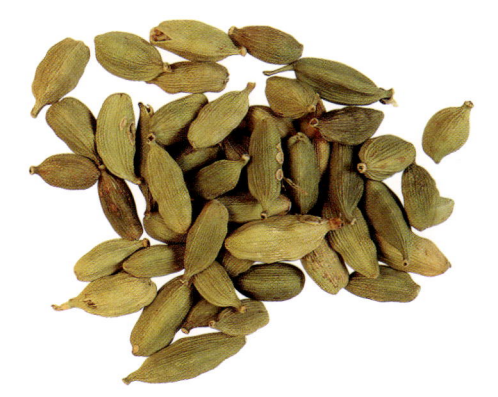

Cardamomo (Ellettaria cardamomum)

Principais propriedades terapêuticas: É antisséptico, antiespasmódico, carminativo, digestivo, diurético, rubefaciente, estimulante, estomáquico e tônico.

O cardamomo é um dos melhores óleos essenciais tônicos totais. Além de ter um efeito tonificante geral no corpo, é bom para os nervos e as energias sutis. O cardamomo é indicado para os problemas digestivos e respiratórios, especialmente aqueles provenientes da umidade como bronquite crônica, flatulência e cólica. Em resumo, é cálido, suave e penetrante.

Do ponto de vista psicológico, o cardamomo fortifica, eleva o espírito e combate a exaustão nervosa, a depressão do tipo letárgico e a fadiga mental. Ele fortalece os que se sentem sobrecarregados com cuidados, preocupações e responsabilidades; eleva o espírito e inspira coragem e determinação. O cardamomo é associado com o elemento terra e ancora os que tendem a se sentir "fora de órbita".

Canela (folha)
(Cinnamomum zeylanicum, Cinnamomum verum)

Família: *Lauraceae*

Descrição: A caneleira é uma árvore tropical perene com casca fragrante e folhas ovais, flores brancas e frutos azuis e brancos. O óleo essencial é destilado a vapor ou extraído por hidrodestilação das folhas e galhos pequenos. Existe um óleo de canela da casca da árvore, mas ele irrita a pele e é evitado na aromaterapia.

Países de origem: Madagascar, Índia, Jamaica, Sri Lanka

Características: O óleo de canela tem notas de frente ardentes, ásperas e picantes e notas de fundo doces e orientais. Combina bem com olíbano, mirra, laranja, mandarina, benjoim e ilangue-ilangue.

Principais propriedades terapêuticas: É antimicrobiano, antisséptico, antiespasmódico, adstringente, carminativo, digestivo, estimulante e estomáquico.

O óleo de canela é menos usado na aromaterapia que os de outros condimentos, mas é excelente num aromatizador a vela para repelir resfriados, gripes e outras infecções e doenças contagiosas que se propagam pelo ar. Combinado cuidado-

Canela (Cinnamomum zeylanicum)

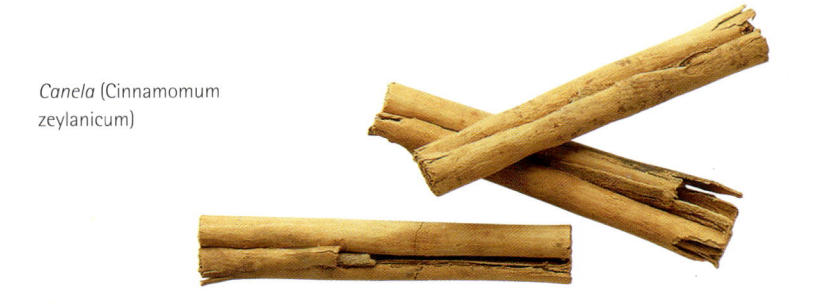

samente num óleo de massagem local é bom para problemas digestivos e ajuda na digestão lenta, flatulência ou infecção intestinal. Em resumo, o óleo de canela é cálido, revigorante, restaurador e estimulante.

Do ponto de vista psicológico, o óleo de canela fortifica e reanima. É indicado para debilidade nervosa em geral e para idosos durante o inverno, para aquecer a mente e o corpo. É afirmativo e ajuda a aliviar a melancolia e a depressão caracterizadas pela letargia e falta de vitalidade. Ele restaura o prazer pela vida e inspira coragem.

Contraindicações: Não use se tiver pele sensível ou muito sensível. Use com moderação – não mais que 2 gotas no banho e não mais que 1% em óleos de massagem.

Noz-moscada
(Myristica fragrans, Myristica officinalis, Myristica aromatica, Myristica amboinensis)

Família: *Myristicaceae*
Descrição: A moscadeira, árvore que produz a noz-moscada, é alta, perene, com folhas verde-escuro, flores amarelas sem pétalas e frutos amarelados. O óleo essencial é destilado

a vapor ou por hidrodestilação das nozes secas.

Países de origem: Indonésia, Sri Lanka, Ilha de Granada

Características: O óleo de noz-moscada tem notas de frente leves, frescas e picantes e notas de fundo intensas, doces, cálidas e amadeiradas. Combina bem com outros condimentos e também com esclareia, louro, mandarina, laranja, gerânio, lavanda, alecrim, lima e petitgrain.

Principais propriedades terapêuticas: É analgésico, antirreumático, antisséptico, antiespasmódico, carminativo, digestivo, emenagogo, estimulante e tônico.

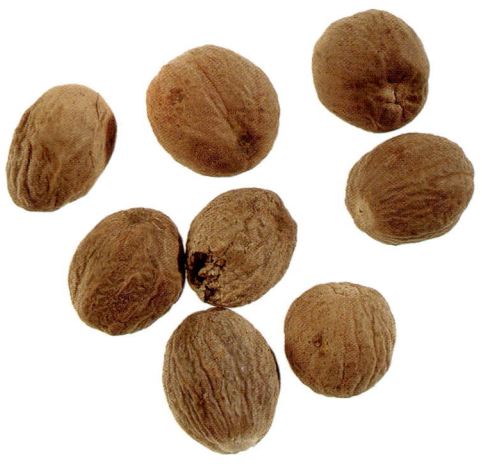

Noz-moscada (Myristica officinalis)

O óleo de noz-moscada tem a fama de ter propriedades psicotrópicas ou psicoativas quando ingerido por via oral, podendo, assim, afetar a atividade mental e a percepção. Em doses altas é tóxico, causando convulsões e até a morte. Contudo, em quantidades pequenas é um bom óleo essencial, como tantos outros, para todas as aplicações externas da aromaterapia. É ótimo em massagens para dores musculares e articulações doloridas. É também um bom estimulante digestivo e ajuda na má digestão, náusea e diarreia. Em resumo, o óleo de noz-moscada causa uma suave euforia, reconforta e enleva.

Do ponto de vista psicológico, é estimulante e um bom tônico para os nervos, ajudando a aliviar a fadiga crônica. Ele é bom para os que se sentem quase sem forças. Pode ser usado em meditações e perfumes para elevar o ânimo por aqueles que estão cansados da vida. Ele também inspira a criatividade e a imaginação.

Contraindicações: Não use durante a gravidez. Use com moderação – não mais que 3 gotas no banho e não mais que 1% em óleos de massagem. Não use continuamente durante longos períodos.

Gramíneas, sementes e arbustos

Palma-rosa
(Cymbopogon martinii)

Família: *Gramineae*
Descrição: A palma-rosa é também conhecida como gerânio-da-índia. É um tipo de capim alto, aromático e perene, que cresce espontaneamente. O óleo essencial é destilado a vapor do capim fresco ou seco.
Países de origem: Índia, Java, Ilhas Seychelles, Ilhas Comores
Características: O óleo de palma-rosa tem notas de frente doces, leves e florais, e notas de fundo sutis de limão e gerânio-rosa. Sua fragrância maravilhosa, delicada, como de rosas, combina bem com a maioria dos outros óleos essenciais.
Principais propriedades terapêuticas: É antisséptico, bactericida, citofilático, digestivo, febrífugo e tônico.

O óleo de palma-rosa é muito usado em todas as preparações para a pele por sua fragrância adorável e por equilibrar a produção das glândulas sebáceas e hidratar a pele. Ele também ajuda a regenerar novas células saudáveis. Serve para todos os tipos de pele, mas é bom em especial para as peles secas e levemente danificadas, sendo uma boa adição para cremes faciais, loções corporais e cremes para as mãos. Em resumo, equilibra, refresca e acalma. Como bom estimu-

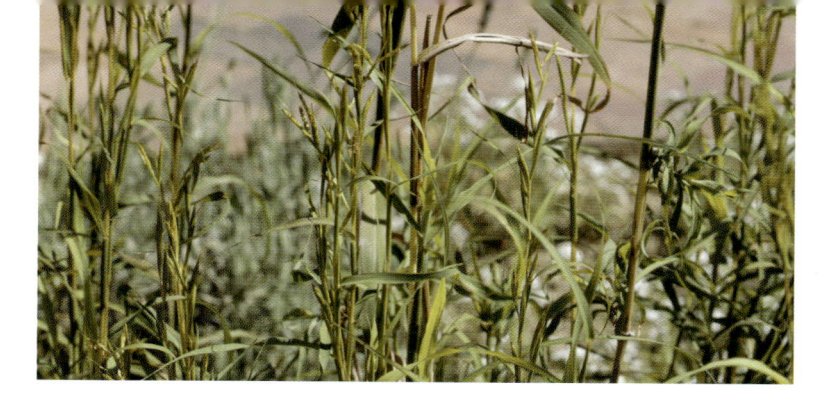

Palma-rosa (Cymbopogon martinii)

lante digestivo, o óleo de palma-rosa é recomendado em massagens locais e banhos para digestão lenta e perda de apetite, e pode ser bom para anorexia nervosa. Também é tradicionalmente usado para combater infecções digestivas e pode ser valioso durante a convalescença.

Do ponto de vista psicológico, o óleo de palma-rosa acalma, eleva o ânimo e conforta, sendo bom para estresse, ansiedade e inquietação, em especial quando essas sensações a deixaram se sentindo vulnerável, solitária e insegura.

Capim-limão
(Cymbopogon citratus, Cymbopogon flexuosus)

Família: *Gramineae* ou *Poaceae*

Descrição: O capim-limão é um capim alto, aromático, perene, de crescimento rápido. As duas variedades são espécies distintas, mas têm propriedades semelhantes. O óleo essencial é destilado a vapor do capim fresco ou parcialmente seco, bem picado.

Países de origem: Guatemala, Índia

Características: O capim-limão tem notas de frente pungentes, frescas, de limão ou parecidas com o feno e notas de fundo terrosas, e de capim verde. Combina bem com a maioria dos cítricos e

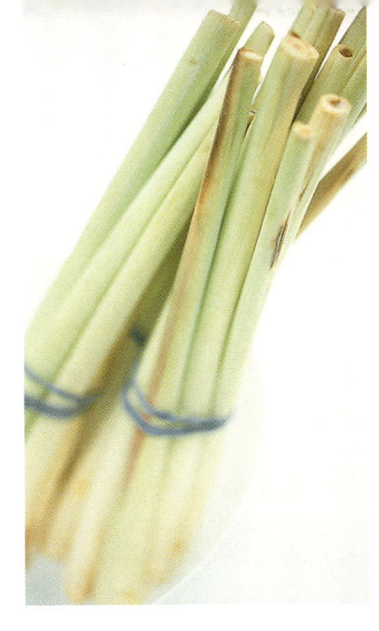

Capim-limão (Cymbopogon citratus)

florais e também com manjerona, pimenta-do-reino, alecrim, raiz de angélica e gengibre.

Principais propriedades terapêuticas: É analgésico, antidepressivo, antimicrobiano, antisséptico, adstringente, bactericida, carminativo, desodorante, febrífugo, inseticida, nervino e tônico.

O capim-limão é chamado de "óleo essencial do tecido conjuntivo", pois contrai e tonifica a pele e o tecido conjuntivo. O que o torna bom para massagem e compressas depois de contusões nos esportes, luxações e distensões em geral, e após as dietas, quando o tecido conjuntivo e a pele perderam o tônus e se tornaram flácidos. Em resumo, o capim-limão esfria, refresca e estimula. O capim-limão tem excelentes propriedades antissépticas e desodorantes, o que o torna uma boa escolha num aromatizador com vela para purificar o ar. Ele é um poderoso inseticida e, em lavagens locais ou borrifado num animal de estimação, afasta pulgas e maus odores. É calmante para dores de cabeça, mas deve ser diluído antes de ser aplicado nas têmporas, e é bom misturado com lavanda.

Do ponto de vista psicológico, o capim-limão eleva o ânimo e energiza. É bom para dar ânimo pela manhã e algumas gotas no chuveiro propiciam uma energia refrescante e renovada. Ele também é bom para a concentração e para desanuviar os pensamentos, sendo útil, portanto, num aromatizador com vela quando você está estudando ou meditando.

Contraindicações: Não use se tiver pele sensível ou muito sensível. Use com moderação – não mais que 3 gotas no banho e não mais que 2% em óleos de massagem.

Cenoura (semente)
(Daucus carota)

Família: *Umbelliferae* ou *Apiaceae*
Descrição: O óleo essencial de semente de cenoura é extraído da cenoura selvagem e não da cenoura cultivada comum. A cenoura selvagem é uma planta anual ou bienal com raiz branca dura não comestível. O óleo essencial é destilado a vapor das sementes secas.
Países de origem: França, Estados Unidos
Características: O óleo de semente de cenoura é amarelo ou castanho-amarelado e viscoso, com notas de frente cálidas, doces, mas pungentes, frescas e herbáceas, e notas de fundo terrosas, secas e amadeiradas. Combina bem com a maioria dos condimentos e cítricos e também com cedro, gerânio, patchuli e palma-rosa.
Principais propriedades terapêuticas: É antisséptico, carminativo, depurativo, diurético, emenagogo, hepático e tônico.

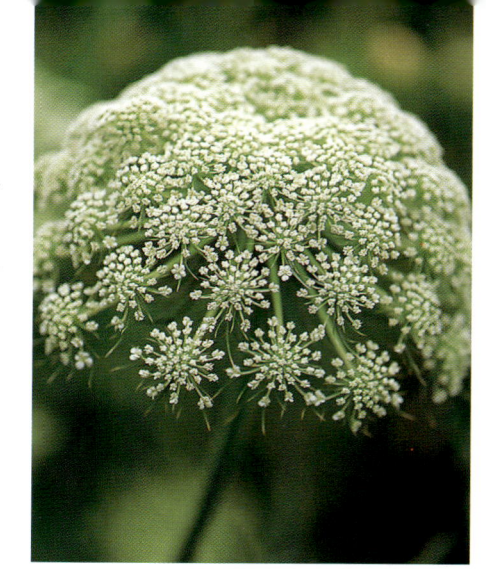

Semente de cenoura (Daucus carota)

O óleo de semente de cenoura é um dos melhores tônicos para o fígado e, quando usado em mistura para massagens e óleos de banho, ajuda a regenerar as células do fígado depois de hepatite e outras doenças hepáticas. Também tem excelentes propriedades de purificação do sangue, que o tornam bom para o tratamento de eczema, psoríase e outras doenças tóxicas que afetam a pele. Por causa de suas excelentes propriedades de regeneração das células da pele, ele é também valioso para a pele, especialmente para as envelhecidas, maduras e enrugadas. Ainda ajuda na dermatite e irritações cutâneas. Em resumo, o óleo de semente de cenoura regenera, purifica e rejuvenesce.

Do ponto de vista psicológico, não tem recomendações especiais, mas suas propriedades físicas podem ter efeito nas emoções e na psique. Ou seja, o óleo de semente de cenoura pode ajudar a "purificar" as emoções negativas e a liberar traumas do passado. Seu aroma de certa forma pungente não é bom para propósitos estéticos, mas adiciona uma nota terrena e de ancoramento às combinações.

Helicriso
(Helichrysum angustifolium, Helichrysum italicum)

Família: *Compositae* ou *Asteraceae*

Descrição: O helicriso é também conhecido como imortal e eterno. É uma planta herbácea aromática, com flores semelhantes às margaridas, que secam à medida que a planta amadurece e são muito usadas para arranjos de flores secas. O óleo essencial é destilado a vapor das flores frescas e das copas floridas.

Países de origem: França, Itália, Córsega, Sérvia, Croácia

Características: O óleo de helicriso tem notas de frente

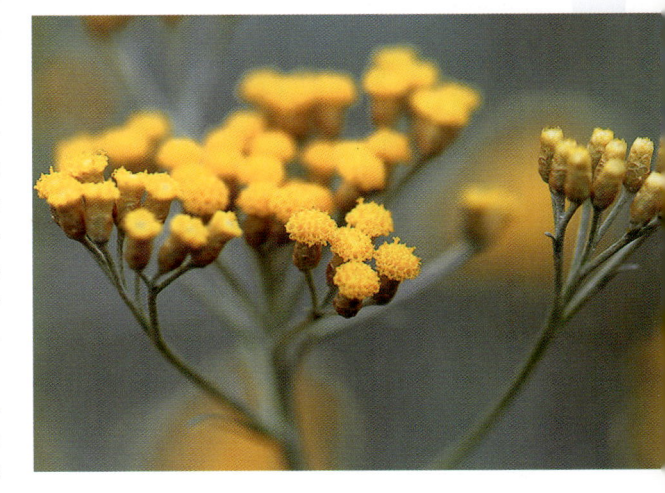

Helicriso (Helichrysum italicum)

doces, frutadas e melíferas e notas de fundo delicadas como chá. Combina bem com a maioria dos cítricos e florais e também com cravo-da-índia ou esclareia.

Principais propriedades terapêuticas: É anti-inflamatório, antimicrobiano, antisséptico, carminativo, colagogo, cicatrizante, diurético, expectorante, hepático e nervino.

O helicriso estimula o fígado, a vesícula biliar, os rins e o pâncreas, o que o torna um bom óleo essencial desintoxicante, útil em massagens de drenagem linfática. Tem propriedades anticoagulantes, sendo valioso, pois, em compressas frias para contusões. Suas propriedades anti-inflamatórias o tornam bom para pele inflamada, eczema, psoríase e irritações e para articulações artríticas inflamadas. Em resumo, o óleo de helicriso limpa, acalma e cura.

Do ponto de vista psicológico, o helicriso aquece e traz à tona emoções represadas; é bom para a meditação da observação pura. Regula o fluxo de energias sutis e ajuda a melhorar a depressão de natureza letárgica. O helicriso aterra e tem fama de ajudar os que não receberam bastante amor na infância e os que se sentem alheios a tudo e solitários.

Cistus
(Cistus landaniferus)

Família: *Cistaceae*

Descrição: O cistus é também conhecido como ládano e esteva. Em inglês é chamado de *rock rose*. É um arbusto pequeno, pegajoso, com folhas lanceoladas e flores brancas perfumadas que duram apenas algumas horas, mas cujos botões florescem de novo toda manhã. O óleo essencial é destilado a vapor da goma resultante dos ramos e folhas fervidos na água.

Países de origem: França, Espanha

Características: O óleo de cistus é amarelo escuro e viscoso, com notas de frente herbáceas, doces e cálidas e notas de fundo secas e almiscaradas. Combina bem com esclareia, néroli, limão, bergamota, cedro, jasmim, pinho, junípero, lavanda, cipreste, vetiver, sândalo, patchuli, laranja e camomila-romana.

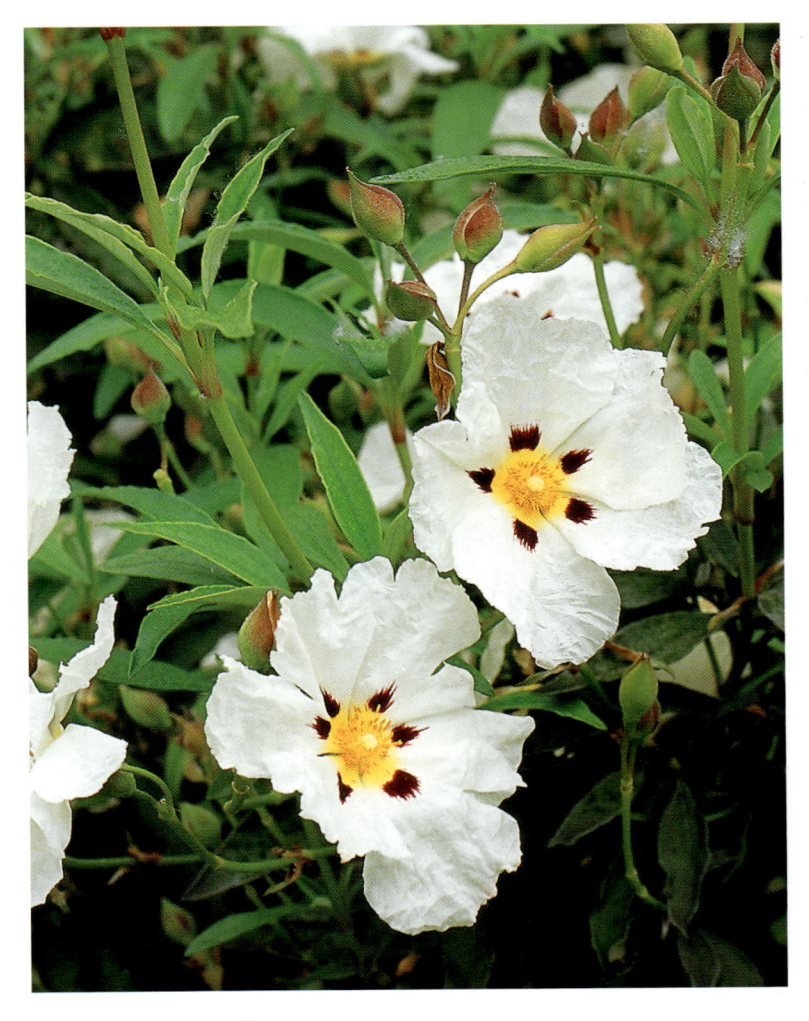

Cistus (Cistus landaniferus)

Principais propriedades terapêuticas: É antimicrobiano, antisséptico, adstringente, emenagogo, expectorante, tônico e vulnerário.

O óleo de cistus é a primeira escolha para curar pequenos ferimentos, e, em lavagens locais e compressas frias, estanca rapidamente o sangramento de cortes, esfolados e arranhões. Combinado com lavanda e esclareia é indicado para escaras e, com cipreste e lavanda, para úlceras varicosas. O óleo de cistus também cura problemas de pele crônicos e é eficaz principalmente quando há infecções. Em resumo, purifica, conforta e cura.

Útil em massagens de drenagem linfática e em compressas quentes nos nódulos linfáticos inchados do pescoço, o óleo de cistus tem um poderoso efeito tônico sobre o sistema linfático. Ele é indicado para peles oleosas, acne, peles maduras e rugas.

Do ponto de vista psicológico, o óleo de cistus aquece e centraliza. É valioso em meditações e em perfumes para elevar o ânimo, depois de choques e traumas, quando aquece, aterra e ajuda na reconexão com a vida e a alma. O óleo essencial reflete a ação da essência da flor de cistus e, usado numa combinação, ele propicia um meio poderoso para tratar choques súbitos. O óleo de cistus também ajuda a visualização de experiências espirituais e a trazê-las à consciência.

Contraindicações: Evite durante a gravidez.

Vetiver
(Vetiveria zizanioides, Andropogon muricatus)

Família: *Gramineae* ou *Poaceae*

Descrição: O vetiver é um capim perene denso, alto, fragrante, com uma extensa rede de raízes fibrosas aromáticas. O óleo essencial é destilado a vapor das raízes e radículas limpas, lavadas e bem picadas, que são antes secas e depois mergulhadas em água.

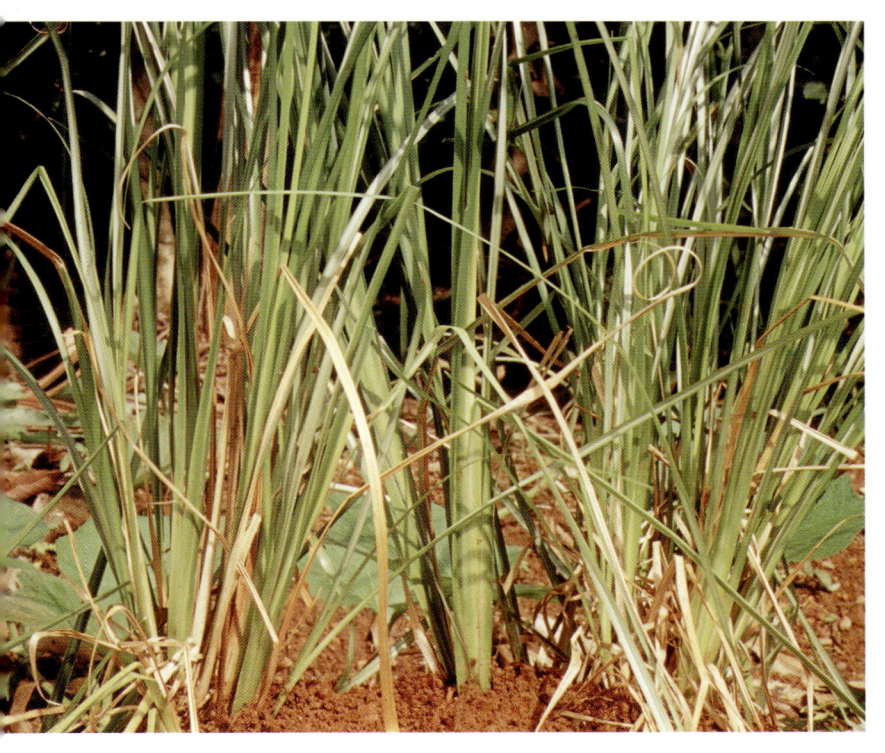

Vetiver (Vetiveria zizanioides)

Países de origem: Ilhas Reunião, Indonésia, Índia, Sri Lanka, Malásia

Características: O óleo de vetiver é âmbar-escuro, viscoso, com notas de frente profundas, enfumaçadas e terrosas, e notas de fundo doces, almiscaradas e que lembram a batata. Combina bem com laranja, manjerona, sândalo, verbena, néroli, cardamomo, rosa, jasmim, lavanda, ilangue-ilangue, gerânio, patchuli e esclareia.

Principais propriedades terapêuticas: É antisséptico, antiespasmódico, sedativo e tônico.

O vetiver é um óleo essencial terroso, que ancora e é conhecido como "óleo da tranquilidade". Ele ajuda a centralizar você quando se sente desconectada do corpo, dos sentimentos e da própria vida. Sua fragrância terrosa é apreciada por homens e mulheres e é comumente usada em loções pós-barba e produtos de toalete masculinos. Para as mulheres, o vetiver é especialmente recomendado em banhos, óleos de massagem e loções para a pele, para equilibrar os hormônios na menopausa. Em resumo, o vetiver ancora, regenera e protege.

Pelo fato de essa erva repelir traças, chumaços de algodão embebidos em vetiver podem ser colocados nos guarda-roupas para proteger as roupas pessoais e de cama, mesa e banho. Ele fortalece peles cansadas, flácidas e desnutridas, sendo bom para peles maduras que perderam o tônus e a elasticidade. O vetiver é também um imunoestimulante e é indicado quando o estresse e a sobrecarga de trabalho estão enfraquecendo as defesas naturais do corpo.

Do ponto de vista psicológico, o vetiver é indicado para exaustão nervosa, estresse, fadiga crônica, depressão, ansiedade e insônia. Ele relaxa e estabiliza profundamente e é bom em banhos e óleos de massagem. O vetiver acalma, tranquiliza e restaura; ele tonifica as energias sutis e está associado ao chakra da raiz. Também protege contra hipersensibilidade e atua como um escudo protetor. O vetiver é bom em meditações, facilitando a intuição de mensagens de sabedoria e visionárias.

Melaleuca
(Melaleuca alternifolia)

Família: *Myrtaceae*
Descrição: A melaleuca, também chamada de *tea tree*, é um arbusto ou uma pequena árvore de folhas em forma de agulhas, que cresce melhor em terrenos pantanosos. A casca é branca e semelhante a papel. O óleo essencial é destilado a vapor ou por hidrodestilação das folhas e ramos.

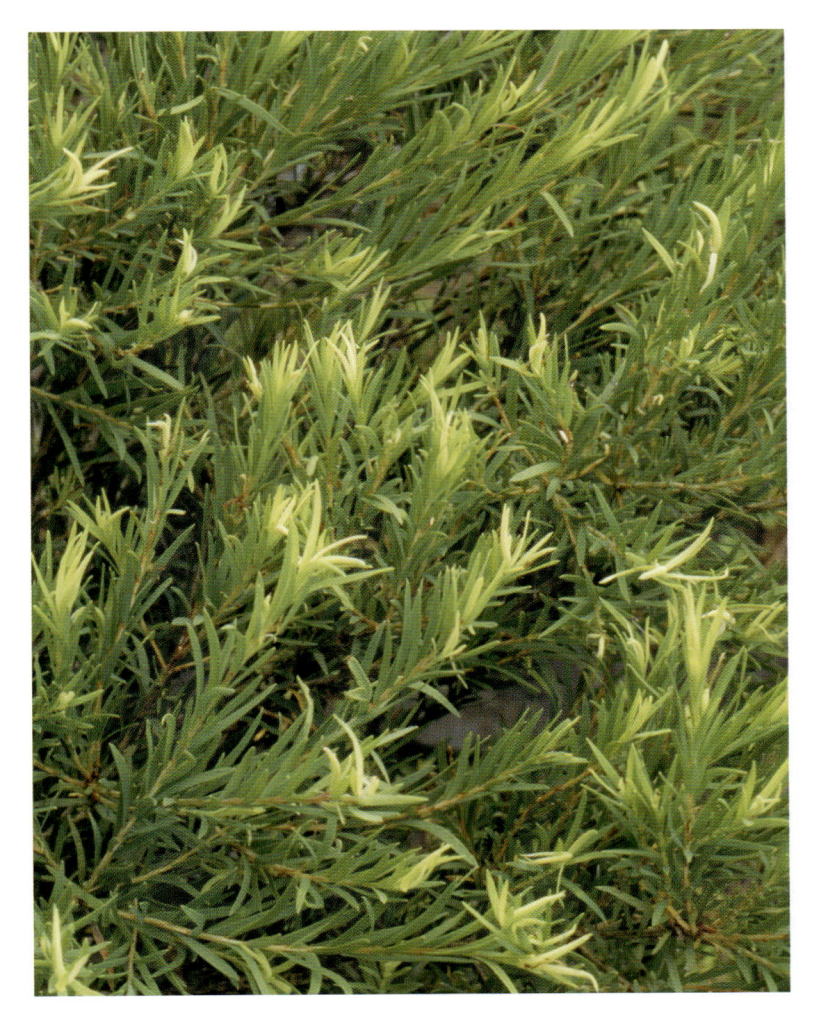

Melaleuca (Melaleuca alternifolia)

País de origem: Austrália

Características: O óleo de melaleuca tem notas de frente cálidas, picantes e canforadas, com notas de fundo pungentes e medicinais. Combina bem com a maioria dos condimentos e ervas e também com lavanda, pinho e eucalipto.

Principais propriedades terapêuticas: É antimicrobiano, antisséptico, antiviral, bactericida, cicatrizante, expectorante, fungicida, imunoestimulante e estimulante.

O óleo de melaleuca é o mais "medicinal" dos óleos essenciais, com poderosa atividade antimicrobiana contra todos os três organismos infecciosos: bactérias, vírus e fungos. Quando disseminado pelo ambiente num aromatizador com vela, o melaleuca é especialmente útil para prevenir a propagação das infecções pelo ar. Além de suas propriedades poderosamente imunoestimulantes, o óleo de melaleuca é um verdadeiro aliado no combate a várias doenças. Em resumo, ele é pungente, medicinal e estimulante.

Frieira, candidíase, herpes labial, herpes simples, picada de inseto, espinhas, acne e pequenos machucados, tudo isso reage bem a aplicações locais de melaleuca. Na inalação de vapor, ele previne resfriados e gripes, e, se eles se manifestam, ajuda na recuperação e alívio dos sintomas. O óleo de melaleuca na massagem e nos óleos de banho é indicado para os que têm um sistema imunológico debilitado, e auxilia nas doenças debilitantes prolongadas como a mononucleose. Misturado com aloe vera, o óleo de melaleuca ajuda a aliviar a dor do herpes.

Do ponto de vista psicológico, o óleo de melaleuca fortalece e aquece. Seu aroma é inconfundivelmente medicinal e muitos o acham mais agradável quando combinado com outros óleos. Ele revigora a mente, o corpo e o espírito; incute confiança e dissipa o pessimismo dos doentes crônicos. Também fortalece as energias sutis.

Contraindicações: Não use em pele muito sensível. Use com moderação – não mais que 4 gotas no banho e não mais que 2% em óleos de massagem. Evite o contato direto com a pele, exceto nas espinhas, verrugas e herpes.

Patchuli
(Pogostemom cablin)

Família: *Labiatae* ou *Lamiaceae*

Descrição: O patchuli é um arbusto perene aromático com grandes folhas verdes e flores brancas e róseas. O óleo essencial é destilado a vapor das folhas secas e fermentadas.

Países de origem: Filipinas, Indonésia, Malásia, Índia, China, Ilhas Maurício

Características: O óleo de patchuli é laranja-escuro e viscoso, com notas de frente cálidas, ricas, doces, picantes e amadeiradas, e notas de fundo terrosas, herbáceas, almiscaradas e balsâmicas. Combina bem com lavanda, vetiver, sândalo, cedro, rosa, néroli, jasmim, ilangue-ilangue, limão, bergamota, gerânio, cravo-da-índia, mirra, olíbano e esclareia.

Principais propriedades terapêuticas: É antidepressivo, anti-inflamatório, antimicrobiano, antisséptico, afrodisíaco, adstringente, cicatrizante, citofilático, desodorante, fungicida, inseticida e sedativo.

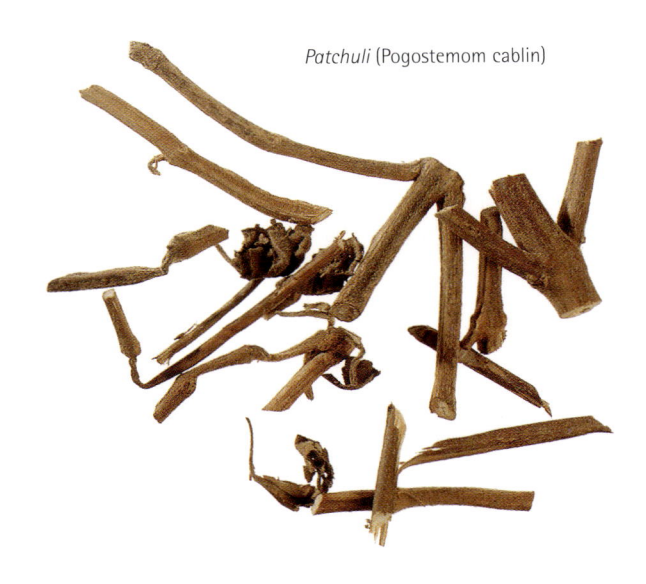

Patchuli (Pogostemom cablin)

O patchuli é o óleo essencial "hippie", muito usado nos anos de 1960 e começo da década de 1970 como perfume, para mascarar o odor desagradável dos casacos afegãos e disfarçar o cheiro de maconha! Ele sempre foi largamente usado em perfumes e desodorantes e para proteger roupas e tapetes dos danos provocados por insetos. O óleo de patchuli é um poderoso afrodisíaco e acrescenta uma nota sensual, erótica e oriental aos perfumes para elevar o ânimo, embora nem todos apreciem seu aroma inconfundível. Em resumo, o patchuli é relaxante, estimulante e sensual.

Excelente para a pele, ele cura inflamações, dermatites, feridas, eczema e outros problemas, e é especialmente apropriado para peles maduras e oleosas. Ajuda na produção de novas células cutâneas sadias e, quando misturado ao óleo de germe de trigo, suaviza as cicatrizes. O patchuli é bom se misturado a um xampu ou condicionador carreador, ajudando a combater a caspa.

Do ponto de vista psicológico, ele é calmante, estabilizante e levemente hipnótico. É excelente para reduzir o estresse e aliviar ansiedade e depressão. É bom em óleos de massagem e ajuda os excessivamente intelectuais, fazendo-os entrar em contato com a realidade terrena e sensual. Ele ancora aqueles que se perdem em devaneios. Também é bom em meditações para acalmar pensamentos excessivos e para ancorar e centralizar.

Niaouli
(Melaleuca quinquenervia, Melaleuca viridiflora)

Família: *Myrtaceae*
Descrição: O niaouli, chamado às vezes de gomenol, é uma pequena árvore perene com casca com aparência de papel, folhas aromáticas e flores amarelas. O óleo essencial é destilado a vapor das folhas e brotos.
País de origem: Austrália

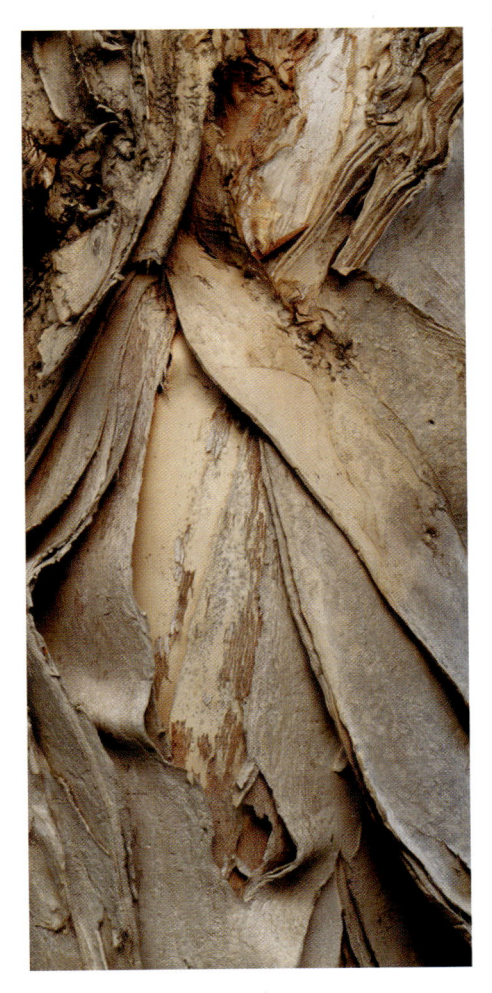

Niaouli (Melaleuca viridiflora)

Características: O óleo de niaouli tem notas de frente canforadas doces e frescas, e notas de fundo que lembram o eucalipto. Combina bem com lavanda, pinho, limão, murta, laranja, hissopo e eucalipto.
Principais propriedades terapêuticas: É analgésico, antisséptico, antiviral, bactericida, cicatrizante, descongestionante, febrífugo, inseticida, estimulante e vulnerário.

O niaouli é da mesma família do óleo de melaleuca. Tem uma ação mais suave e menos eficaz, mas é bem tolerado pela pele, o que o torna valioso nas lavagens locais dos ferimentos. Suas propriedades vulnerária e antisséptica ajudam a ferida a se curar de modo mais limpo e rápido. Sua ação suave torna o niaouli bom em lavagens locais para infecções do trato urinário, candidíase e cistite. Em resumo, o niaouli cura, estimula e refresca.

Os óleos essenciais de uso comum

Um excelente expectorante, o niaouli é indicado em banhos e inalações de vapor para a tosse, gripes, resfriados e bronquite. Compressas quentes de niaouli ajudam a tratar furúnculos, acne e espinhas doloridas.

Do ponto de vista psicológico, o niaouli não tem nenhuma indicação particular, mas é um estimulante poderoso e, quando vaporizado num aromatizador com vela mantém a mente límpida e alerta, ajuda na concentração, na meditação, nos estudos, mas deve-se evitar usá-lo à noite.

Murta
(Myrtus communis)

Família: *Myrtaceae*

Descrição: A murta é um arbusto perene com folhas pequenas e pontiagudas e flores fragrantes brancas ou róseas. O óleo essencial é destilado a vapor das folhas e ramos e às vezes também das flores.

Países de origem: França, Espanha, Córsega, Tunísia, Marrocos, Itália

Características: A murta tem notas de frente frescas, picantes e canforadas, e notas de fundo florais e herbáceas. Combina bem com todos os condimentos e também com lavanda, néroli, lima, bergamota, limão, hissopo, louro, alecrim, esclareia, pinho e cipreste.

Principais propriedades terapêuticas: É anticatarral, antisséptico, adstringente, bactericida, expectorante e sedativo.

O óleo de murta é um dos melhores óleos essenciais para doenças infantis, pois é levemente sedativo, tem uma ação branda e uma fragrância suave e agradável. É especialmente recomendado para doenças respiratórias e é bom para massagens nas costas e no peito, banhos e inalações de vapor. No quarto da criança, à noite, num aromatiza-

Murta (Myrtus communis)

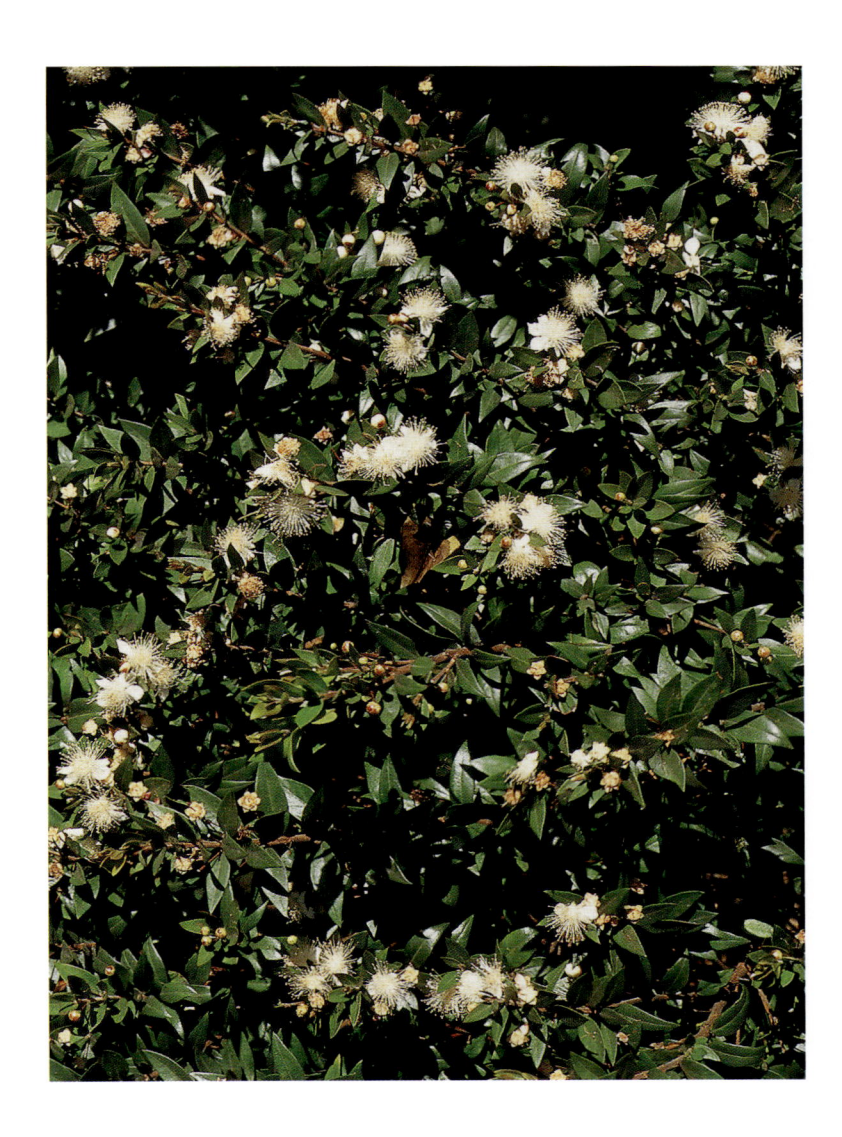

dor com vela, o óleo de murta – colocado fora de alcance – acalma e alivia a tosse seca.

Sua propriedade adstringente torna o óleo de murta útil para o tratamento de pele oleosa e poros dilatados, e é indicado misturado num unguento carreador para hemorroidas. Ele também pode ser usado numa ducha para ajudar a tratar infecções do trato urinário. Em resumo, o óleo de murta tranquiliza, acalma e conforta.

Do ponto de vista psicológico, ele desanuvia, purifica e protege. Tem sido recomendado para comportamentos autodestrutivos, compulsivo-obsessivos e de viciados, especialmente se relacionados ao uso de drogas. Como parte do tratamento para casos mais sérios, recomenda-se massagens feitas por um aromaterapeuta que seja membro de um grupo profissional. Contudo, para casos de menor gravidade ou temporários, o óleo de murta é um bom apoio em massagens, banhos e perfumes para elevar o ânimo. A murta carrega o espírito da verdade e do perdão, e age como um portal para as energias divinas universais.

Louro
(Pimenta acris, Pimenta racemosa)

Família: *Myrtaceae*

Descrição: O loureiro também é conhecido como *bay rum*. Ele é completamente diferente do louro (*Laurus nobilis*), geralmente menos usado em aromaterapia. O loureiro é uma árvore perene, com folhas grandes e coriáceas e frutos aromáticos. O óleo essencial é destilado a vapor ou por hidrodestilação das folhas.

Países de origem: Antilhas, Porto Rico, Venezuela

Características: O óleo essencial de louro tem notas canforadas frescas e picantes e notas de fundo doces, cálidas e balsâmicas. Combina bem com a maioria dos outros condimentos e cítricos e também com lavanda, alecrim, gerânio, ilangue-ilangue e cravo-da-índia.

Principais propriedades terapêuticas: É analgésico, antisséptico, adstringente, expectorante e estimulante.

Louro (Pimenta racemosa)

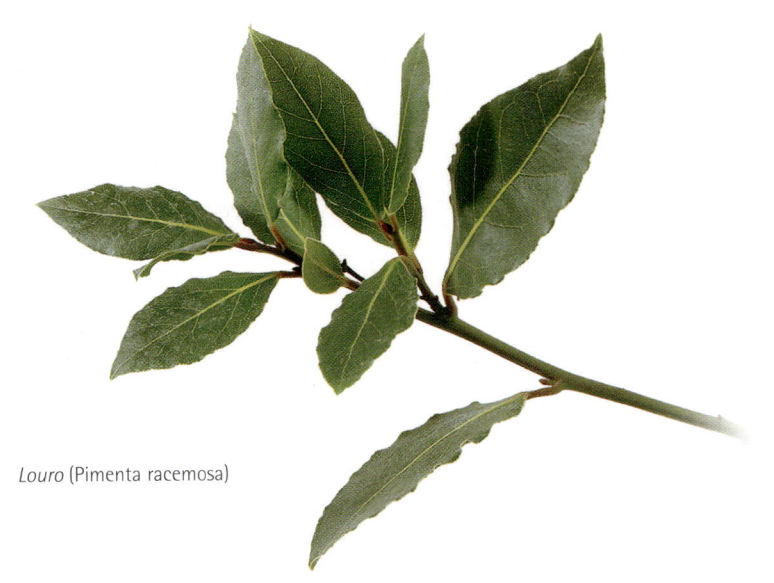

O óleo de louro é um dos melhores óleos essenciais para usar como tônico capilar, e o tradicional tônico "*Bay rum*" era produzido pela destilação de rum com as folhas de louro. O louro estimula o couro cabeludo, ajuda a eliminar e prevenir a caspa, restaura o volume e tonifica o cabelo oleoso, danificado e sem vida. Em resumo, revivifica, refresca e desanuvia.

O louro confere uma fragrância masculina interessante aos óleos de massagem e é bom para dores no corpo em geral. É usado em inalações de vapor, pois é um antisséptico eficaz para o sistema respiratório.

Do ponto de vista psicológico, não há indicações especiais para ele, embora sua fragrância masculina seja sempre apreciada por quem não gosta do aroma doce dos óleos essenciais.

Contraindicações: Não use em peles muito sensíveis ou em mucosas. Use com moderação e por curtos períodos de tempo.

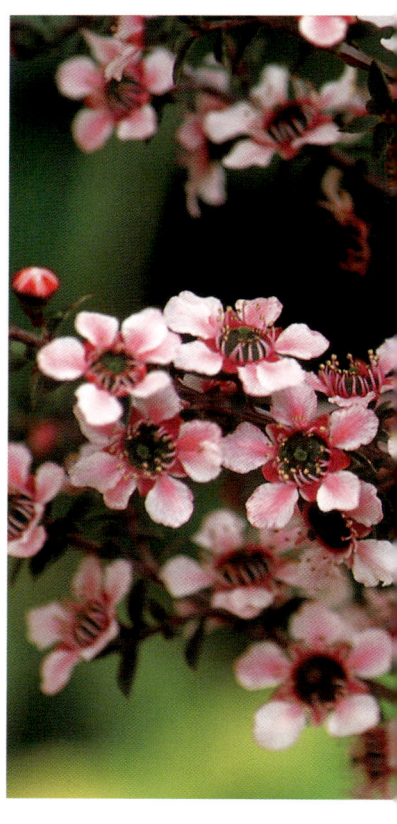

Manuka
(Leptospermum scoparium)

Família: *Myrtaceae*

Descrição: A manuka é um arbusto ou árvore pequena, com flores que atraem muito as abelhas. O mel de manuka, além de ser ingerido, também é usado para várias finalidades terapêuticas externas, como queimaduras e úlceras, pois contém traços dos elementos químicos encontrados no óleo essencial. O óleo essencial é destilado a vapor das folhas e ramos.

País de origem: Nova Zelândia

Características: O óleo de manuka tem notas de frente frescas, picantes e herbáceas, com notas de fundo doces, cálidas e suaves. Combina com muitos outros óleos essenciais, pois seu aroma delicado é facilmente compatível com outras fragrâncias.

Principais propriedades terapêuticas: É analgésico, antibacteriano, anti-inflamatório, antisséptico, expectorante, fungicida, inseticida e sedativo.

O óleo de manuka é um acréscimo relativamente recente à aromaterapia, embora a planta venha sendo usada há séculos pelos maoris, da Nova Zelândia. Muitas vezes comparada à melaleuca, é um possível imunoestimulante (mas não tão poderoso quanto a melaleuca). O óleo de manuka é um poderoso inseticida e é bom para tratar picadas de inseto, frieiras, tinha, herpes, acne e feridas e úlceras crônicas.

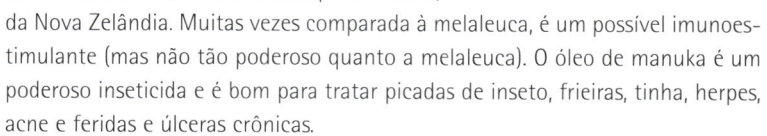

Em resumo, o óleo de manuka cura, refresca e acalma. Indicado para massagens, tem um suave efeito analgésico em músculos doloridos. Também é bom em

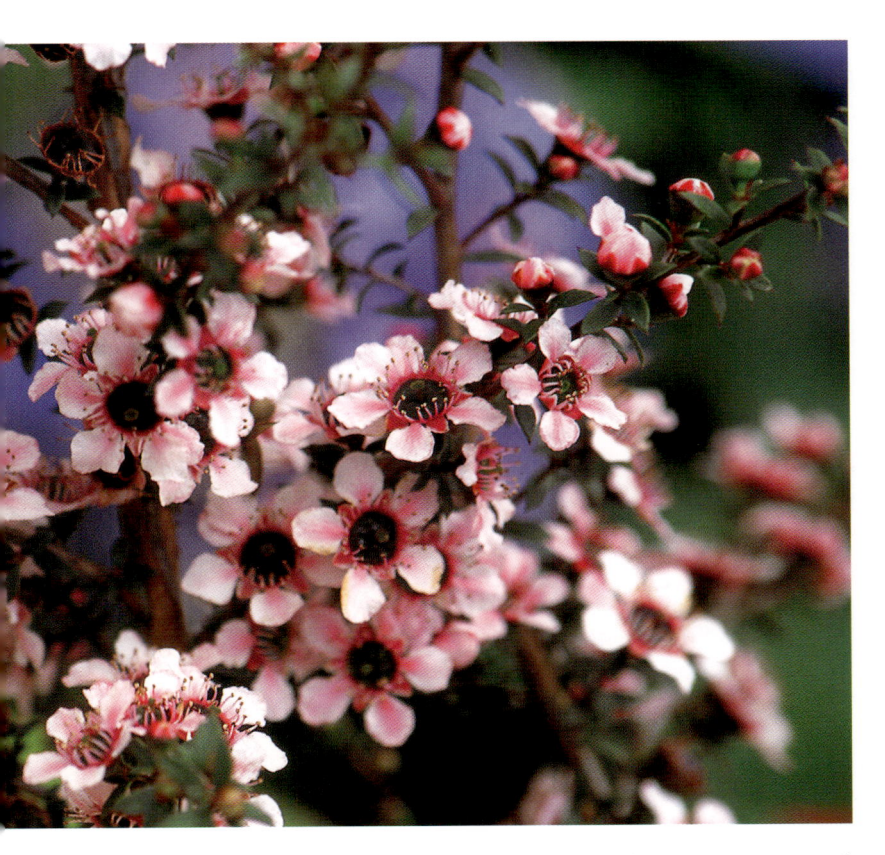

Manuka (Leptospermum scoparium)

inalações para tratar tosses, resfriados e gripes. Do ponto de vista psicológico, o óleo de manuka protege e é apropriado para personalidades sensíveis. Ele estabiliza e equilibra o sistema nervoso, sendo bom em meditações para manter um equilíbrio emocional saudável.

Óleos essenciais exóticos

A lista de óleos essenciais abrange a maioria dos óleos essenciais que são comumente usados em aromaterapia; também inclui alguns que são valiosos, mas usados com menos frequência. Contudo, há alguns óleos essenciais pouco usados que não estão listados por falta de espaço. Os óleos essenciais e absolutos "exóticos" a seguir não são largamente usados na aromaterapia profissional, mas acrescentam uma qualidade especial – principalmente aos perfumes para o ânimo, mas também ocasionalmente a óleos de massagens e de banhos.

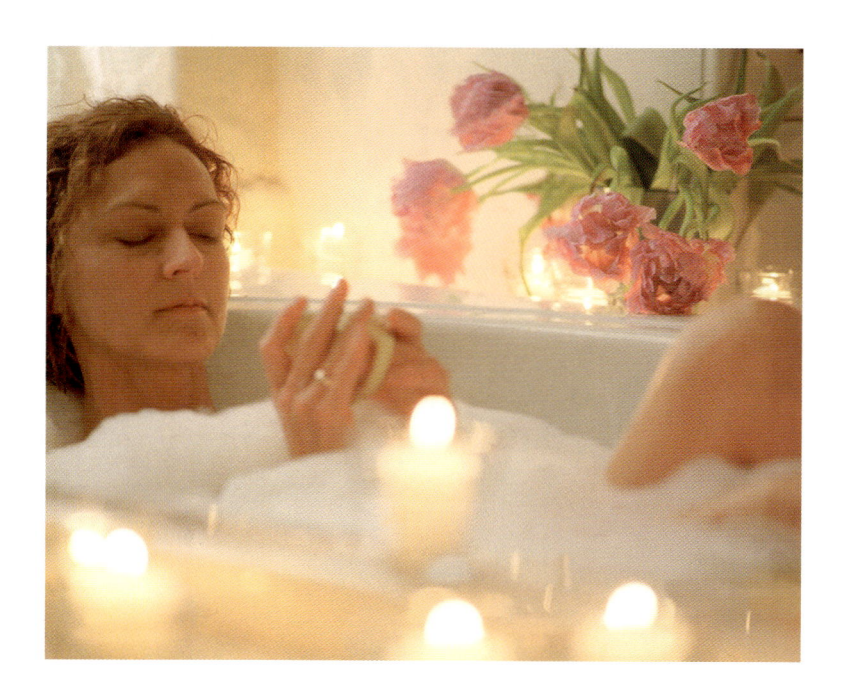

Orientações de segurança

- Os óleos exóticos essenciais devem ser usados com grande cuidado e prudência. Muitos deles são absolutos poderosos e 1 ou 2 gotas são suficientes para intensificar uma combinação.

- Embora os óleos essenciais usados com maior frequência tenham extensas orientações de segurança, alguns dos exóticos têm apenas informações mínimas; portanto não exceda jamais as quantidades sugeridas.

- Embora seja improvável, se você sentir algum efeito prejudicial – como formigamento ou vermelhidão na pele –, lave e retire imediatamente o óleo essencial e não use esse exótico de novo.

Esses óleos exóticos são amplamente usados na indústria de perfumes por suas fragrâncias maravilhosas. Estão cada vez mais à disposição de alguns vendedores de óleos essenciais, embora sejam muito caros.

Se você seguir cuidadosamente as orientações de segurança (acima), os exóticos oferecem um interessante acréscimo às suas combinações criativas.

Os óleos essenciais exóticos são usados às vezes nos óleos de banho.

Tília (flor)
(Tilia vulgaris)

O chá de tília é bebido normalmente por suas propriedades relaxantes e digestivas, e o mel excelente é usado em licores. A flor de tília é um absoluto, obtido pela extração com solventes das flores secas.

O absoluto de flor de tília tem notas de frente doces, herbáceas, semelhantes a feno, e notas de fundo verdes, secas e melíferas. Combina bem com cítricos e florais e também com olíbano, sândalo, mirra e verbena.

O absoluto de flor de tília é maravilhoso para os nervos e tem uma ação profundamente calmante, sedativa e tônica. Propicia um relaxamento profundo e é

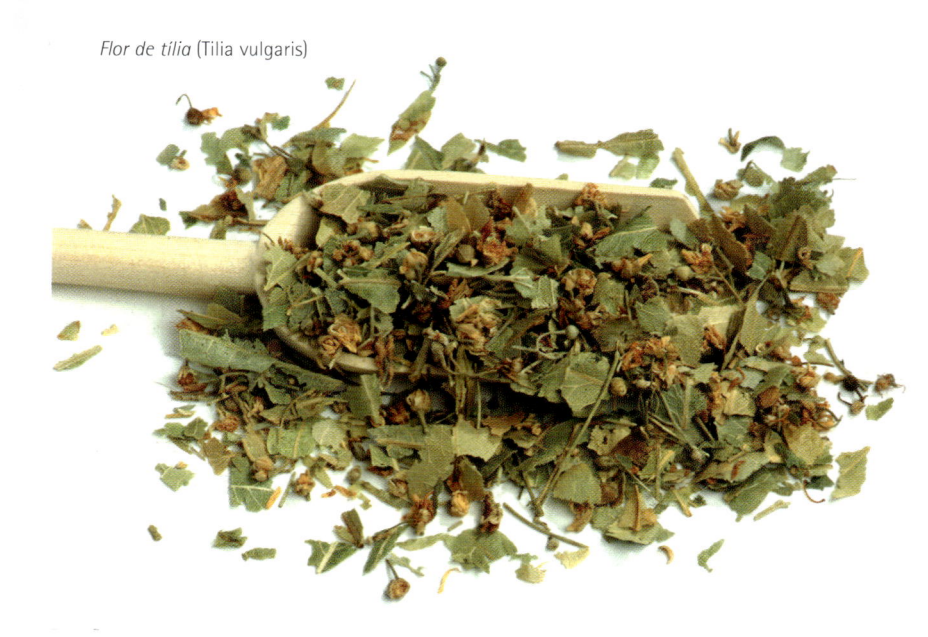

Flor de tília (Tilia vulgaris)

recomendado especialmente quando o cansaço, o estresse ou uma mente sobrecarregada impedem o sono. A adorável fragrância do óleo de flor de tília tranquiliza e, em quantidades mínimas, misturado com lavanda, ajuda a aliviar dores de cabeça, em especial as causadas por estresse.

Use só em pequenas quantidades: 1 ou 2 gotas num banho, óleo de massagem ou perfume. Como o ilangue-ilangue, seu perfume pode se tornar enjoativo e opressivo se for usado em excesso, por tempo demais ou com muita frequência.

Abelmosco (semente)
(Abelmoschus moschatus)

O abelmosco é um arbusto tropical. Suas sementes são usadas como especiarias no Oriente e os árabes as usam para dar sabor ao café. O abelmosco está disponível como óleo essencial, destilado a vapor das sementes, e como absoluto obtido pela extração com solvente. Ele é envelhecido durante vários meses antes de ser usado.

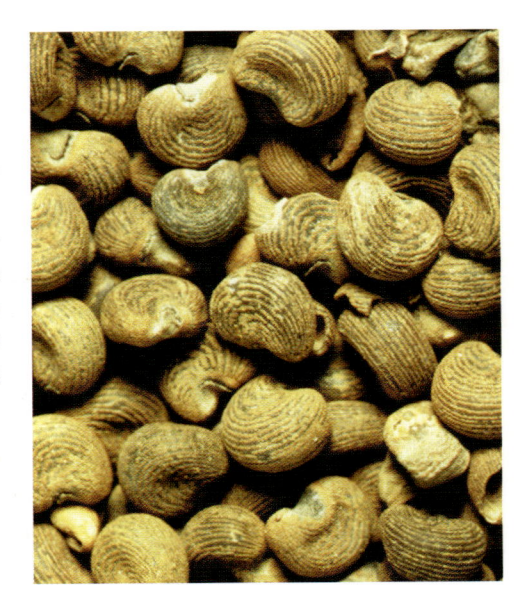

Semente de abelmosco
(Abelmoschus moschatus)

O óleo de semente de abelmosco tem notas de frente ricas, doces e florais com notas de fundo abrangentes, cálidas, almiscaradas e orientais. Combina bem com a maioria dos florais e também com sândalo, esclareia, limão, coentro, cardamomo, olíbano, patchuli e cipreste.

Ele tem um efeito calmante sobre os nervos e a digestão, e um efeito poderoso sobre as glândulas suprarrenais. O óleo de semente de abelmosco é suavemente afrodisíaco e é bom para os problemas relacionados ao estresse e à depressão. Também aquece e estimula, e é um acréscimo agradável para os óleos de massagem.

Use só pequenas quantidades: 1 ou 2 gotas num banho, óleo de massagem ou perfume para o ânimo. A fragrância do abelmosco é bem masculina e apropriada para os que não apreciam os florais mais doces.

Mimosa
(Acacia dealbata)

A mimosa é uma bela árvore ornamental e suas flores amarelas, fofas e redondas são uma visão familiar na França no inicio da primavera. O absoluto é obtido pela extração com solventes das flores e das extremidades dos ramos floridos. Ele pode se viscoso ou uma cera sólida à temperatura ambiente, que derrete assim que você segura o frasco nas mãos.

O óleo de mimosa tem o perfume de uma cálida manhã primaveril, com notas de frente doces, delicadas, verdes e florais, e notas de fundo frescas, profundas, complexas e amadeiradas. Combina bem com a maioria dos florais, cítricos e condimentos e também com pau-rosa, sândalo, esclareia e melissa.

Ele é adstringente e antisséptico, com boas propriedades nutritivas para a pele, especialmente para as oleosas e as jovens. A fragrância delicada da mimosa é excelente num perfume para elevar o ânimo, para as jovens que estão se

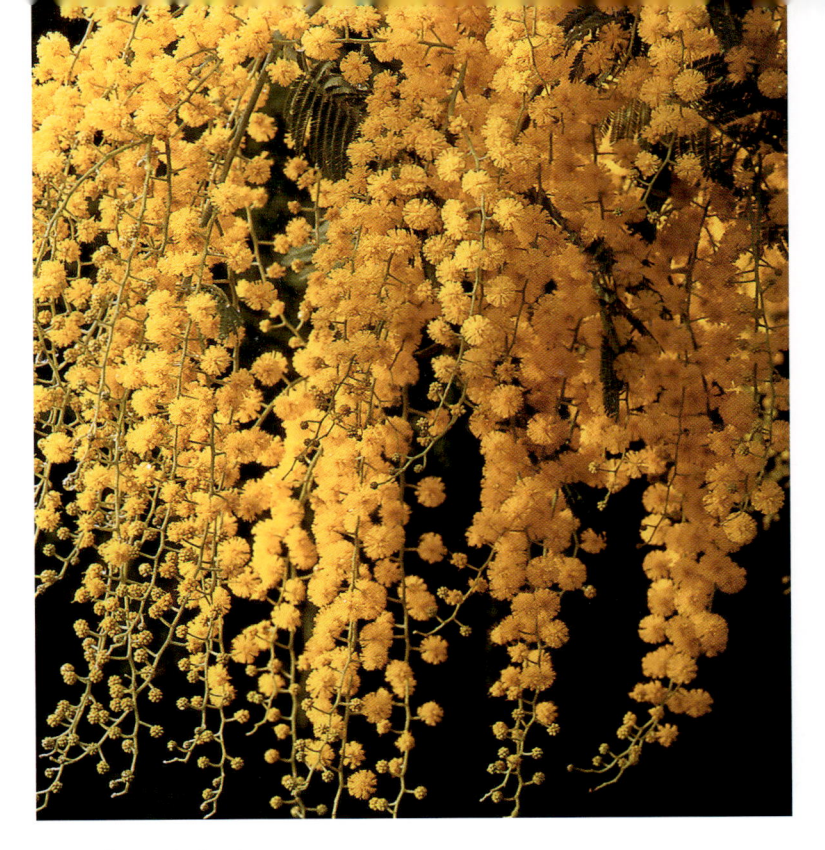

Mimosa (Acacia dealbata)

tornando mulheres. Como o néroli, é excelente para aliviar ansiedade, medo e depressão e, com seu perfume primaveril, é também recomendado para o Transtorno Afetivo Sazonal.

Use apenas pequenas quantidades: 2 ou 3 gotas num banho, óleo de massagem ou perfume para elevar o ânimo. O óleo de mimosa é excelente para personalidades tímidas, sensíveis, impressionáveis, femininas e jovens.

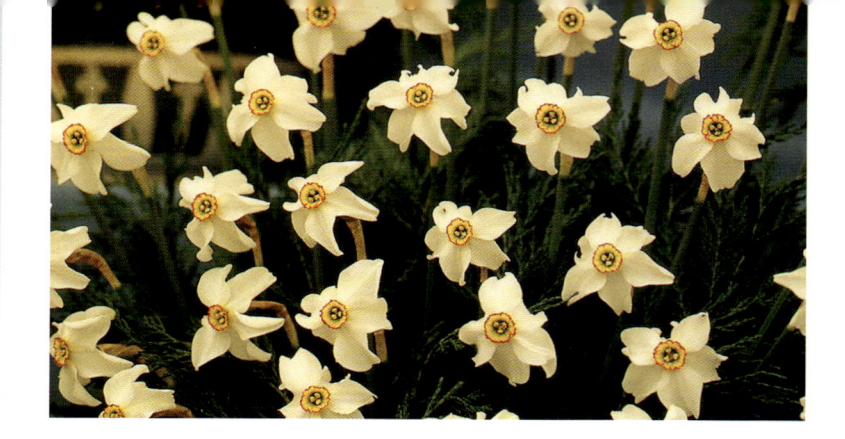

Narciso (Narcissus poeticus)

Narciso
(Narcissus poeticus)

O narciso é uma flor comum na primavera, semelhante ao narciso-silvestre (mas menor). Tradicionalmente o narciso era usado como perfume pelos árabes e ainda é usado na Índia como óleo de unção antes de se entrar no templo para rezar.

O óleo de narciso é um absoluto obtido pela extração com solvente das flores. Ele tem notas de frente inebriantes, herbáceas e verdes e notas de fundo fortes, doces, florais e misteriosas. Combina bem com muitos óleos essenciais e intensifica combinações, sendo especialmente bom com outros florais, sândalo, manjericão e cravo-da-índia.

O nome vem da palavra grega *narkao*, que significa "estar entorpecido". O narciso tem uma pronunciada ação narcótica e deve ser usado com extremo cuidado. Suas qualidades sedativas, hipnóticas, terrosas e lânguidas são profundamente calmantes e ancoram quando você está superexcitada ou histérica.

Use apenas quantidades mínimas: 1 gota de vez em quando num banho, óleo de massagem ou perfume. O óleo de narciso é um afrodisíaco suave e confere uma nota interessante e sensual a uma combinação para massagem íntima. É bom em meditações para introspecção profunda.

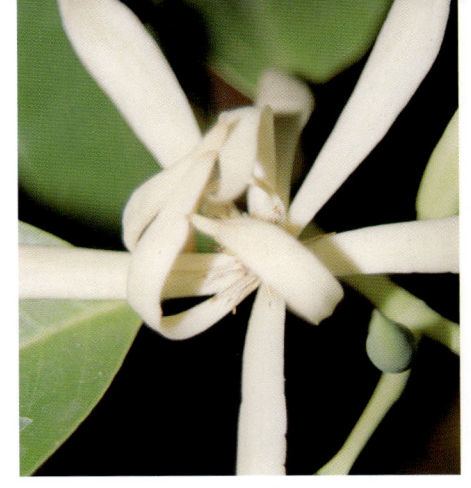

Champaca
(Michelia champaca)

A champaca ou champa é um dos diversos florais absolutos da Índia que aos poucos está sendo introduzido na aromaterapia. O champaca absoluto é obtido pela extração com solventes das fragrantes flores amarelo-alaranjadas ou como um atar destilado numa base de sândalo.

Champaca (Michelia champaca)

O absoluto de champaca tem notas de frente florais doces, profundas e exóticas com notas de fundo delicadas, amadeiradas, sensuais e parecidas com rosas. Ele combina bem com a maioria dos florais e cítricos e também com sândalo, pau-rosa, esclareia, manjericão, cardamomo e mirra. O champaca dá uma qualidade profunda, misteriosa e oriental a todas as combinações. Por tradição, as flores são oferecidas aos deuses e deusas da Índia, e o champaca é considerado uma encarnação de Lakshmi, a deusa indiana da riqueza. Tanto estimulante quanto antidepressivo, o champaca é útil para a depressão caracterizada pela letargia. Ele ancora, aquece e intensifica a autoestima e a confiança. Também é indicado para cólicas e irregularidades menstruais.

Use só pequenas quantidades: de 2 a 3 gotas num óleo de banho, de massagem ou perfume. Evite o uso durante o início da gravidez. O champaca é um afrodisíaco suave e é usado largamente na perfumaria. Sua fragrância exótica, voluptuosa e agradável é apropriada para personalidades maduras e sensuais.

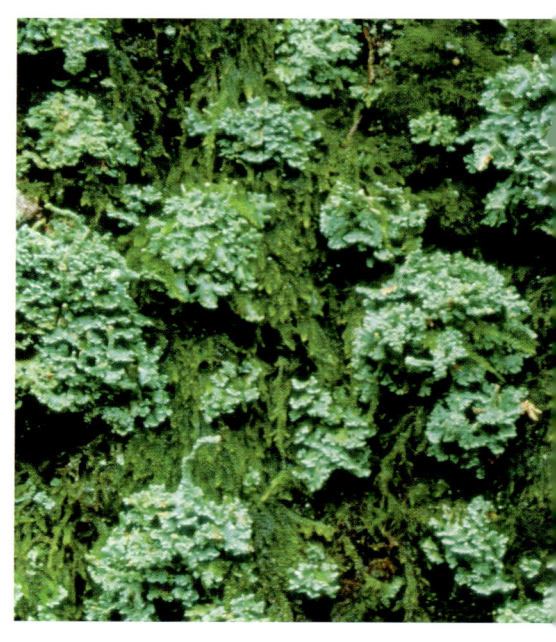

Musgo de carvalho
(Evernia prunastri)

O musgo de carvalho é um líquen verde-claro que cresce nos carvalhos. O absoluto é obtido pela extração com solventes do líquen depois de ficar de molho em água morna. Há diversos outros musgos ou líquens absolutos, mas o de musgo de carvalho é geralmente considerado o mais refinado.

O musgo de carvalho tem notas altas terrosas, musgosas, como alcatrão, com notas de fundo pesadas, ricas e coriáceas. É um dos melhores fixadores e é muito usado na indústria por dar volume aos perfumes e propiciar notas de fundo ricas e naturais. Combina bem com a maioria dos outros óleos essenciais.

Musgo de carvalho (Evernia prunastri)

Como expectorante, o musgo de carvalho é bom em combinações para massagem para tosses e bronquite. Excelente em perfumes para o ânimo, ele confere a todos os tipos de fragrância uma nota terrena que ancora.

Use só pequenas quantidades: 1 ou 2 gotas num óleo de banho, de massagem ou perfume. Diluído no perfume, o musgo de carvalho tem um efeito sedutor, de equilíbrio e calmante.

Tuberosa
(Polianthes tuberosa)

A tuberosa (chamada angélica, na jardinagem) é uma planta perene com flores brancas e fragrantes que parecem lírios. Está entre os mais caros florais absolutos, mas é extremamente valorizado pelo seu perfume maravilhoso. O absoluto é obtido pela extração com solventes dos botões das flores frescas.

O absoluto de tuberosa é laranja-escuro e tão viscoso que é quase uma pasta. Tem notas de frente pesadas, doces, florais e levemente picantes e notas de fundo sensuais, radiantes e melíferas. Combina maravilhosamente com outros florais e cítricos e intensifica os perfumes orientais e florais. Sua fragrância é calmante, e propicia força e resistência. Tem fama de proteger as energias sutis e os limites.

Só use pequenas quantidades: 1 gota de vez em quando num óleo de banho, de massagem ou perfume. O absoluto de tuberosa tem um efeito narcótico e hipnótico com seu perfume soporífico e sensual.

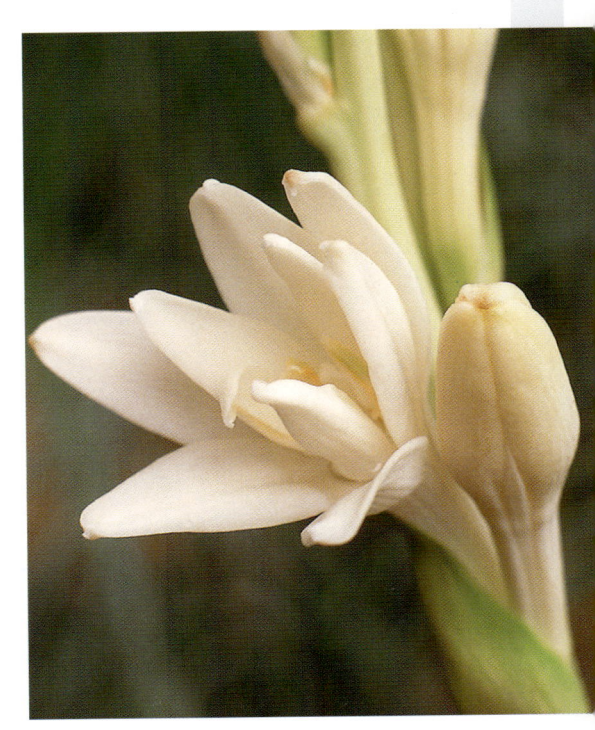

Tuberosa (Polianthes tuberosa)

Junquilho
(Narcissus jonquilla)

O junquilho é um parente perfumado do narciso (ver pág. 380) e é muito usado na indústria de perfumes. O absoluto é obtido pela extração com solventes das flores. Ele tem notas de frente pesadas, doces, florais e melíferas, e notas de fundo profundas e verdes. Combina com a maioria dos florais e cítricos e também com sândalo, pau-rosa, alecrim, manjericão, esclareia, cardamomo, cravo-da-índia e verbena.

O junquilho é calmante e relaxante. É bom para aliviar a ansiedade e a frustração e ajuda a liberar pensamentos indesejados e preocupações. É hipnótico e narcótico e tem a fama de aliviar a baixa autoestima e trazer à consciência desejos represados.

Use só pequenas quantidades: 1 gota de vez em quando num óleo de banho, de massagem ou perfume. O junquilho é um afrodisíaco suave e confere a eles uma nota sensual.

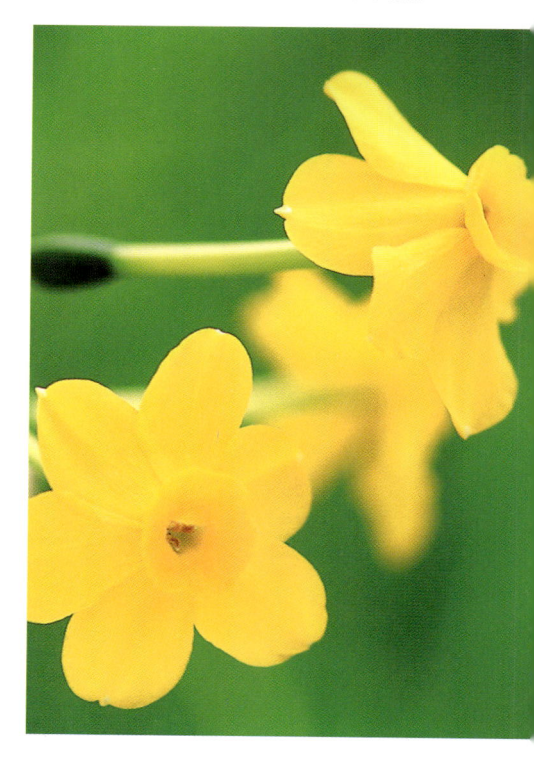

Junquilho (Narcissus jonquilla)

Óleos essenciais perigosos

Há certos óleos essenciais que estão além do objetivo desta lista. Alguns deles são seguros, de acordo com as costumeiras orientações de segurança, mas outros não devem jamais ser usados em aromaterapia. Se você tiver dúvidas sobre certo óleo essencial, não o use. Os óleos essenciais a seguir são perigosos e devem ser evitados completamente.

- Abrótano
- Absinto
- Ajowan
- Amêndoa amarga
- Arruda
- Artemísia (Armoise)
- Boldo
- Buchu
- Cálamo
- Cânfora
- Cássia
- Costus
- Ênula-campanula
- Gaultéria
- Jaborandi
- Mostarda
- Orégano
- Poejo
- Raiz-forte
- Sabina
- Santonina
- Sassafrás
- Segurelha
- Semente de salsinha
- Tanásia
- Tuia

Glossário de termos terapêuticos

adstringente: contrai e enrijece os tecidos

afrodisíaco: aumenta ou estimula o desejo sexual

anafrodisíaco: alivia ou diminui o desejo sexual

analgésico: alivia ou diminui a dor

antialergênico: alivia ou reduz os sintomas da alergia

antibactericida/antibiótico: previne o crescimento de ou destrói bactérias

anticatarral: alivia ou reduz a produção de muco

anticonvulsivo: alivia ou controla convulsões

antidepressivo: anima e combate a depressão

antiespasmódico: alivia espasmos e cãibras da musculatura lisa

anti-inflamatório: abranda ou alivia a inflamação

antimicrobiano: resiste aos ou destrói agentes patogênicos (que causam doenças)

antinevrálgico: alivia ou reduz dor nos nervos

antirreumático: alivia ou reduz os sintomas do reumatismo

antisseborreico: ajuda a controlar a produção de sebo

antisséptico: destrói ou controla bactérias patogênicas

antissudorífico: diminui a transpiração

antitóxico: combate o envenenamento

antiviral: inibe o crescimento de vírus

bactericida: previne o crescimento de ou destrói bactérias

balsâmico: calmante e terapêutico

carminativo: acalma a digestão, diminui as cólicas e alivia a flatulência

cefálico: estimula e desanuvia a mente

cicatrizante: promove a cura por meio da formação do tecido conectivo

citofilático: estimula o crescimento de novas células da pele sadias

colagogo: estimula o fluxo de bile da vesícula biliar para os intestinos

demulcente: acalma, suaviza e alivia a irritação das mucosas

depurativo: purifica e limpa o sangue

descongestionante: alivia ou reduz a congestão, especialmente de muco

desintoxicante: ajuda a eliminar as toxinas do corpo

desodorante: combate os odores do corpo

digestivo: ajuda a digestão do alimento

diurético: aumenta a produção e secreção de urina

emenagogo: promove e regula a menstruação

emoliente: suavizante e calmante, especialmente para a pele

esplênico: tônico do baço

estimulante: estimula as funções fisiológicas do corpo

estíptico: adstringente, ajuda a prevenir sangramento externo

estomáquico: tônico do estômago, ajuda a digestão

expectorante: ajuda a expelir o muco do sistema respiratório

febrífugo: reduz a febre

fototóxico: causa descoloração da pele pela exposição à luz solar, junto com certos óleos essenciais

fungicida: resiste a ou destrói as infecções por fungos

galactagogo: aumenta o fluxo de leite materno

hemostático: ajuda a estancar o sangramento

hepático: tônico hepático, estimula e auxilia a função do fígado

hipertensor/hipertensivo: aumenta a pressão sanguínea

hipotensor/hipotensivo: reduz a pressão sanguínea

imunoestimulante: estimula a função do sistema imunológico

inseticida: destrói insetos

laxativo: ajuda a evacuação intestinal

nervino: tônico para os nervos, estimula e fortalece o sistema nervoso

psicoativo/psicotrópico: tem efeito alucinógeno, semelhante a droga, capaz de afetar a atividade mental e a percepção

rubefaciente: aquece a pele e aumenta o fluxo sanguíneo

sedativo: acalma e reduz o nervosismo, o estresse e a agitação

tônico: revigora e fortalece o corpo

uterino: tônico para o útero

vasoconstritor: constringe e contrai as paredes dos vasos sanguíneos

vasodilatador: causa dilatação dos vasos sanguíneos

volátil: evaporação rápida e fácil de um líquido (como um óleo essencial) para a forma de vapor ou gás

vulnerário: promove a cura de feridas e previne a degeneração dos tecidos

Índice Remissivo

abacate, óleo de 155
abdômen, automassagem 166
abelmosco (semente), óleo de 377-8
abordagem holística 12-13
abscessos 203
acne, pele oleosa 62
alecrim, óleo de 293-4
alegria, meditação para encontrar 248-9
alergias
  asma 200
  eczema 202
  febre do feno 200
alho, óleo de 308-9
alisamento, técnica de massagem de 160-3
amassar, movimento de 161
amêndoa doce, óleo de 154
angélica (raiz), óleo de 309-11
ânimo
  aromaterapia e 91-131
  perfumes para elevar o 94-5, 222
Aquário 267
arbustos, óleos de 353-73
Áries 264
armazenamento de óleos essenciais 19

aromaterapia
  benefícios da 14-15
  poderes de cura da 183-217
  para a mente e o espírito 219-67
  para estados de espírito e emoções 91-131
  para relaxamento 133-81
  para a beleza da pele 51-89
aromaterapia médica 185
aromaterapia sutil 250-67
aromatizadores 41
aromatizadores com vela 41, 220, 222-3
articulações 138-9
árvores, óleos de 326-43
asma 200
astrologia 264-7
aura 92
  massagem áurica 163
  purificação da 263
automassagem 164-7
avelã, óleo de 157

banhos 21, 40
banhos de sol 74-5
bebês, massagem em 210-11

beleza, cuidados com a 51-89
benjoim, óleo de 314-16
bergamota, óleo de 316-18
boca, herpes labial 198
braços, automassagem nos 166
bronquite 199

cabelo
    caspa 195
    óleo quente, tratamento com 68-9
calêndula, óleo de 155
camada subcutânea da pele 54
camomila, óleo de *ver* camomila-vulgar, camomila-marroquina, camomila-romana
camomila-vulgar, óleo de 25, 274-6
camomila-marroquina, óleo de 25
camomila-romana, óleo de 25, 276-7
Câncer 265
câncer de pele, 74
candidíase 190
canela, óleo de 350-1
cansaço 124
capim-limão, óleo de 338-9
Capricórnio 267
cardamomo, óleo de 349-50

cartilagem 139
caspa 195
cedro, óleo de 328-31
cedro-do-atlas, óleo de 328-9
cenoura, óleo de 155
cenoura (semente), óleo de 356-7
chakras 254-62
    da base 256
    do coração 259
    da coroa 262
    da garganta 260
    do plexo solar 258
    do sacro 257
    do terceiro olho 261
champaca, óleo de 381
chi 254
cipreste, óleo de 336-7
cistite 190, 209
cistus, óleo de 358-60
coco, óleo de 156
coentro, óleo de 348-9
cólicas menstruais 208
coluna 139
combinação para massagens afrodisíacas 180-1
combinações
    combinando óleos 30-9
    calmantes e relaxantes 174-5

desintoxicantes e estimulantes 178-9
personalidade e 128-9
para prática de esportes e músculos contraídos 176-7
estimulantes e afrodisíacas 180-1
compressas 188-9
confiança, perfumes para aumentar a 104-5
contusões 203
coração, sistema cardiovascular 140-1
corpo, esfregar o 76-7
cortes e esfolados 204
costas, dor nas 15
couro cabeludo
   caspa 195
   tratamento com óleo quente 68-9
cravo-da-índia, óleo de 346-7
cremes para cuidados com a pele 78-89
crianças, massagem em 212-13
cristais, cura pelos 252-3
cuidados com a pele 51-89
   creme para as mãos 84-5
   cuidados com o sol 74-5
   escovar e esfregar a pele 76-7
   hidratantes 80-3
   limpeza 78-9
   limpeza diária 72-3
   massagem facial 64-7
   pele madura 55, 60-1
   pele normal 56-7
   pele oleosa e mista 62-3
   pele seca e sensível 58-9
   tonificação 86-7
   vaporização facial 70-1
Culpeper, Nicholas 264
cura, poder de 183-217

damasco (semente), óleo de 155
depressão 116-17
derme 54
desintoxicante, combinações para massagem 178-9
destilação de óleos essenciais 18, 26-7
dióxido de carbono supercrítico 27
distensão 205
dor de dente 196
dor de garganta 191, 192, 197
dor de ouvido 196
dores de cabeça 194
drenagem 163
   massagem facial 66-7

eczema 202
   efeitos dos óleos essenciais 23

efleurage, técnica de massagem 160
emoções 91-131
energia
    baixa 124-5
    dos chakras 254-62
    nervosa 126-7
enfleurage, extração de óleos
    essenciais por 19
envelhecimento *ver* pele madura
enxaqueca 194
epiderme 54
erva-doce, óleo de 303-4
escalda-pés 190
esclareia, óleo de 295-6
Escorpião 266
escovando a pele 76
esfolados 204
esfoliação 76-7
esportes
    combinações para massagem
        176-7
    massagens estimulantes 172-3
estresse
    meditação para o 242-3
    remédios para o 102-3, 120-1,
        126-7
eucalipto, óleo de 338-41
eucalipto-limão, óleo de 338-9

evaporação, índices de 34-5
extração com solventes dos óleos
    essenciais 27

falta de energia 124-5
feathering, técnica de massagem 163
febre do feno 200
feridas 190, 204
florais, águas 57, 59, 61,63
florais, óleos 37, 272-91
fortalecimento do poder de decisão,
    meditação para o 238-9
fotografia, Kirlian, 92
fototóxicos, óleos 29
fragrâncias *ver* perfumes
fragrâncias picantes 37
fragrâncias verdes 37
fricção, técnica de massagem por 162
frieira 190
frutas, xaropes de 43
furúnculos 203

Galeno, creme de limpeza de 79
Gattefossé, René 9, 10
Gêmeos 265
gengibre, óleo de 343-4
gerânio, óleo de 278-9
glândulas sebáceas 58

gramíneas, óleos de 353-73
grapefruit, óleo de 323-4
gravidez, massagem na 214-15
gripe 199

herpes labial 198
hidratantes 73
    peles normais, para 81
    peles oleosas, para 83
    peles secas, sensíveis e maduras, para 80
    todos os tipos de pele, para 83
hidrodestilação dos óleos essenciais 26
hidrossóis 57
hissopo, óleo de 305-6
história da aromaterapia 8-9
hortelã-pimenta, óleo de 302-3

idosos 216-17
ilangue-ilangue, óleo de 280-1
impaciência 112-13
incenso 220
insetos, picadas de 206
insônia 209

jasmim, óleo de 288-9
jojoba, óleo de 157
junípero, óleo de 25, 334-5

junípero-virginiano, óleo de 329-31
junquilho, óleo de 384

Kirlian, fotografia de 92

laranja, óleo de 318-19
laranja-doce, óleo de 318-9
laringite 197
lavagens antissépticas 190-1
lavanda, óleo de 272-4
Leão 265
Libra 266
lima, óleo de 325
limão, óleo de 322-3
limpeza da pele
    cuidados diários 72
    pele normal 78
    pele oleosa 63,78
    peles seca, sensível e madura 79
    vapor facial 70-1
líquidos, retenção de 208
loção para o corpo 88
loção para os pés 89
louro, óleo de 370-1
luto
    meditação para o 240-1
    remédios para o 114-15
luxações 205

madeira, óleos de 326-43
mandarina, óleo de 320
manjericão, óleo de 298-300
manjericão-sagrado, óleo de 298-300
manuka, óleo de 372-3
mãos
    automassagem nas 166
    creme para as 84-5
massagem 134-5
    aromaterápica simples 168-9
    automassagem 164-7
    bebês, em 210-11
    combinações para 174-81
    crianças, em 212-13
    estimulante para esportes 172-3
    facial 64-7
    gravidez, na 214-15
    idosos, em 216-17
    íntima 170-1
    óleos carreadores para 154-7
    preparação para 158-9
    técnicas de 160-3
massagem estimulante
    combinações 178-9
    para esportes 172-3
massagem facial
    drenagem 66-7
    tonificação 64-5
massagem íntima 170-1
massagem sensual
    combinações afrodisíacas 180-1
    massagem íntima para amantes 170-1
    perfumes sensuais 106-7
massagem sueca 10
massagem tônica facial 64-5
massagens estimulantes, combinações para 180-1
Maury, Marguerite 10
meditação 220-49
    caminhar, ao 230-1
    acalmar a mente, para 242-3
    consciente 226-7
    da observação pura 228-9
    encontrar alegria, para 248-9
    fortalecer o poder de decisão, para 238-9
    libertar-se da raiva, para 234-5
    libertar-se do medo, para 246-7
    paciência, para 236-7
    perda, para 240-1
    purificação, de 232-3
    separação, para 244-5
    técnica básica de 224-5
    usando óleos essenciais 222-3
meditação ao caminhar 230-1

meditação serena 224-5
meditação serena, óleos para 174-5
meditação da atenção plena 226-7
meditação da observação pura 228-9
medo
   libertar-se do 246-7
   remédios para o 108-9
melaleuca, óleo de 362-4
melissa, óleo de 297-8
mente
   acalmar a 242-3
   efeitos dos óleos essenciais na 23
mimosa, óleo de 378-9
mirra 313-14
morte, perda por 114-15, 240-1
murta, óleo de 368-70
músculos 135, 136-7
   combinação para massagens nos 176-7
   distensões 205
musgo de carvalho, óleo de 382

narciso, óleo de 380
nariz, sentido do olfato 142-3
néroli, óleo de 286-7
niaouli, óleo de 366-8
notas de frente, combinações de óleos 32-3
notas intermediárias, combinações de óleos 32-3
noz-moscada, óleo de 351-3

odores, intensidade dos 35
óleo quente, tratamento com 68-9
óleos
   óleos carreadores 154-7
   ver *também* óleos essenciais
óleos carreadores 154-7
óleos cítricos 316-25
   fragrâncias 37
   prensagem 26
óleos de condimentos 343-53
óleos de ervas 291-309
óleos essenciais
   armazenamento de 19
   aromaterápicos, tratamento com 20
   características 19
   como eles agem 22-3
   cuidados com a pele, para 51-89
   cura, poderes de 183-217
   diluição de 19
   extração de 18-19, 26-7
   famílias de 24-5
   lista de 269-385
   meditação, para 220-49

perigosos, óleos 385
personalidade e os 126-9
segurança 28-9, 187
usando os 40-5
ver *também* combinações
óleos exóticos 374-84
olfato, sentido do 92-3, 142-3
olhos, compressas para os 190-1
olíbano, óleo de 311-12
ombros, automassagem nos 167
ossos 138-9

paciência, meditação para 236-7
palma-rosa, óleo de 353-4
papel perfumado 44
patchuli, óleo de 365-6
pé-de-atleta (frieira) 190-209
Peixes 267
pele 22-3
    abscessos e furúnculos 203
    acne 62, 195
    câncer 74
    cortes, feridas e esfolados 204
    eczema 202
    estrutura 54
    queimaduras 202-3
pele desidratada 58
pele madura 55, 60-1
    hidratação 80
    limpeza 79
    tonificação 87
pele mista 62-3
pele normal
    hidratação 81
    limpeza 78
pele oleosa 62-3
    hidratação 83
    limpeza 78
    tonificação 86
pele seca 58-9
    hidratação 80
    limpeza 79
    tonificação
pele sensível 58-9
    hidratação 80
    limpeza 79
    tonificação 87
perda 114-15, 240-1
perfumes
    ânimo, para elevar o 94-5, 100-1, 222
    calmantes 102-3
    confiança, para aumentar a 104-5
    estimulantes 98-9
    famílias de perfumes 36-7

románticos 96-7
sensuais 106-7
perfumes âmbar-orientais 37
perfumes calmantes 102-3
perfumes estimulantes 100-1
perfumes para elevar o ânimo 98-9
perfumes românticos 96-7
perigosos, óleos 385
pernas, automassagem nas 165
personalidade, aromaterapia e 126-9
pés
   escalda-pés 190
   loção para os 89
   pé-de-atleta 190, 209
pescoço, automassagem no 167
petitgrain, óleo de 331-2
petrissage, técnica de massagem 161
picadas de insetos 206
pimenta-do-reino, óleo de 345-6
pinho, óleo de 341-3
ponche quente 43
prana 254
prensagem, extração de óleos essenciais por 26
preocupação 110-11
primeiros socorros, técnicas de 186-93

prímula, óleo de 156
produtos de limpeza 45
pulmões 22
purificação psíquica 263
purificação, meditação da 232-3

queimaduras 202-3

raiva
   libertar-se da 234-5
   remédios para 118-19
raízes, óleos de 309-16
relaxamento 133-81
   combinações para massagens de 174-5
resfriados 192-3, 198-9
resinas 309-16
respiração 142
rosa absoluta, óleo de 282-3
rosa attar, óleo de 283-5
rosa-mosqueta (semente), óleo de 157
roupas brancas, perfumar 44

Sagitário 266
sândalo, fragrâncias de 37
sândalo, óleo de 326-7

saunas faciais 70-1
segurança
   dos óleos essenciais 28-9, 187
   dos óleos exóticos 375
   dos óleos perigosos 385
sementes, óleos de 353-73
separação, meditação para a
   244-5
sinusite 192-3, 196
sistema cardiovascular 140-1
sistema digestório 146-7
   problemas no 206-7
sistema esquelético 138-9
sistema imunológico 150-1
sistema linfático 152-3
sistema nervoso 148-9
sistema reprodutor 144-5
sistema respiratório 142-3
   problemas no 192-3
sprays de ambiente 42, 222

tangerina, óleo de 320
tapetes, passar aspirador nos 45
temperos ao cozinhar 43
temperos, óleos essenciais como 43
tensão 102-3, 120-1, 126-7
tília (flor), óleo de 376-7
tomilho, óleo de 300-1

tônicos 72-3
   para pele jovem e oleosa 86
   para pele seca, sensível e
      madura 87
toque, o poder da cura do 10-11
tosses 192-3, 199
Touro 264
transtorno pré-menstrual (TPM) 207
tristeza 122-3
tuberosa, óleo de 383

uva (semente), óleo de 157

Valnet, Dr. Jean 10
vapor
   inalações de vapor 192-3
   vaporização facial 70-1
vaporizadores 41, 220, 222
vasos sanguíneos 140-1
verbena, óleo de 306-8
verrugas nos pés 190
vetiver, óleo de 360-2
vinho, ponche quente de 43
violeta, óleo de 290-1
violeta (folha), óleo de 290-1
Virgem 265

xaropes de fruta 43

Agradecimentos

Fotografia especial: Octopus Publishing Group Limited/Mike Prior
Todas as outras fotografias: Alamy/Mark Baigent 201; /Bildagentur-online.com/th-foto 377; /Mark Campbell/Photofusion Picture Library 117; /David Crausby 263; /Roger Eritja 206; /Imagebroker 382; /Kalpana Kartik 281; /Bruce Miller 186; /PBWPIX 246; /DY Riess MD 120; /Sciencephotos 203; /Shout 204; /TH Foto 376; /Moritz Wolf/Fotosonline 234. **Banana Stock** 56, 212. **Corbis UK Ltd** 226, 236; /Lester V. Bergman 138, 202; /Nancy Brown 230; /Lou Chardonnay 81, 85; /Digital Art 140; /Donna Day 238; /Michael Keller 22; /Jutta Klee 62; /Larry Williams 114; /Gail Mooney 26-27, 36; /Jose Luis Pelaez, Inc. 83, 118; /Amet Jean Pierre/Sygma 34; /Michael Porsche 124; /Steve Prezant 208; /Michael Prince 240; /Anthony Redpath 197; /Chuck Savage 105; /Thomas Schweizer 100; /Liba Taylor 8-9; /Larry Williams 148; /Elizabeth Young 111; /Jeff Zaruba 374. **Digital Vision** 23, 144. **DK Images**/Neil Fletcher and Matthew Ward 315. **Garden Picture Library**/Sunniva Harte 287. **Getty Images** 242; /Nick Clements 60; /Comstock Images 57; /Howard Kingsnorth 126; /Serge Krouglikoff 142; /Ghislain & Marie David de Losy 44; /Justin Pumfrey 70; /Roger Wright 152. **John Glover** 342, 379. **Imagesource** 244. **Imagestate** 87. **Octopus Publishing Group Limited** 20, 191, 198, 205, 228, 308, 322, 325, 327, 335, 349, 371; /Colin Bowling 1, 37, 41, 188, 193, 297, 299, 302, 304, 305, 313, 340, 347; /Michael Boys 292, 296; /Stephen Conroy 43; /Mark Gatehouse 16-17, 33; /Jerry Harpur 310; /Mike Hemsley 42, 90-91, 129, 182, 224, 352, 365; /Neil Holmes 24, 273, 276; /Alistair Hughes 107, 180; /Sandra Lane 284, 348; /William Lingwood 345; /David Loftus 355; /Zul Mukhida 32; /Peter Myers 6-7, 13, 46-47, 48, 178, 222, 255; /Ian Parsons 294, 319, 344, 351; /Lis Parsons 321, 324; /Peter Pugh-Cook 11, 21, 55, 74, 75, 76, 98, 122; /William Reavell 10, 15, 130, 218-219; /Russell Sadur 136, 146; /Gareth Sambidge 61, 108, 154, 184, 185, 210, 214, 216; /Roger Stowell 317; /Richard Truscott 171 esquerda, 171 direita; /Ian Wallace 18, 29, 58, 89, 194, 232, 248, 301; /James Young 282, 369, 380. **Jerry Harpur** 288; Longwood Gardens, Philadelphia 268-269, 372-373. **Marcus Harpur** 384. **Holt Studios** 330, 331, 337, 338, 361, 367. **Andrew Lawson** 270, 359, 383; /Torie Chugg 307, 357. **N.H.P.A.**/A.N.T. Photo Library 363; /Mike Lane 312. **Clive Nichols** 328; /Hadspen Garden, Somerset 356. **Photodisc** 12, 45, 53, 103, 151, 176. **Photos Horticultural** Horticultural 354. **Photolibrary.com**/Diaphor La Phototheque 14; /IFA-Bilderteam 275; /Ragan Romy 381. **Rubberball** 112. **Science Photo Library**/Alfred Pasieka 92; /Lino Pastorelli 290. **Tisserand Aromatherapy (++44 (0)1273 325666, www.tisserand.com)** 132-133, 134, 174. www.ukessentialoils.com/Allovia 333.